G. Dallenbach-Hellweg H. Poulsen

Atlas der Histopathologie des Endometriums

Mit 260, überwiegend farbigen Abbildungen

Springer-Verlag Berlin Heidelberg GmbH

Dr. med. Gisela Dallenbach-Hellweg
eh. Professor und wissenschaftliche Leiterin
der Abteilung für gynäkologische Morphologie
der Universitäts-Frauenklinik Mannheim
Institut für Pathologie, A 2, 2
D-6800 Mannheim 1, FRG

Dr. med. Hemming Poulsen
Professor und Direktor
des Instituts für Pathologie
am Hvidovre-Hospital der Universität Kopenhagen
DK-Kopenhagen, Dänemark

Original Titel: Atlas of Endometrial Histopathology

ISBN 978-3-662-05876-3
ISBN 978-3-662-05875-6 (eBook)
DOI 10.1007/978-3-662-05875-6

CIP-Kurztitelaufnahme der Deutschen Bibliothek
Dallenbach-Hellweg, Gisela: Atlas der Histopathologie des Endometriums; H. Poulsen. –
Berlin; Heidelberg; New York; Tokyo: Springer, 1985

NE: Poulsen, Hemming

Ursprünglich erschienin bei Springer-Verlag Berlin Heidelberg New York 1985

Gesamtherstellung: K. Triltsch, Würzburg
2123/3140-543210

Vorwort

Die histopathologische Diagnostik des Endometriums ist durch den schnellen zyklischen Wandel von Form und Funktion besonders erschwert. Morphologische Krankheitsbilder gestalten sich vor diesem Hintergrund dynamisch und wechselhaft, sie sind stets eine Synthese aus Funktionszustand und aufgepfropfter Läsion. Die Vielfalt der resultierenden morphologischen Bilder läßt sich in einem Textbuch nur in den Grundzügen beschreiben, in einem Atlas dagegen weitaus präziser darstellen.
Die morphologische und funktionelle Diagnose des Pathologen soll einem lebendigen Dialog mit dem behandelnden Gynäkologen gleichkommen. Hauptanliegen dieses Bildatlas ist daher, dem Pathologen die genaue Auffindung, Einordnung und differentialdiagnostische Abgrenzung der unter dem Mikroskop gesehenen Veränderungen zu ermöglichen. Der bewußt kurz gehaltene Text enthält neben der knappen Darstellung des Krankheitsbildes die in Frage kommenden klinischen Ursachen und deren Unterscheidung voneinander, sowie Angaben zur klinischen Bedeutung und Therapieempfehlungen. Der Einstieg in die Problematik unterscheidet sich somit deutlich vom Textbuch: Während in diesem eine systematische Darstellung der Histopathologie des Endometriums nach Krankheitsursachen erfolgt, geht der Atlas von histologischen Krankheitsbildern aus und setzt diese in Beziehung zu den möglichen Ursachen, d. h. er geht den Weg des diagnostizierenden Pathologen und erspart ihm die Suche nach vergleichbaren Krankheitsbildern in verschiedenen Kapiteln. Dadurch erübrigen sich Doppelabbildungen gleicher morphologischer Bilder bei verschiedener Genese.
Der Atlas ist auf das Corpusendometrium beschränkt. Angrenzende Teile des Uterus werden nur miteinbezogen, soweit sie zur differentialdiagnostischen Abgrenzung von Bedeutung sind. Auf elektronenmikroskopische Aufnahmen wurde bewußt verzichtet, da sie in der Routinediagnostik entbehrlich sind.
Das Buch ist allen Pathologen zur Fortbildung und in der Routinediagnostik zugedacht, ebenso den Klinikern zur Orientierung über die Bandbreite der histologisch-diagnostischen Möglichkeiten, insbesondere der Funktionsstörungen des Endometriums. Wenn der Atlas durch die Präzision der histologischen Diagnostik im Dialog mit dem Kliniker zu gegenseitigem besserem Verständnis und damit zur Optimierung der Therapie beiträgt, so hat er sein wesentliches Ziel erreicht.

Mannheim und Copenhagen,
im März 1985

G. Dallenbach-Hellweg
H. Poulsen

Inhaltsverzeichnis

Technische Bemerkungen

Auswahl des günstigsten Zeitpunkts für die Abrasio

Zur Erzielung optimaler diagnostischer Resultate muß die Zeit für die Abrasio sorgfältig ausgewählt werden. Der beste Zeitpunkt zur Differentialdiagnose einer *Infertilität* liegt kurz vor Beginn der Menstruation. Erst zu dieser späten Zykluszeit kann das Ausmaß der Fehldifferenzierung des Endometriums vollständig überblickt werden. Bei *Menorrhagien,* denen möglicherweise eine verzögerte Abstoßung zugrundeliegt, ist die beste Zeit für die Abrasio der 5.–10. Tag nach Beginn der Menstruation, um ggf. Reste nicht aufgelöster Schleimhaut nachweisen zu können. Bei *Metrorrhagien* sollte möglichst sofort abradiert werden, um noch erhaltenes, nicht abgeblutetes Endometrium für die Untersuchung zur Verfügung zu haben. Bei *amenorrhoischen* Patientinnen im reproduktiven Alter sollte vor Beginn der Abrasio eine Schwangerschaft ausgeschlossen werden.

Verarbeitung des operativ gewonnenen Endometriums

Zur *Fixierung* ist eine 4%ige neutrale Lösung von Formaldehyd allgemein gebräuchlich und optimal für die meisten Fragestellungen in der Endometriumdiagnostik. Die *Färbung* sollte routinemäßig neben Hämatoxylin-Eosin eine Bindegewebsfärbung, z.B. nach van Gieson, einschließen. Letztere ist insbesondere zur Erkennung von Polypenanteilen oder hyalinisierten Plazentarzotten von Bedeutung. Eine zusätzliche PAS-Reaktion kann zur Erkennung kleiner Ansammlungen von Glykogen oder Mukopolysacchariden in Drüsenepithelien von Nutzen sein. Eine Retikulumfaserdarstellung erleichtert die Erkennung von Gewebsauflösungen sowie die Differentialdiagnostik zwischen verschiedenen Tumortypen. Diese 4 Färbemethoden reichen zur Beantwortung der meisten die Routinediagnostik des Endometriums betreffenden Fragestellungen aus.

Beurteilung des entnommenen Endometriumgewebes

Da die Endometriumbiopsie aus dem Verband gelöste kleine Anteile aus verschiedenen Schichten des Endometriums enthält, ist ihre diagnostische Beurteilung schwieriger als die von intaktem Endometrium aus einem operativ entfernten Uterus. Diagnostischen Aussagewert hat bei der Beurteilung von Funktionsstörungen nur die Funktionalis. Andererseits erfordert die Erkennung von Frühkarzinomen die Einbeziehung der Basalis in die Untersuchung. Die Isthmusmukosa ist ungeeignet für die Funktionsdiagnose. Sie kann den falschen Eindruck eines atrophischen oder funktionell insuffizienten Endometriums erwecken. Nekrosebezirke als Bestandteile einer Abrasio können verschiedene Ursachen haben. Ihr Vorkommen sollte daher im Befund immer angegeben werden. Myomatöse Proliferationen können das Vorliegen von submukösen Myomen anzeigen und allein Grund für eine Blutungsstörung sein. Enthält eine Endometriumbiopsie nur Zervixschleimhaut, so muß an die Möglichkeit gedacht werden, daß der Gynäkologe aus verschiedenen Gründen das Uteruscavum nicht erreichte, z.B. aufgrund einer Stenose des Isthmus oder des endozervikalen Kanals. Enthält die Abrasio normalerweise nicht im Uteruscavum vorkommendes Gewebe, z.B. Fettgewebe, so ist der Befund hochgradig verdächtig auf das Vorliegen einer Uterusperforation und sollte daher sofort dem Kliniker mitgeteilt werden. (Für weitere Einzelheiten s. Dallenbach-Hellweg 1981.)

Tabelle 1. Morphologische Kriterien zur Tagesdiagnostik des Endometriumzyklus (aus Dallenbach-Hellweg 1981)

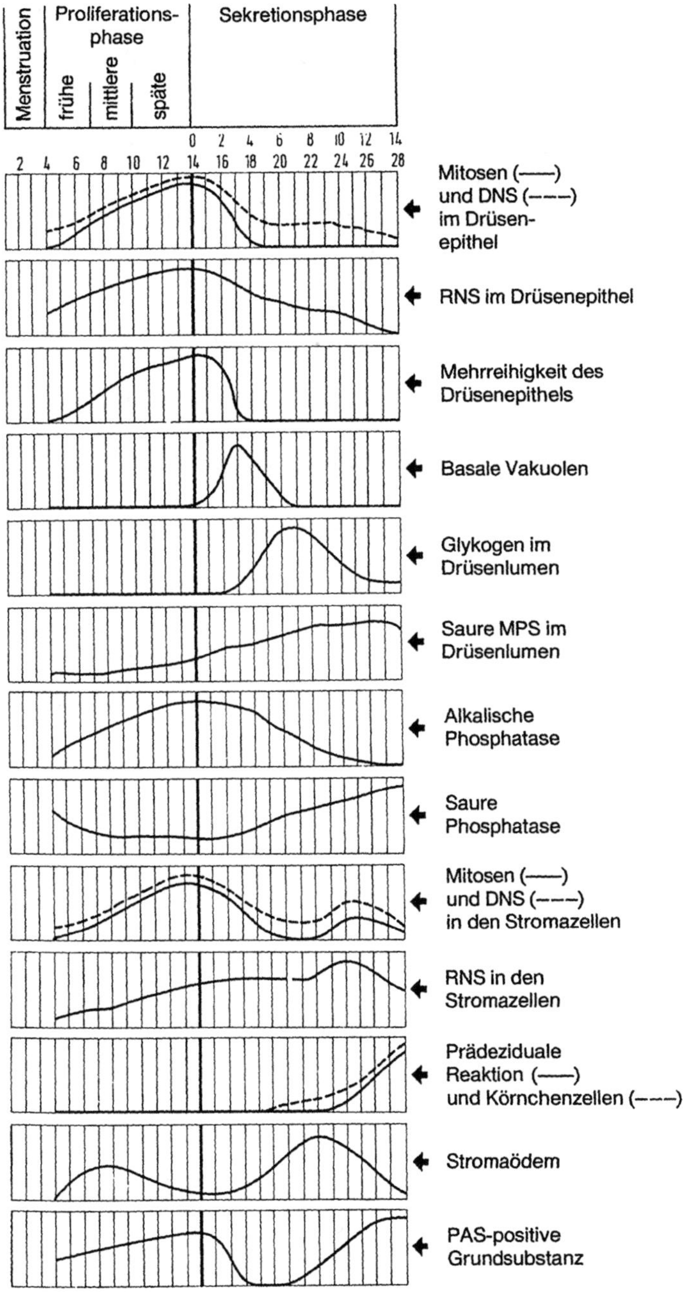

Das normale Endometrium

Der normale Menstruationszyklus

Proliferationsphase

Diese Phase dauert i. allg. 14 Tage, ihre Länge kann aber unter physiologischen Bedingungen zwischen 10 und 20 Tagen schwanken. Eine Tagesdiagnostik ist daher nicht möglich; eine Unterteilung in 3 Abschnitte ist ausreichend, da die klinisch relevanten Veränderungen erst in der Sekretionsphase in Erscheinung treten (s. Tab. 1).

Frühe Proliferationsphase (Abb. 1 und 2)

Das Endometrium ist niedrig und enthält gleichmäßig verteilte enge, gerade verlaufende Drüsen in lockerem spindelzelligem Stroma. Das Drüsenepithel ist niedrig kubisch und enthält kleine, rundlich-ovale chromatindichte Kerne in spärlichem Zytoplasma. Die Stromazellen sind kaum differenziert, gleichmäßig groß und von einem dichten Retikulumfasernetzwerk umsponnen. Ihre Kerne sind klein, dicht, das Zytoplasma ist spärlich, Nukleoli treten nicht in Erscheinung, Mitosen sind äußerst selten. Spiralarterien sind nicht entwickelt. Das Oberflächenepithel ist flach und noch in Regeneration begriffen.

Klinische Korrelation:

- 4.–7. Tag eines normalen Menstruationszyklus;
- anovulatorischer Zyklus bei Follikelinsuffizienz;
- unterwertige Proliferation, wenn der Zyklus bereits über den 7. Tag hinaus fortgeschritten ist, oder wenn sich die Patientin in der Postmenopause befindet.

Differentialdiagnose: Möglich bei präziser Angabe des Zyklustages und (bei anovulatorischem Zyklus) der Basaltemperaturkurve.

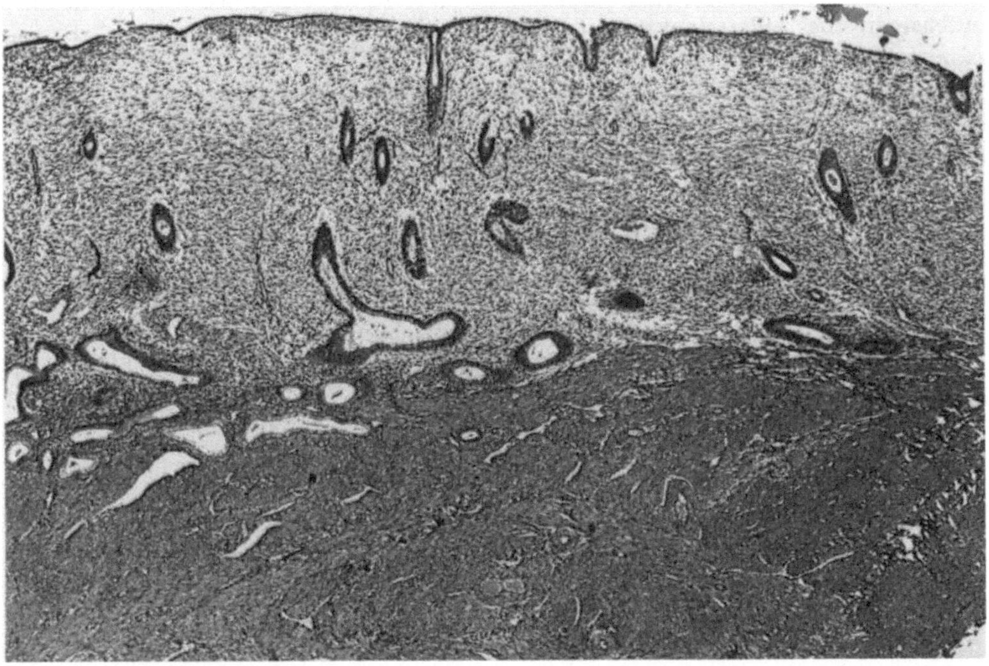

Abb. 1. *Frühe Proliferationsphase* (HE, ×25)

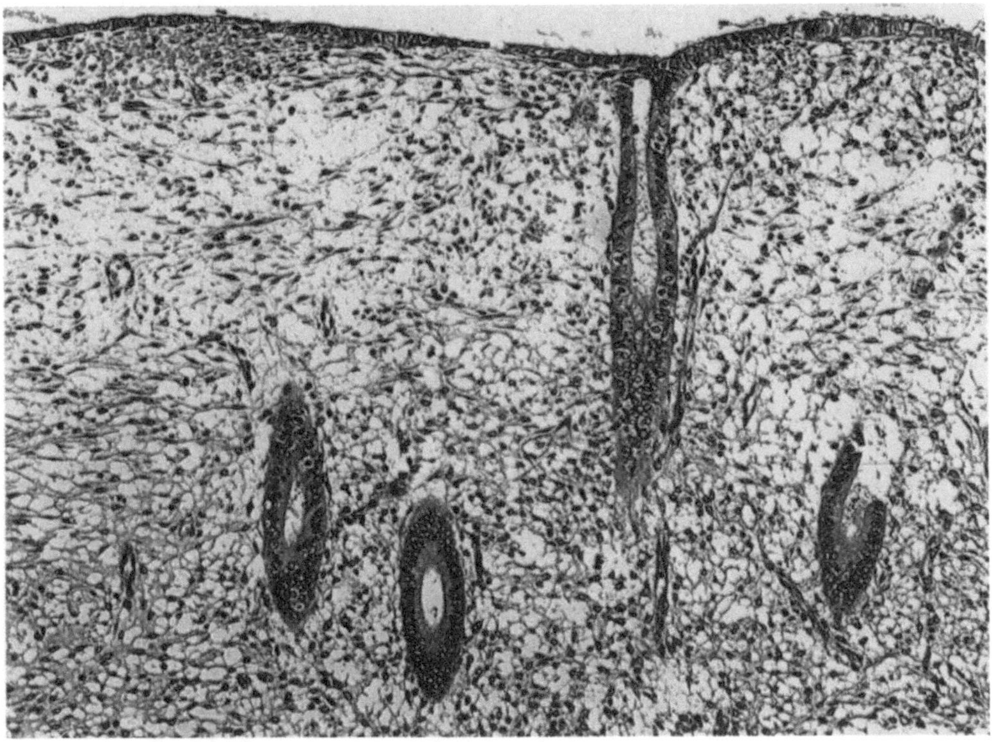

Abb. 2. *Frühe Proliferationsphase* (HE, ×100)

Mittlere Proliferationsphase (Abb. 3 und 4)

Da das Drüsenwachstum jetzt das Höhenwachstum des Endometriums übertrifft, kommt es zur beginnenden Schlängelung der Drüsen. Das Drüsenepithel ist hochzylindrisch und enthält vergrößerte, ovale chromatinreiche Kerne in dichtem, immer noch spärlichem, jetzt RNS-haltigem Zytoplasma. Nukleoli sind deutlich erkennbar, die Zahl der Mitosen hat zugenommen. Die spindelförmigen Stromazellen sind noch wenig differenziert, aber ebenfalls reich an DNS und RNS und durch interstitielles Ödem weit auseinandergelagert. Spiralarterien sind nicht erkennbar. Das Oberflächenepithel ist jetzt niedrig zylindrisch.

Klinische Korrelation:
- 8.–11. Tag eines normalen Menstruationszyklus;
- anovulatorischer Zyklus.

Differentialdiagnose: Möglich durch präzise Angaben des Zyklustages sowie der Basaltemperaturkurve.

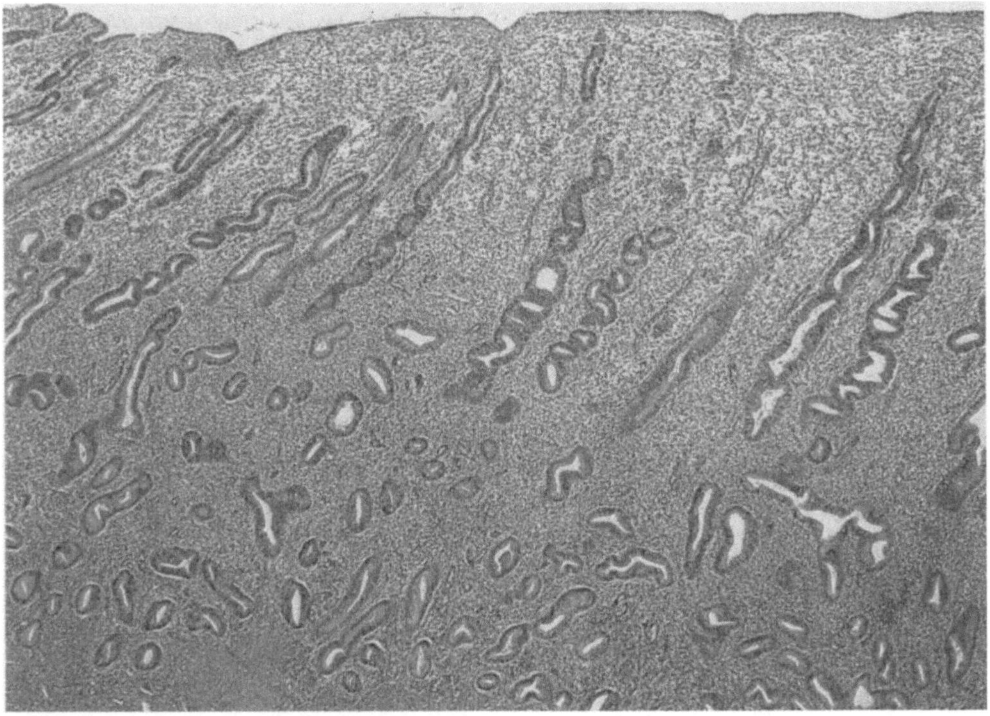

Abb. 3. *Mittlere Proliferationsphase* (HE, ×25)

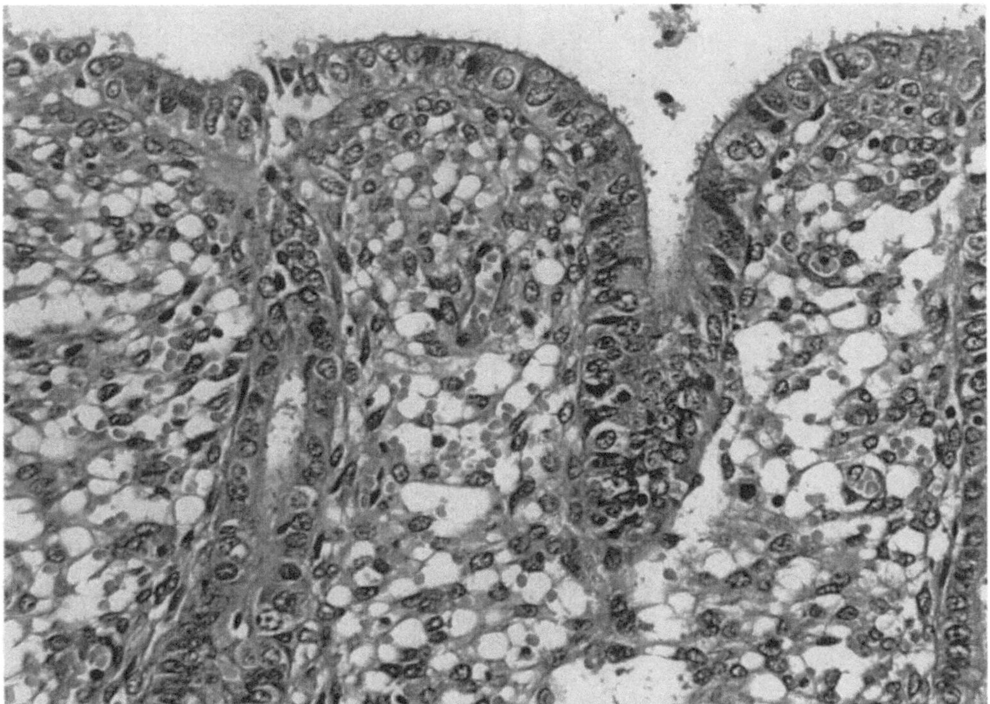

Abb. 4. *Mittlere Proliferationsphase* (HE, ×250)

Späte Proliferationsphase (Abb. 5–7)

Die endometrialen Drüsen sind jetzt stark geschlängelt und werden von hochzylindrischem, mehrreihig übereinandergelagertem Epithel ausgekleidet. Die Kerne sind noch weiter vergrößert, reich an DNS und länglich oval. Die Nukleoli sind prominent, die Mitosen zahlreich. Das Zytoplasma ist auch jetzt noch spärlich und wenig differenziert, sein Reichtum an RNS hat weiter zugenommen. Die Stromazellen sind größer geworden und enthalten vermehrt DNS und RNS. Viele befinden sich jetzt in Mitose. Zeichen einer Differenzierung fehlen weiterhin. Das Stromaödem hat sich zurückgebildet, das retikuläre Netzwerk ist dicht, Spiralarterien fehlen. Die Höhe des Endometriums ist durch Ödemverlust etwas geringer als während der mittleren Proliferationsphase. Das Oberflächenepithel ist deutlich zylindrisch.

Klinische Korrelation:
- 12.–14. Tag eines normalen Menstruationszyklus;
- anovulatorischer Zyklus bei Follikelpersistenz.

Differentialdiagnose: Möglich durch präzise Angabe des Zyklustages und der Basaltemperaturkurve.

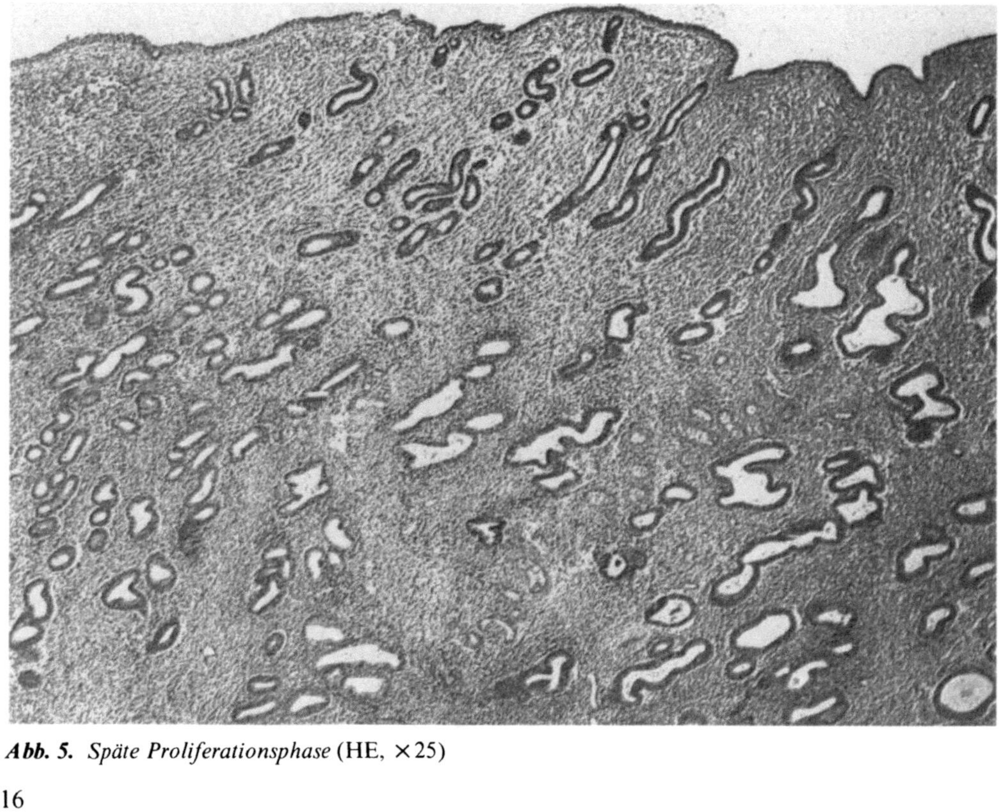

Abb. 5. *Späte Proliferationsphase* (HE, ×25)

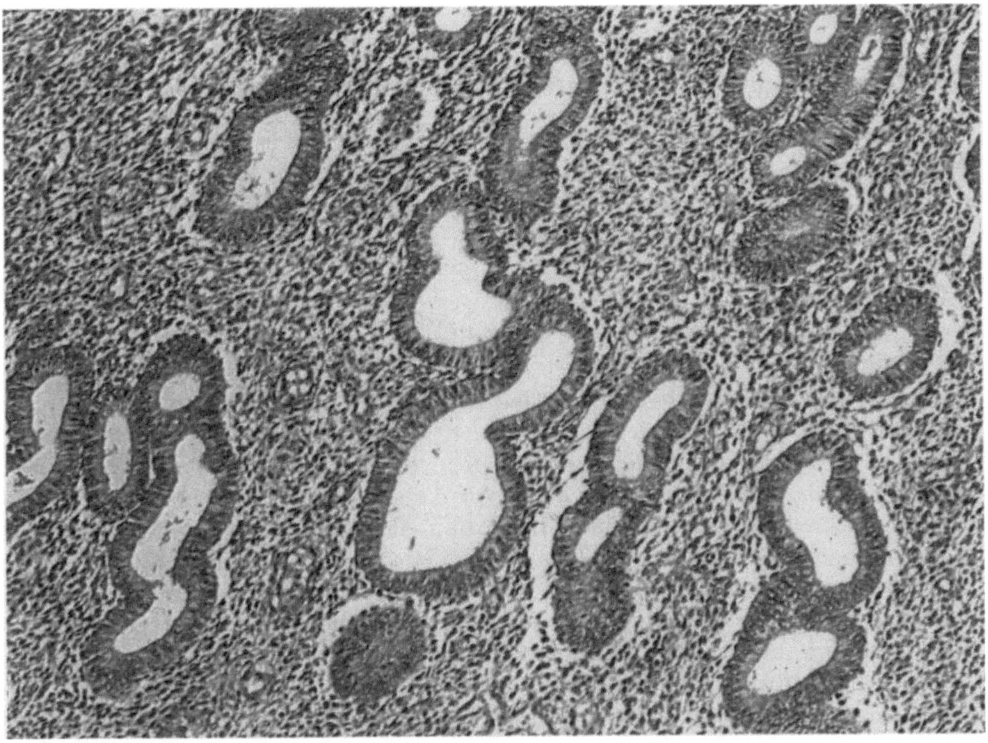

Abb. 6. *Späte Proliferationsphase* (HE, ×100)

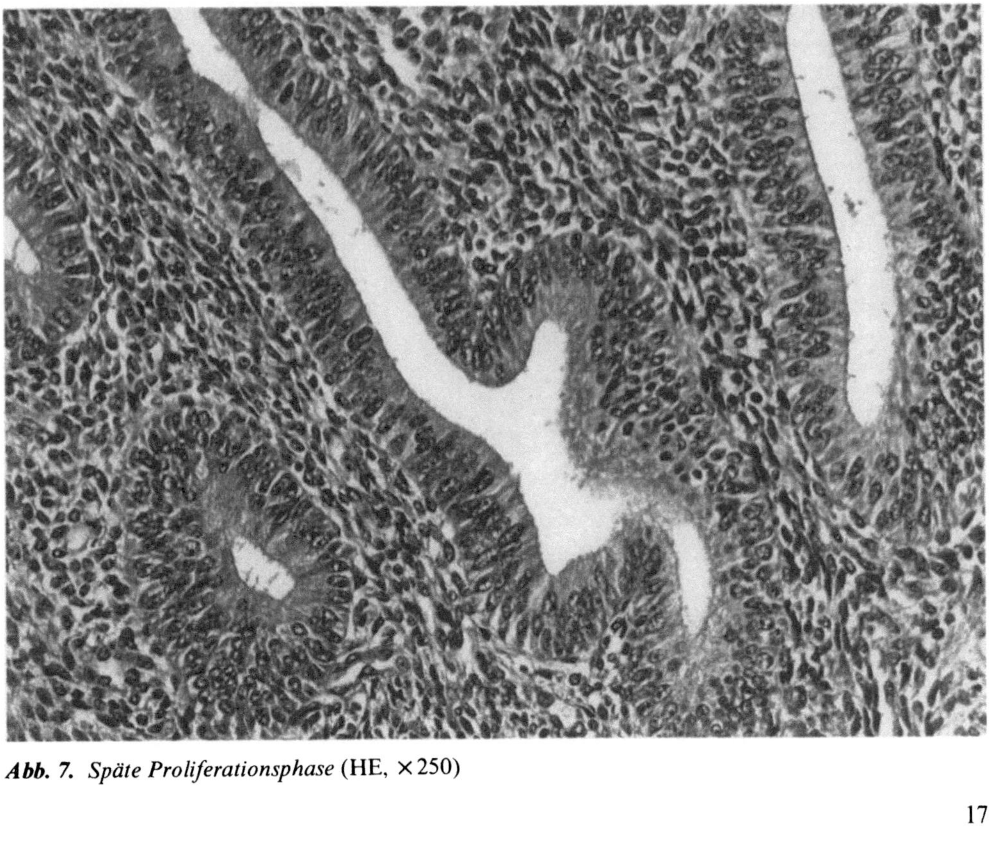

Abb. 7. *Späte Proliferationsphase* (HE, ×250)

Sekretionsphase

Bei sich normal entwickelndem und rückbildendem Corpus luteum dauert diese Phase genau 14 Tage (± 1; Rock u. Hertig 1944). Beträgt die Abweichung hiervon mehr als 2 Tage, so liegt eine funktionelle Störung vor. Die sich unter der Einwirkung von Progesteron täglich ergebenden Veränderungen an Drüsen und Stroma ermöglichen eine Tagesdiagnostik des Endometriums (Noyes et al. 1950; Moricard 1954; Philippe et al. 1965; Dallenbach u. Dallenbach-Hellweg 1968; Dallenbach-Hellweg 1981; Tab. 1). Da das Drüsenepithel schneller auf Progesteron reagiert als die Stromazellen, gründet sich die Tagesdiagnostik in der 1. Woche der Sekretionsphase hauptsächlich auf Veränderungen der Drüsenepithelien, in der 2. Woche dagegen auf Veränderungen an den Stromazellen. Die hormonell bedingten Veränderungen im Endometrium sind nie gleichmäßig. Geringe fokale Schwankungen werden durch Unterschiede in der Entfernung von der Blutzufuhr, im Zellstoffwechsel und im Gehalt an Hormonrezeptoren bedingt. Maßgebend für die Tagesdiagnostik sind diejenigen Veränderungen, welche am weitesten fortgeschritten sind.

Der 1. Tag nach der Ovulation ist morphologisch „stumm", da bis zum Auftreten der ersten lichtoptisch sichtbaren Veränderungen durch Progesteron 36–48 h vergehen. Vereinzelte basale Vakuolen in den Drüsenepithelien sind bereits präovulatorisch nachzuweisen und daher keine sicheren Anzeichen für eine erfolgte Ovulation.

2. Tag nach der Ovulation (Abb. 8 und 9): In mindestens 50% der Drüsenepithelien sind jetzt deutliche basale Vakuolen erkennbar, welche die Kerne zur Lichtung hin verschieben. Durch die Vakuolenbildung haben sich die vorher mehrreihig gelagerten Drüsenepithelien wieder einreihig angeordnet und dadurch zu einer vermehrten Schlängelung der Drüsen infolge der vergrößerten Oberfläche geführt. Die Epithelkerne sind weiterhin länglich oval und chromatindicht. Das endometriale Oberflächenepithel ist hochzylindrisch und zeigt keine basalen Vakuolenbildungen. Die Vakuolen reichen innerhalb der Drüsen nur bis zur Oberfläche des Endometriums (Abb. 9). Im Stroma sind zu dieser Zeit keine nennenswerten Veränderungen zu erkennen.

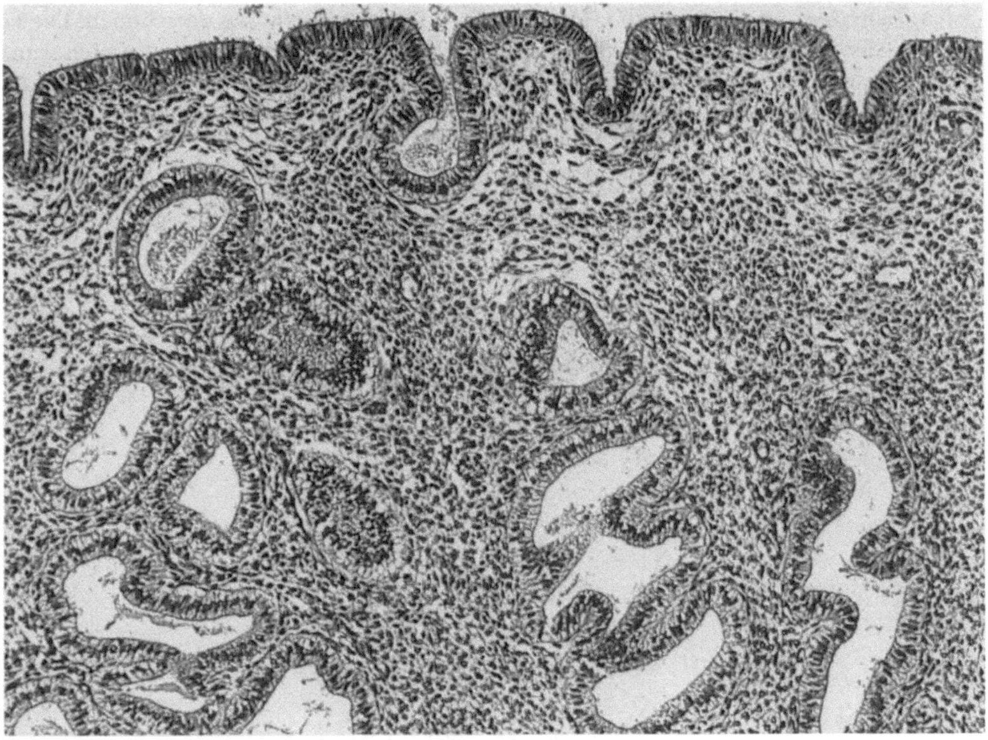
Abb. 8. *2. Tag nach der Ovulation* (HE, ×100)

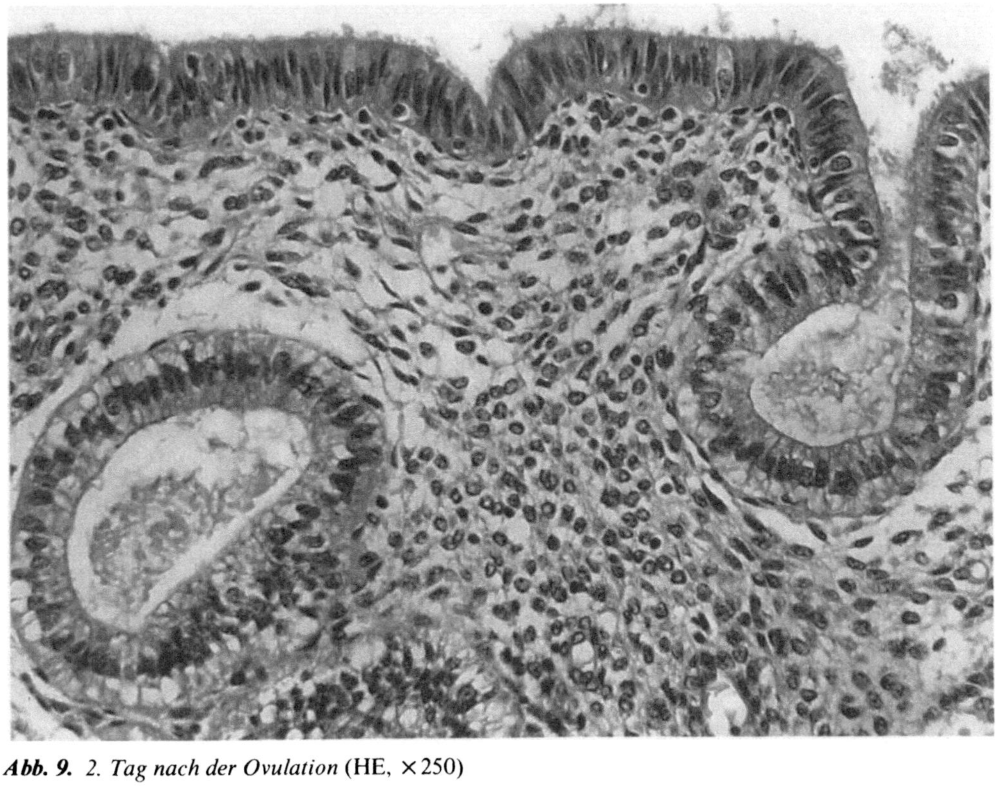
Abb. 9. *2. Tag nach der Ovulation* (HE, ×250)

3. Tag nach der Ovulation (Abb. 10 und 11): Die basalen Vakuolen haben sich weiter vergrößert und sind nun in allen Drüsenepithelien zu finden. Demzufolge sind alle Epithelkerne lumenwärts verschoben. Die Kerne sind weiterhin dicht, chromatinreich, rundlich oval und zeigen spärlich Mitosen. Das Zytoplasma enthält noch reichlich RNS.

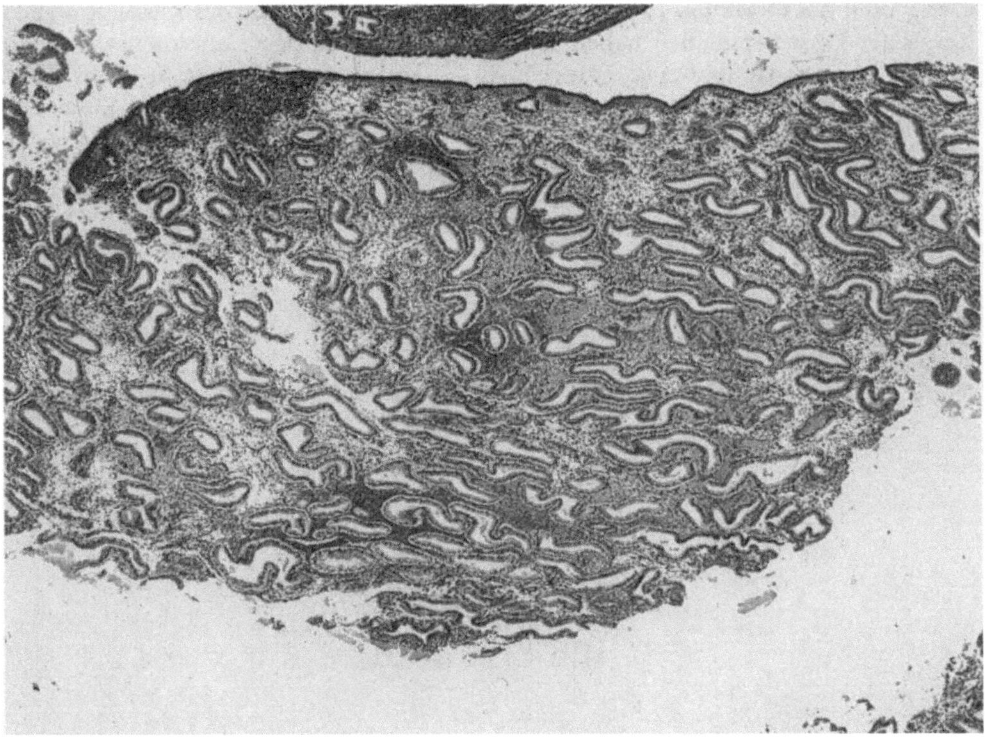

Abb. 10. *3. Tag nach der Ovulation* (HE, ×25)

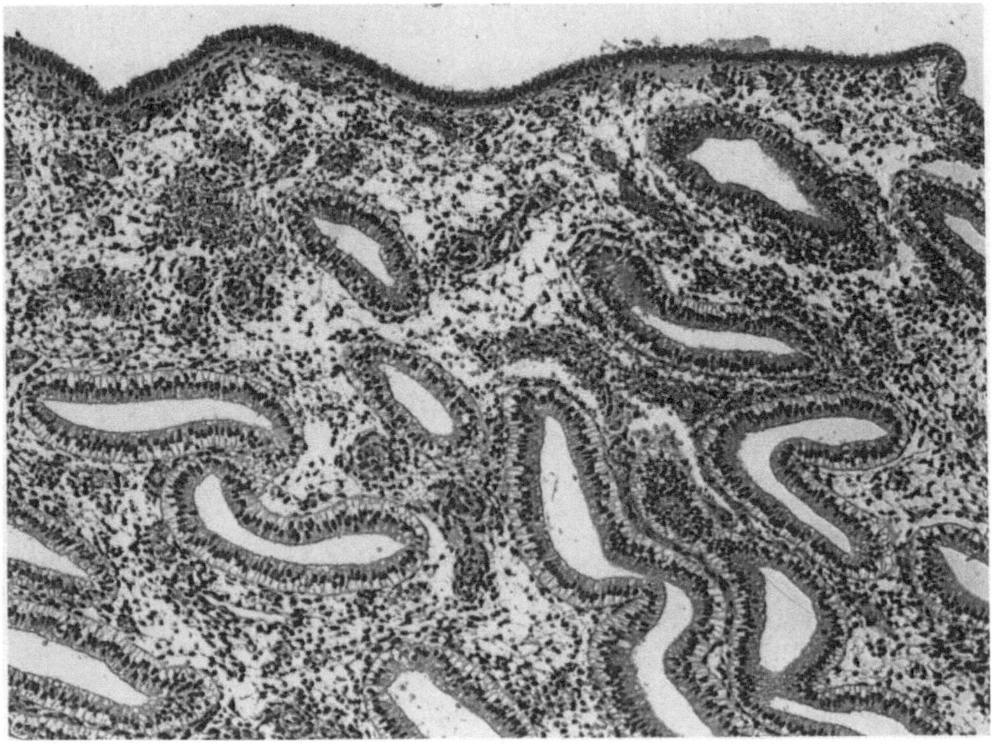

Abb. 11. *3. Tag nach der Ovulation* (HE, ×100)

4. Tag nach der Ovulation (Abb. 12–14): Die Kerne der Drüsenepithelien haben sich jetzt deutlich abgerundet und sind weniger chromatindicht. Einige beginnen bereits zur Zellbasis zurückzukehren. In diesen Zellen erkennt man winzige Glykogenmengen auch bereits oberhalb des Kerns. Am apikalen Zellrand läßt sich ein schmaler Saum aus Mukopolysacchariden mit Spezialfärbungen nachweisen (Abb. 14). Dieser Saum ist charakteristisch für den 4. Tag nach der Ovulation.

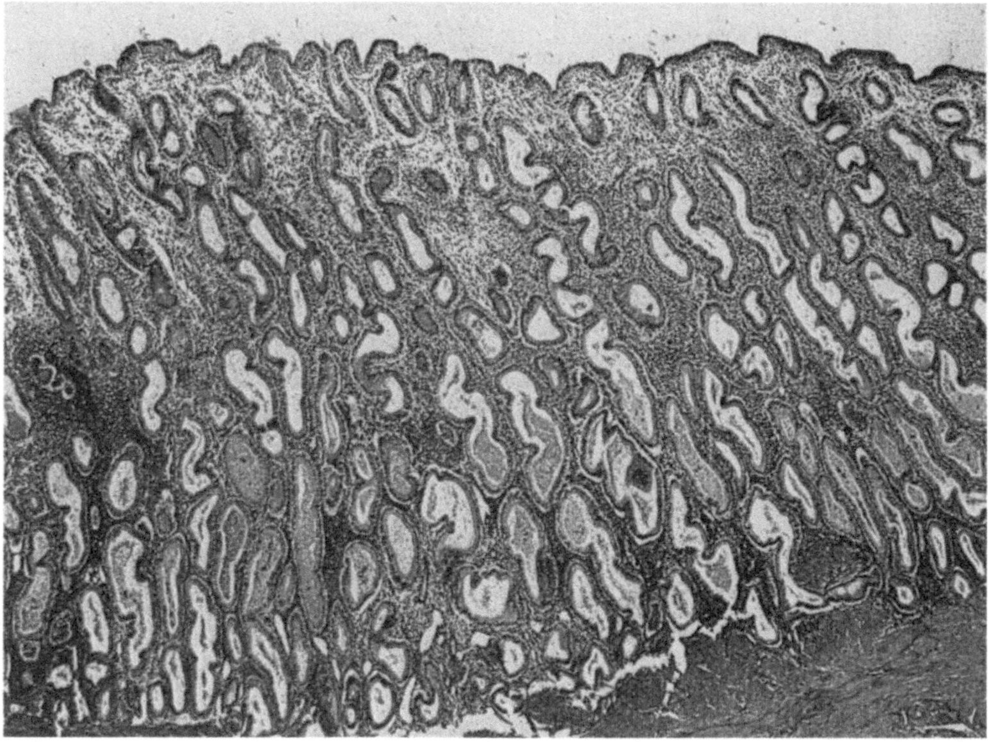

Abb. 12. *4. Tag nach der Ovulation* (HE, ×25)

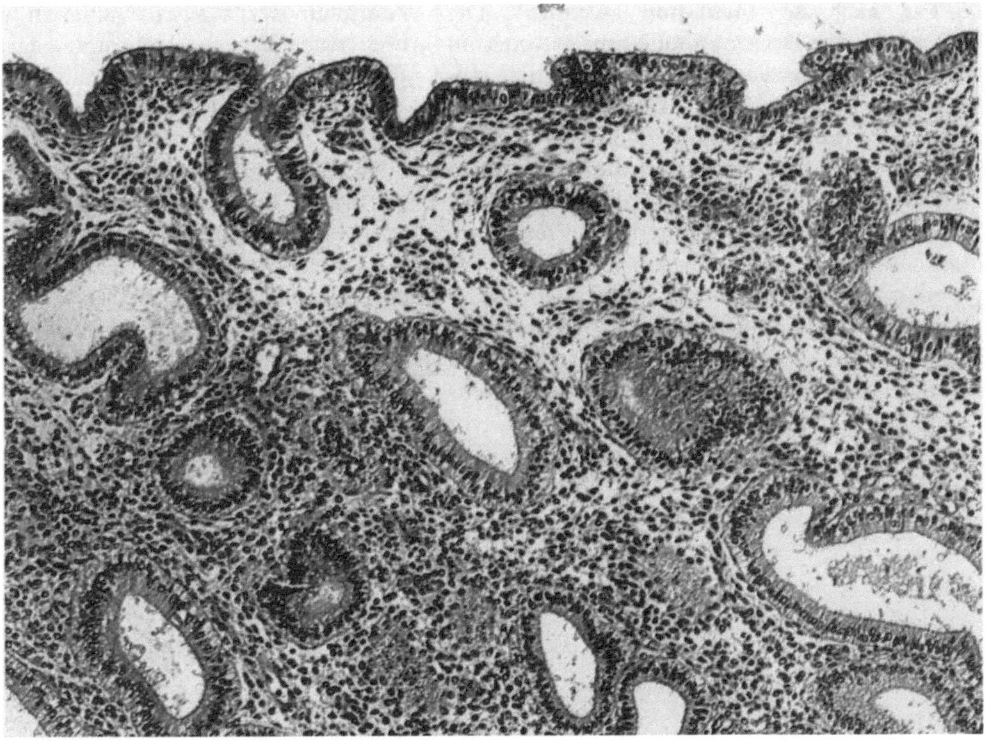

Abb. 13. *4. Tag nach der Ovulation* (HE, ×100)

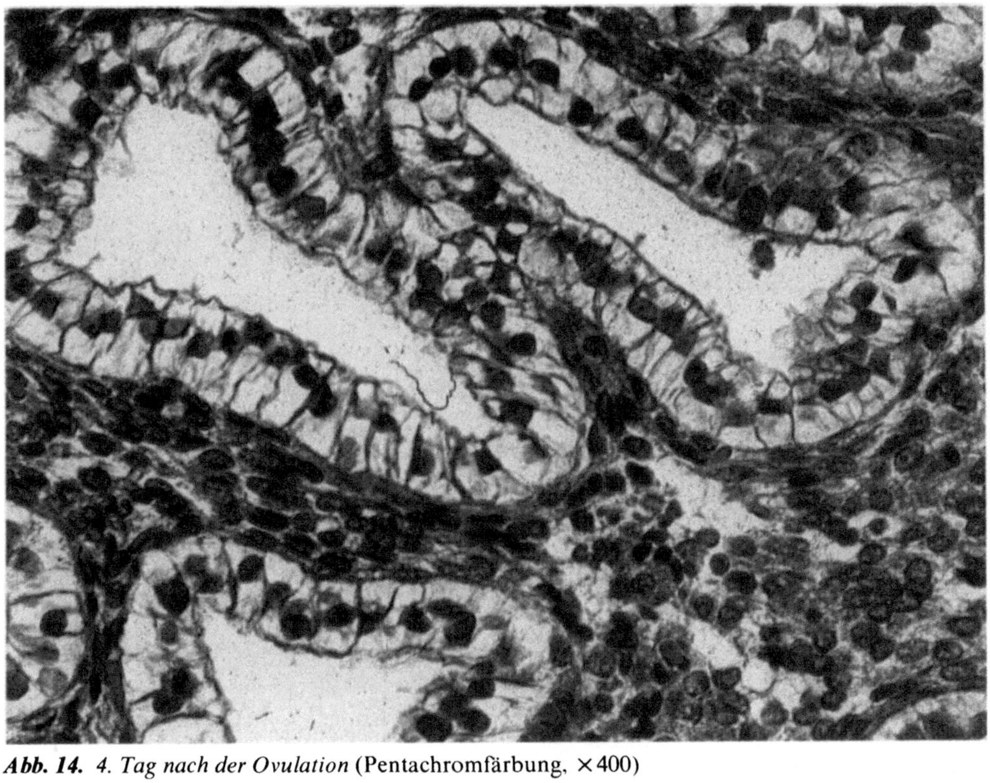

Abb. 14. *4. Tag nach der Ovulation* (Pentachromfärbung, ×400)

5. Tag nach der Ovulation (Abb. 15): Die Mehrzahl der Drüsenepithelkerne ist jetzt an die Zellbasis zurückgekehrt und deutlich abgerundet. Das Glykogen ist großenteils bereits an den Kernen vorbei lumenwärts gewandert, läßt sich aber auch beiderseits des Kerns noch nachweisen. Gleichzeitig ist in einigen Epithelzellen eine eben beginnende Sekretion am lumennahen Zellrand in Form kleinster Sekretkappen sichtbar. Die Glykogenwanderung läßt sich am besten bei PAS-Färbung erkennen. Die jetzt runden chromatinarmen Kerne lassen sich auch bei Basalstellung sehr leicht von den dichten ovalen Kernen vor Auftreten der basalen Vakuolen unterscheiden. Auch die Nukleoli sind gegenüber der präovulatorischen Phase deutlich vergrößert.

6. Tag nach der Ovulation (Abb. 16 und 17): Die Drüsenlumina sind jetzt deutlich erweitert durch die kräftig einsetzende Sekretion von Glykogen. Alle Epithelzellkerne sind zur Zellbasis zurückgekehrt, die Höhe des Drüsenepithels hat abgenommen. Der lumennahe Zellrand ist durch die ausgeprägte apokrine Sekretion ausgefranst. Der RNS-Gehalt des Zytoplasmas hat abgenommen.

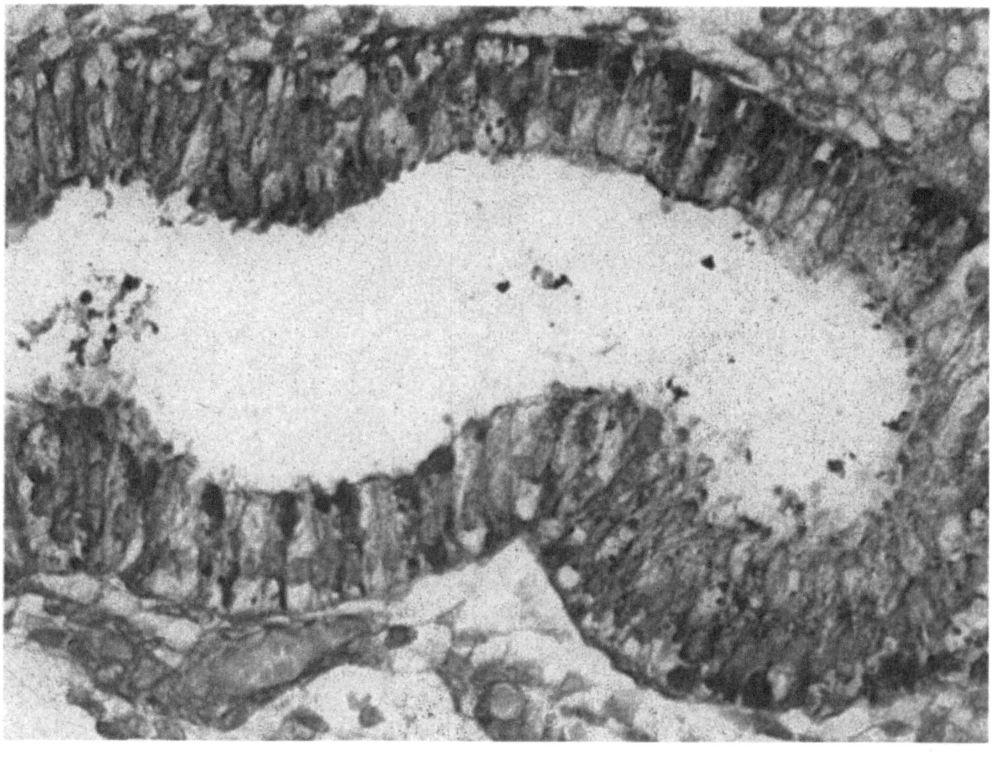

Abb. 15. *5. Tag nach der Ovulation* (PAS-Färbung, ×400)

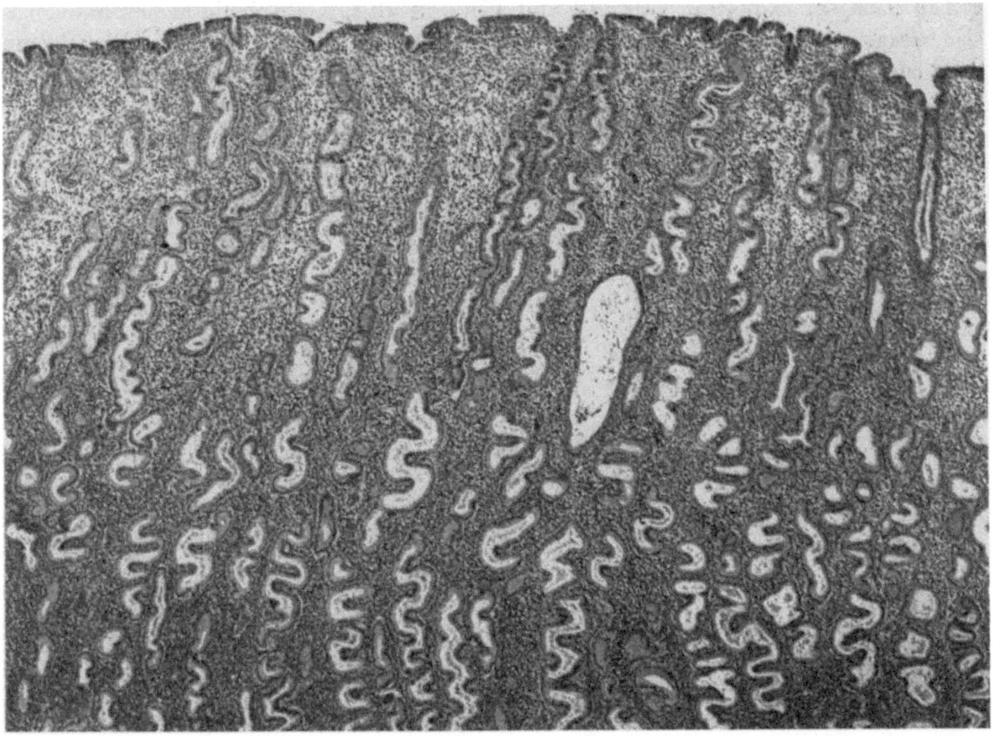

Abb. 16. *6. Tag nach der Ovulation* (HE, ×25)

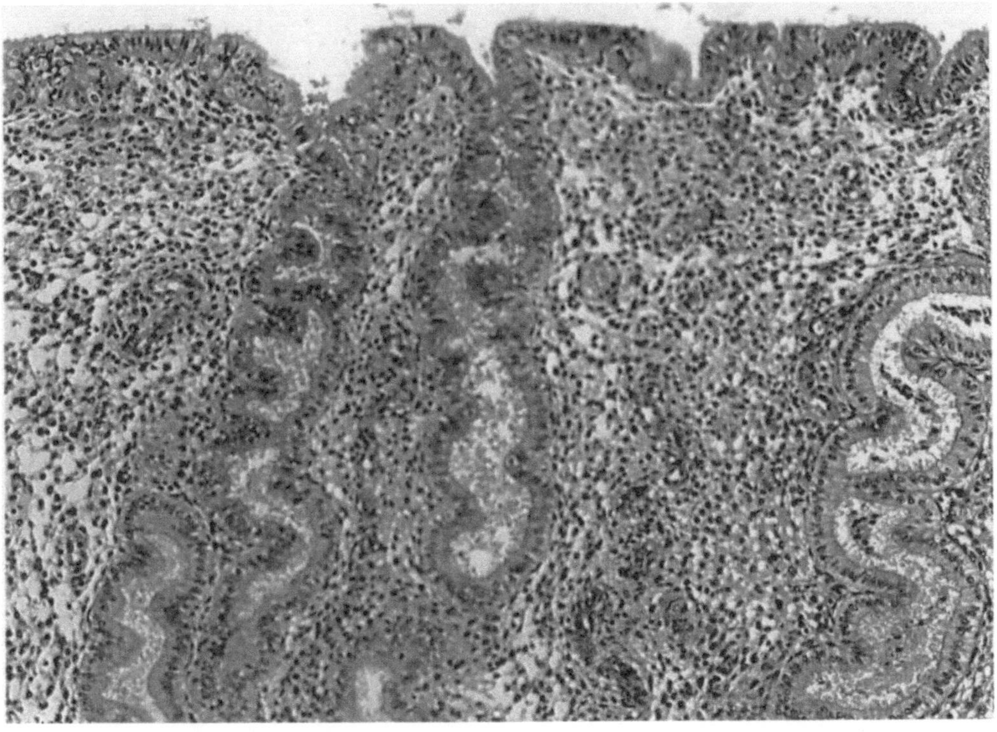

Abb. 17. *6. Tag nach der Ovulation* (HE, ×100)

7. Tag nach der Ovulation (Abb. 18 und 19): Die ausgeweiteten Drüsenlumina sind jetzt prall mit Glykogen ausgefüllt, welches bei HE-Färbung teilweise herausgelöst ist und den falschen Eindruck eines leeren Lumens erweckt. Die apikalen Zellränder der Drüsenepithelien sind ausgefranst als Zeichen der noch in Gang befindlichen aktiven Sekretion. Von der Zellbasis her wird kein neues Glykogen gebildet. Im endometrialen Stroma finden sich jetzt die ersten Veränderungen nach der Ovulation: Man erkennt ein herdförmiges Stromaödem.

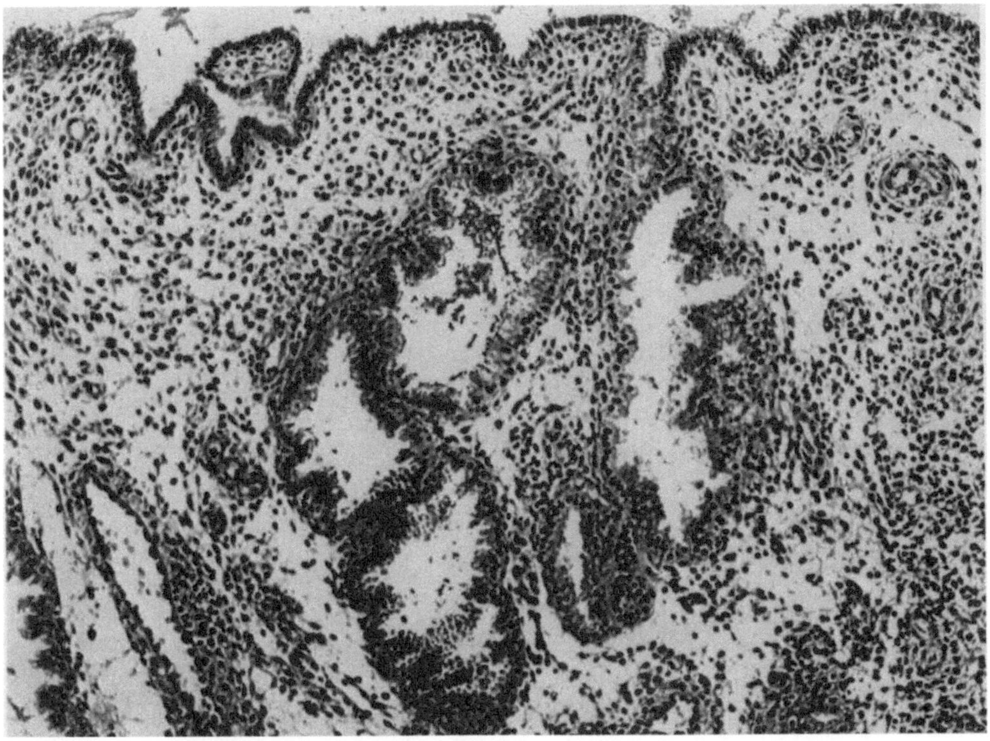

Abb. 18. *7. Tag nach der Ovulation* (HE, ×100)

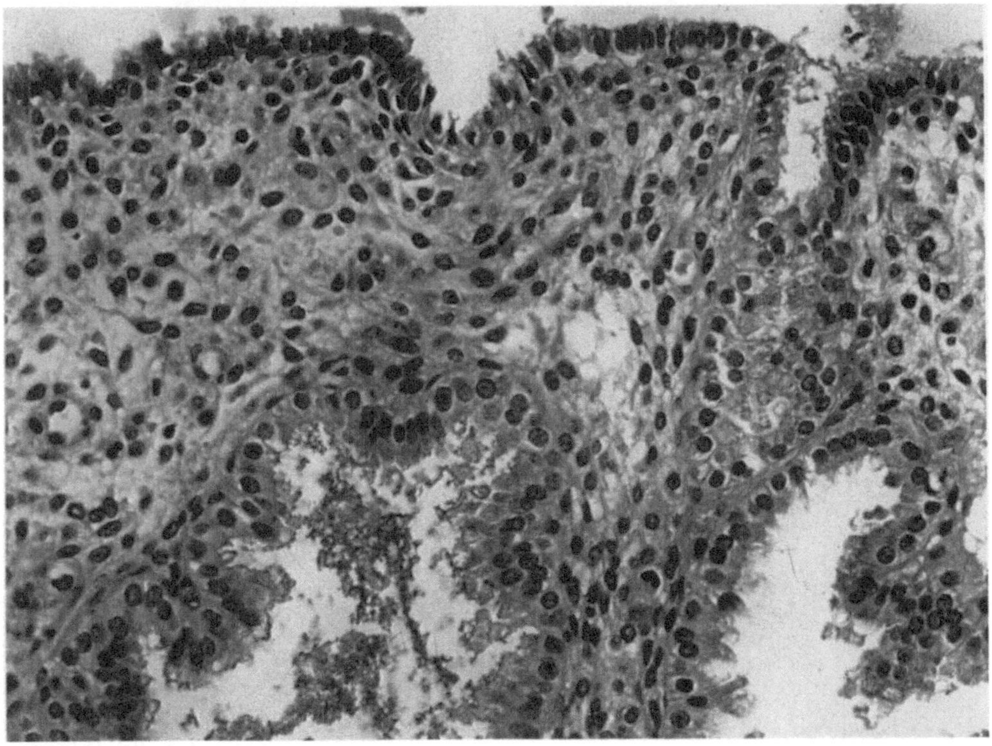

Abb. 19. *7. Tag nach der Ovulation* (HE, ×250)

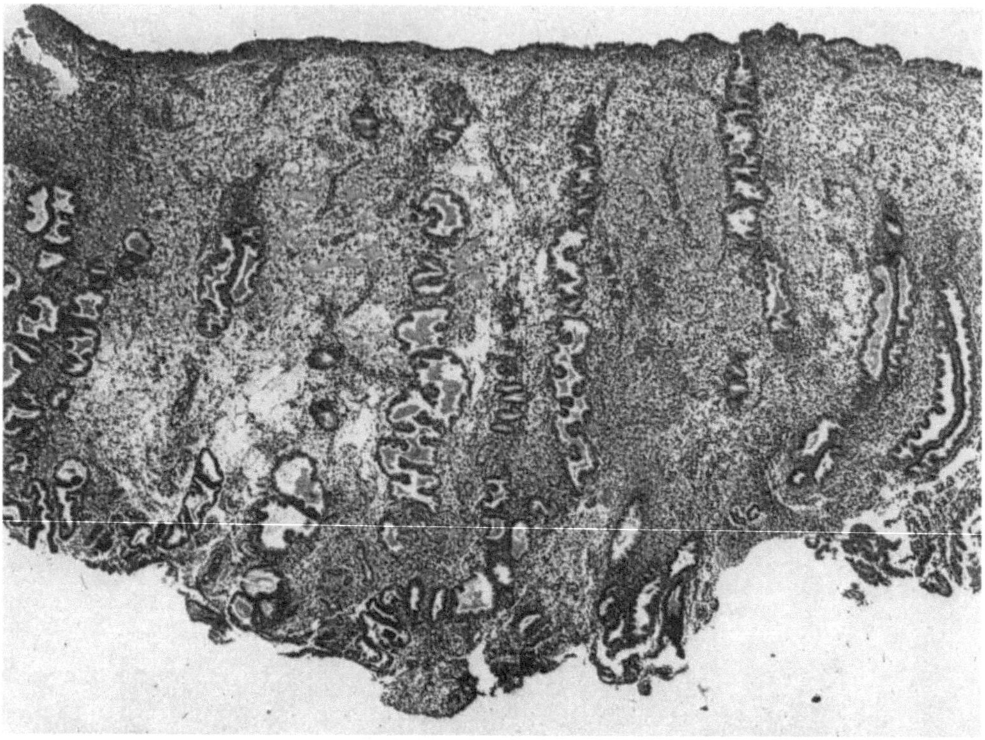

Abb. 20. *8. Tag nach der Ovulation* (HE, ×25)

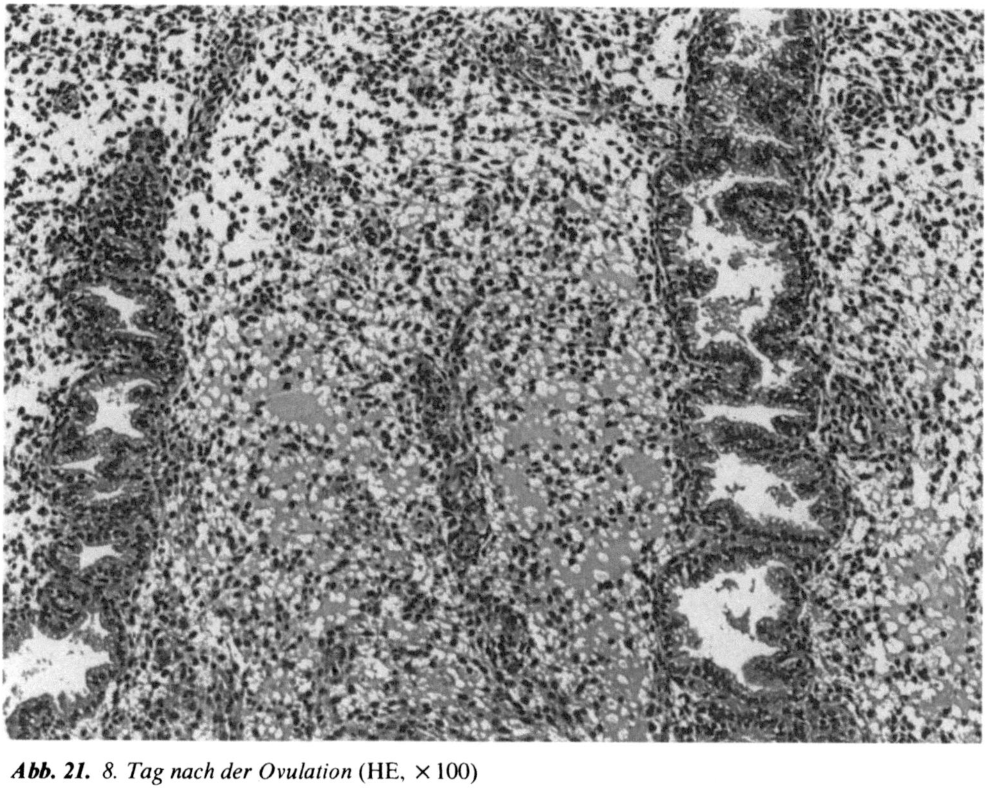

Abb. 21. *8. Tag nach der Ovulation* (HE, ×100)

8. Tag nach der Ovulation (Abb. 20–22): Während das Drüsenepithel im Vergleich zum Vortag unverändert ist, hat sich das Stromaödem erheblich verstärkt und sein größtes Ausmaß in der Sekretionsphase erreicht. Demzufolge sind die Stromazellen weit auseinander gedrängt, die Gesamthöhe der Schleimhaut ist erheblich. Die Stromazellen sind noch spindelförmig, aber leicht vergrößert. Ihre Differenzierung beginnt an diesem Tag (Abb. 22).

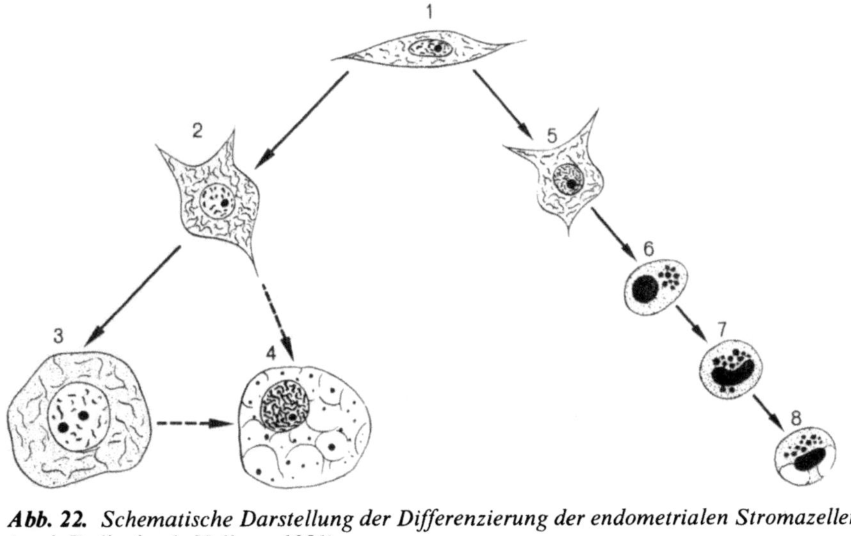

Abb. 22. *Schematische Darstellung der Differenzierung der endometrialen Stromazellen* (nach Dallenbach-Hellweg 1981)

1 Undifferenzierte Stromazelle, *2* sich abrundende, größer werdende Stromazelle, *3* Deciduazelle, *4* mit metachromatischen Körnchen beladene, wabige Deciduazelle, *5* sich abrundende, kleiner werdende Stromazelle, *6, 7, 8* verschiedene Entwicklungsstadien der endometrialen Körnchenzellen

9. Tag nach der Ovulation (Abb. 23–25): Das Stromaödem hat sich mäßig zurückgebildet. Gruppen von Spiralarterien sind jetzt deutlich erkennbar, die Stromazellen in Umgebung dieser Spiralarterien sind vergrößert und abgerundet. Ihre Kerne sind rundlich, ebenfalls vergrößert und weniger chromatindicht. Ihr Zytoplasma enthält vermehrt RNS. Demgegenüber sind die Stromazellen in der weiteren Umgebung nur leicht vergrößert. Die Drüsensekretion hat aufgehört, aber Reste des Sekrets sind noch in den Drüsenlumina zu finden.

---

10. Tag nach der Ovulation (Abb. 26–29): Zu diesem Zeitpunkt lassen sich bei schwacher Vergrößerung 2 Endometriumschichten deutlich voneinander unterscheiden: die obere Kompakta, welche hauptsächlich aus Stromazellen besteht, und die darunterliegende Spongiosa, welche aus stark geschlängelten, sägeblattförmig gestalteten dichtliegenden Drüsen zusammengesetzt ist. Die Drüsenepithelien sind sekretorisch erschöpft. Im Drüsenlumen finden sich Reste eingedickten Sekrets. In Umgebung der Spiralarterien haben sich die Stromazellen jetzt zu prädezidualen Zellen mit großen runden hellen Kernen und reichlichem Zytoplasma umgewandelt. Zwischen diesen erkennt man in etwa gleicher Zahl kleine rundliche endometriale Körnchenzellen mit dichten, eingedellten, zuweilen nierenförmigen Kernen und phloxinophilen Granula im Zytoplasma (Hamperl 1954; Hellweg 1954), welches ebenfalls reichlich RNS enthält (Abb. 29). Diese Differenzierung der Stromazellen in 2 Richtungen hat in Nähe der Blutzufuhr begonnen, während die weiter entfernt liegenden Stromabezirke noch nicht differenziert sind. Die Differenzierung beginnt jedoch flächenhaft im Bereich der oberen Kompakta.

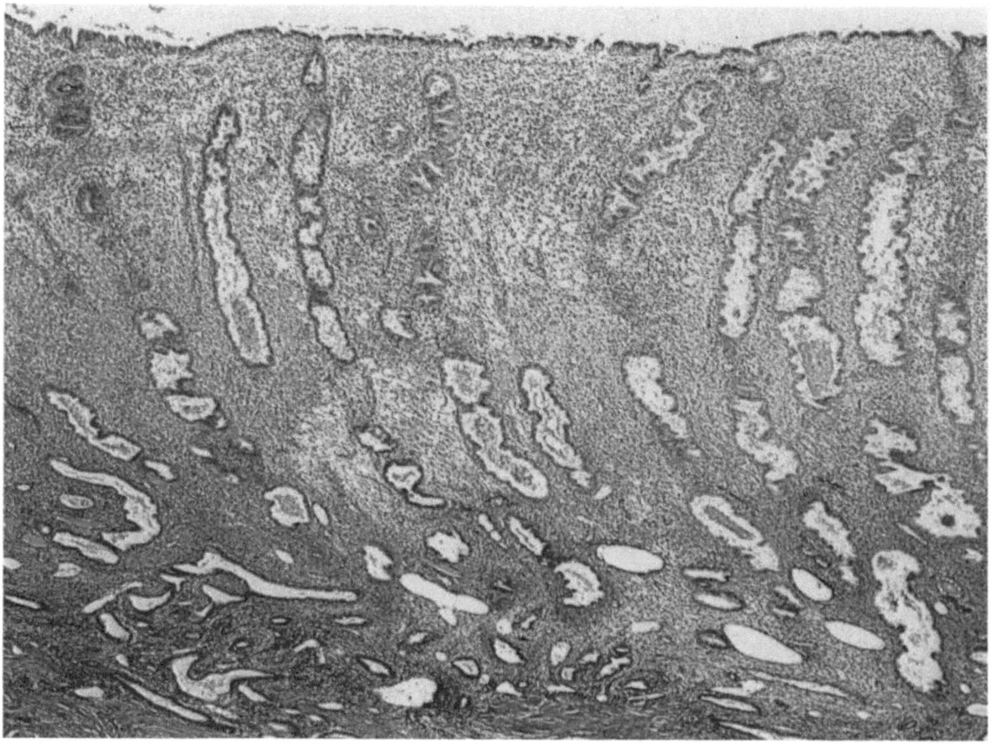

Abb. 23. *9. Tag nach der Ovulation* (HE, ×25)

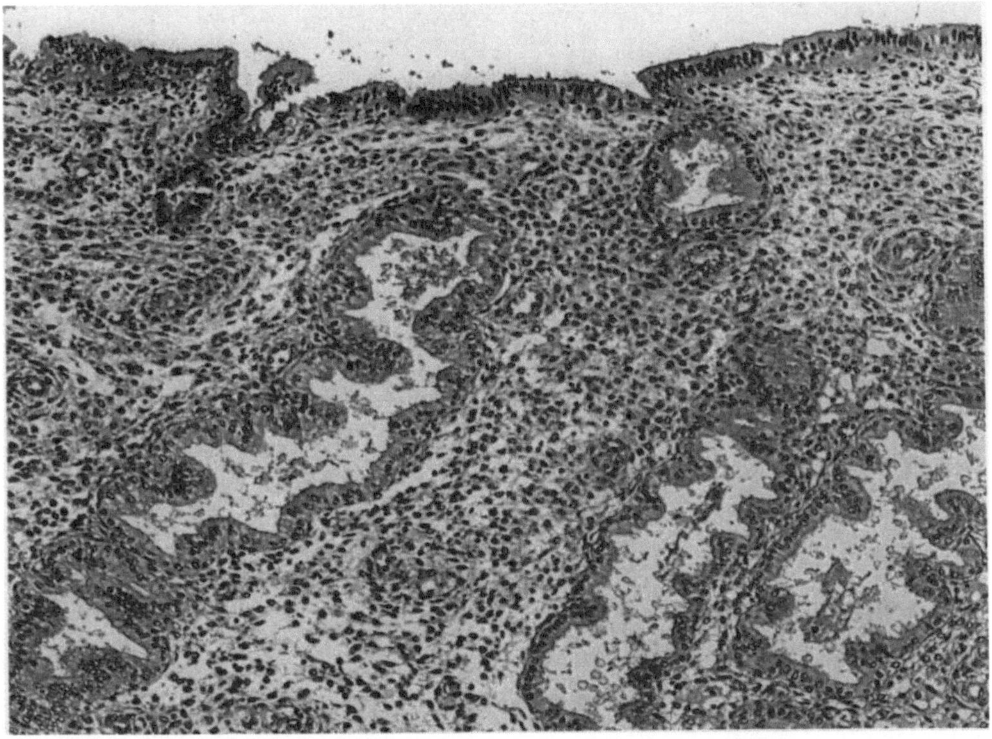

Abb. 24. *9. Tag nach der Ovulation* (HE, ×100)

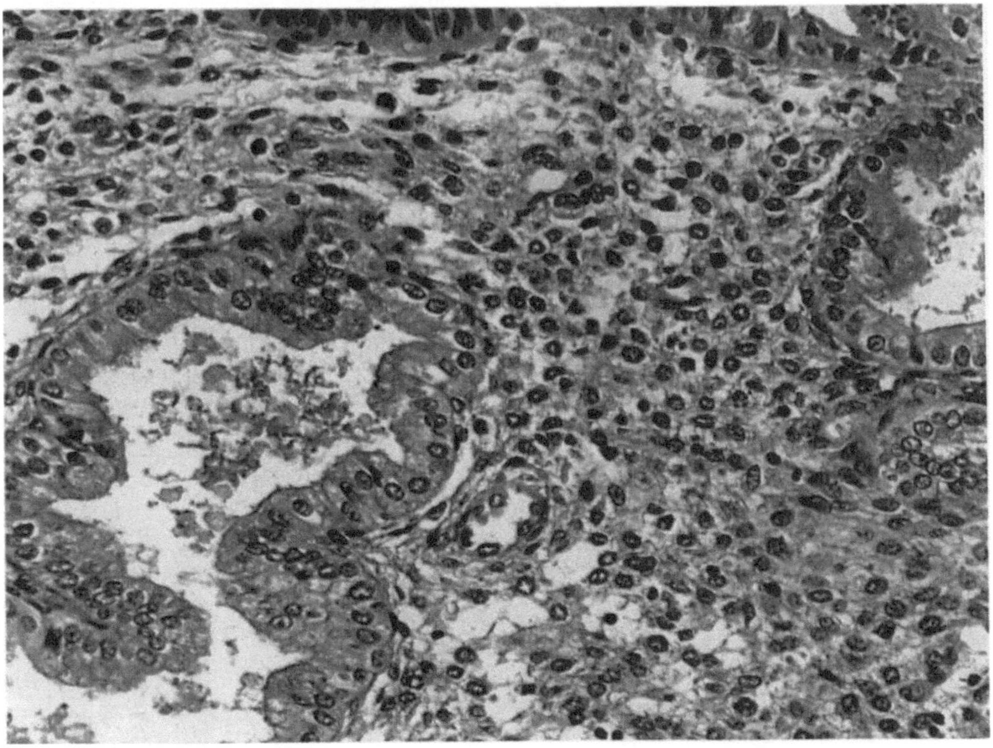

Abb. 25. *9. Tag nach der Ovulation* (HE, ×250)

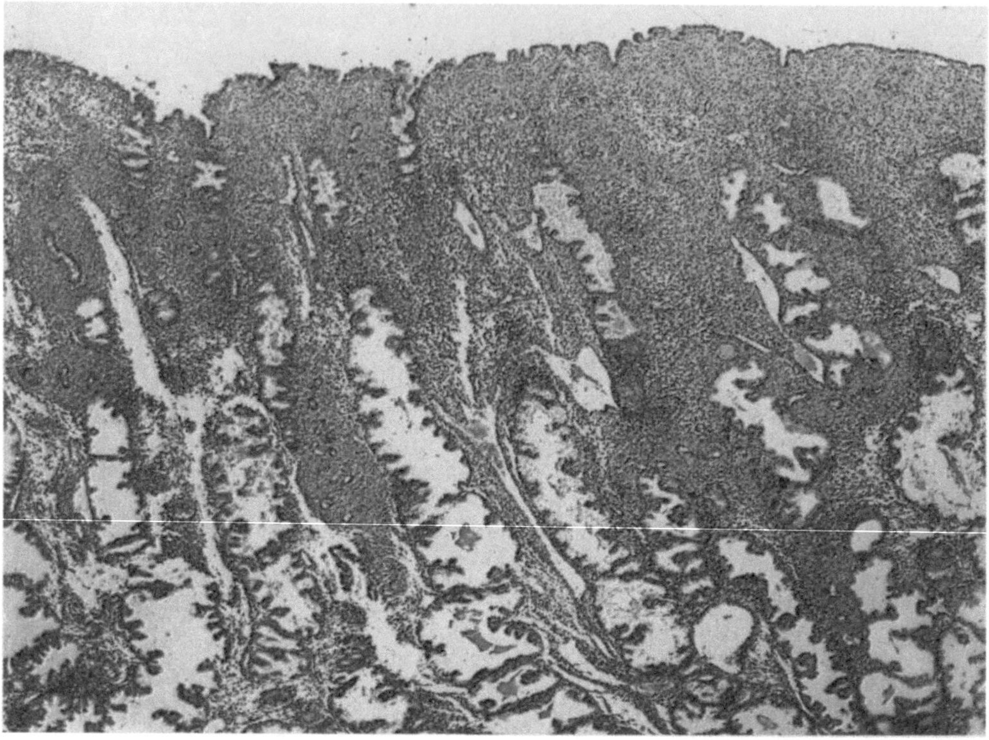

Abb. 26. *10. Tag nach der Ovulation* (HE, ×25)

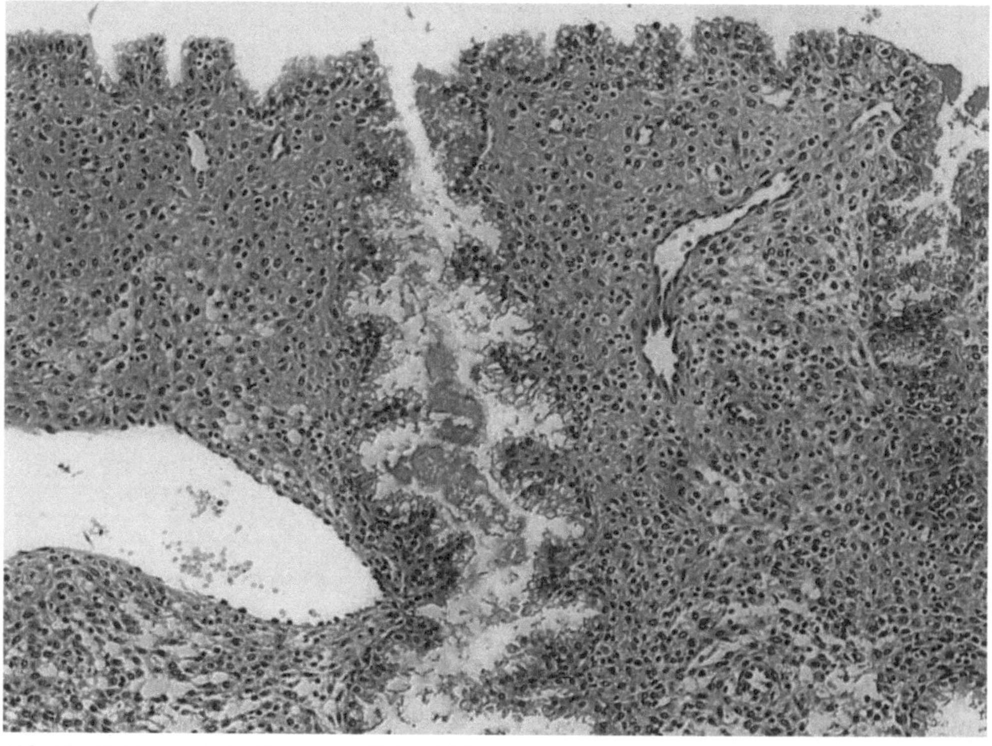

Abb. 27. *10. Tag nach der Ovulation* (HE, ×100)

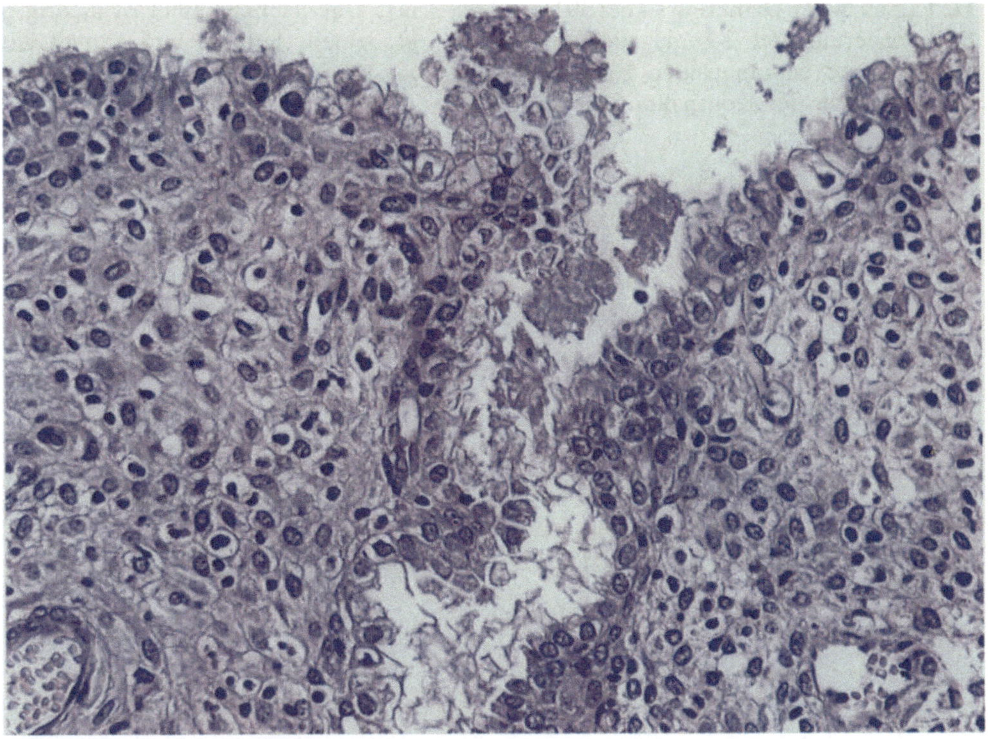

Abb. 28. *10. Tag nach der Ovulation* (HE, ×250)

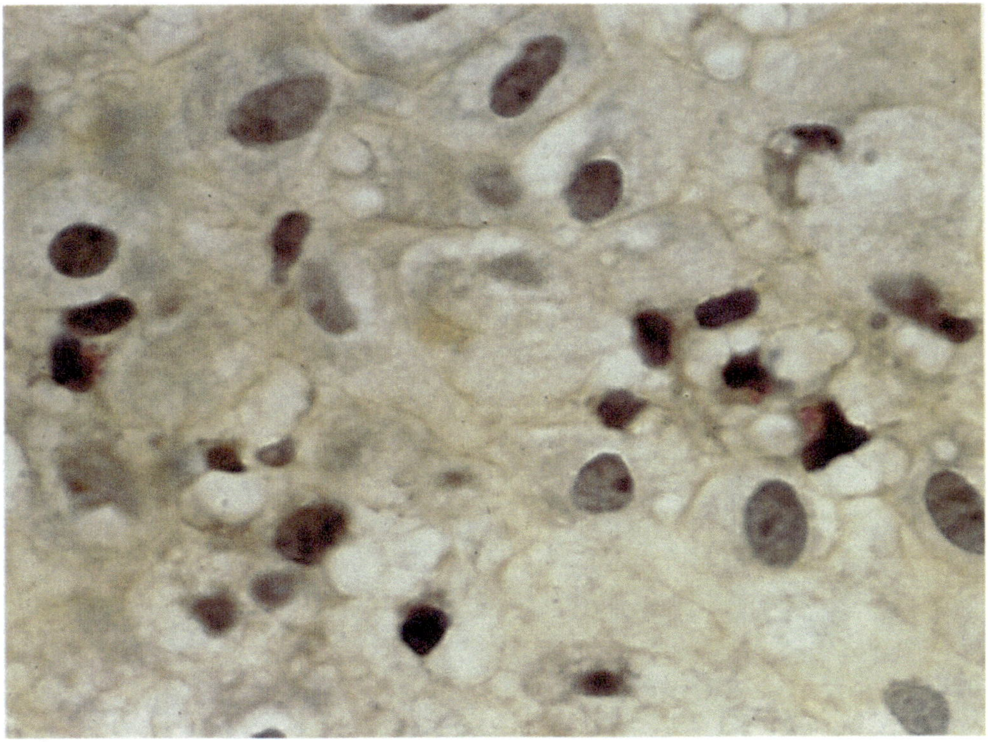

Abb. 29. *10. Tag nach der Ovulation* (Phloxin-Tartrazin-Färbung, ×1000)

11. Tag nach der Ovulation (Abb. 30–32): Die Differenzierung der Stromazellen zu prädezidualen und endometrialen Körnchenzellen ist im Bereich der Kompakta jetzt komplett. Das Oberflächenepithel ist niedrig geworden, großenteils kubisch und enthält leicht abgerundete Kerne.

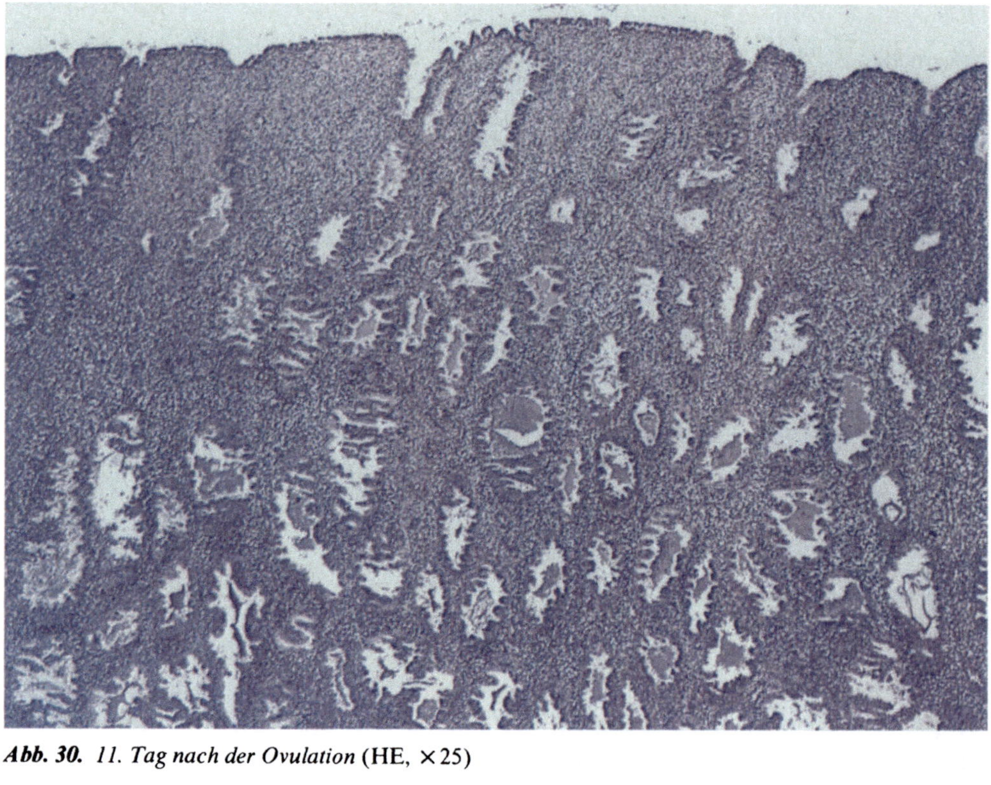

Abb. 30. *11. Tag nach der Ovulation* (HE, ×25)

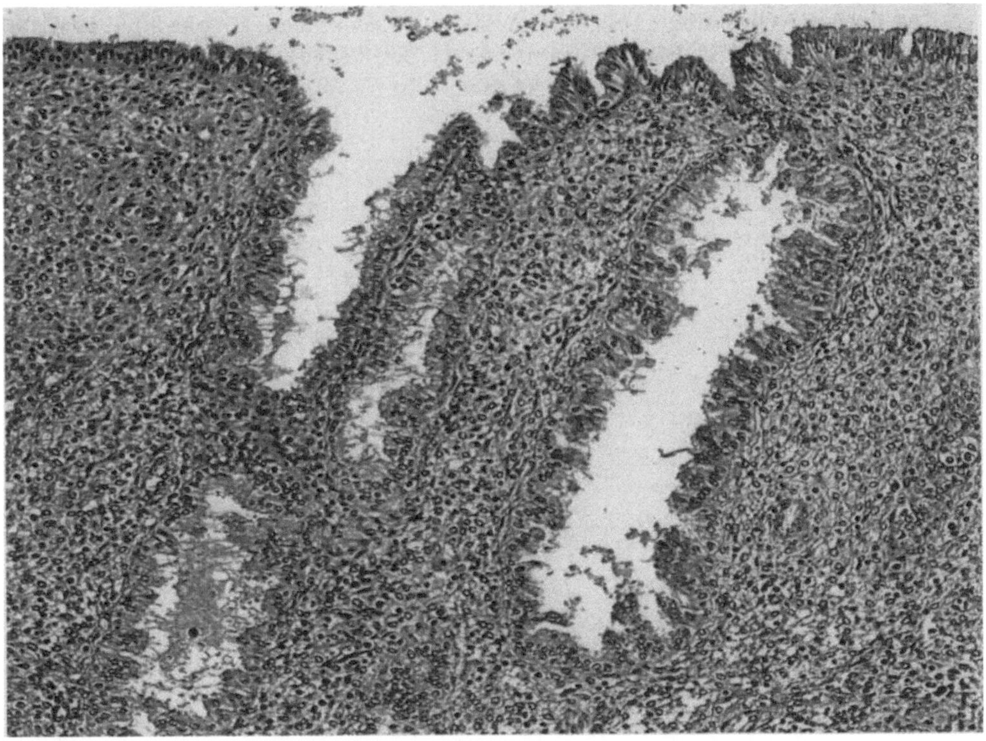

Abb. 31. *11. Tag nach der Ovulation* (HE, ×100)

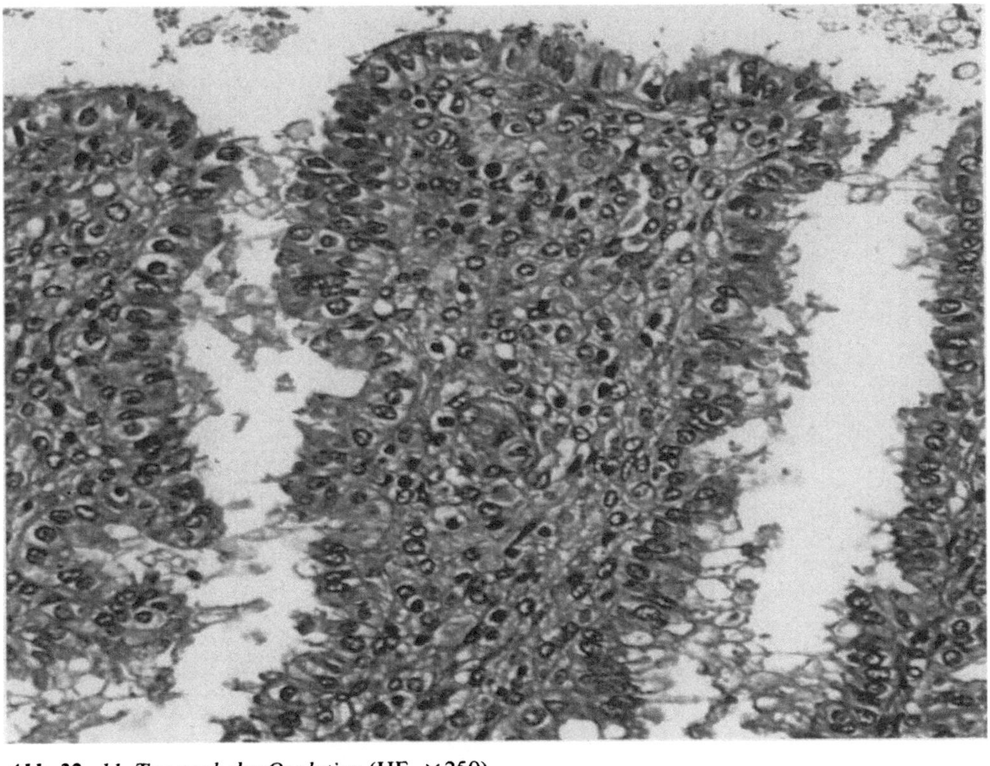

Abb. 32. *11. Tag nach der Ovulation* (HE, ×250)

12. Tag nach der Ovulation (Abb. 33 und 34): Die Gesamthöhe des Endometriums hat durch Schrumpfung und Kollaps der Drüsen abgenommen, bei gleichzeitigem Ödemverlust des Stromas, welches jetzt voll ausdifferenziert ist.

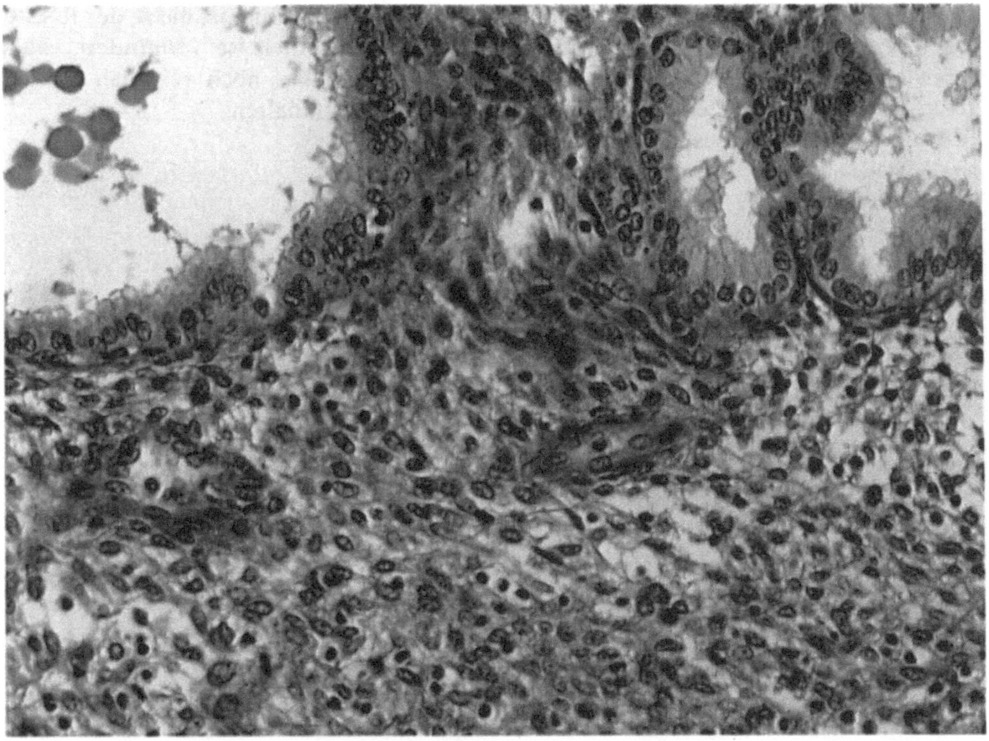

Abb. 33. *12. Tag nach der Ovulation* (HE, ×250)

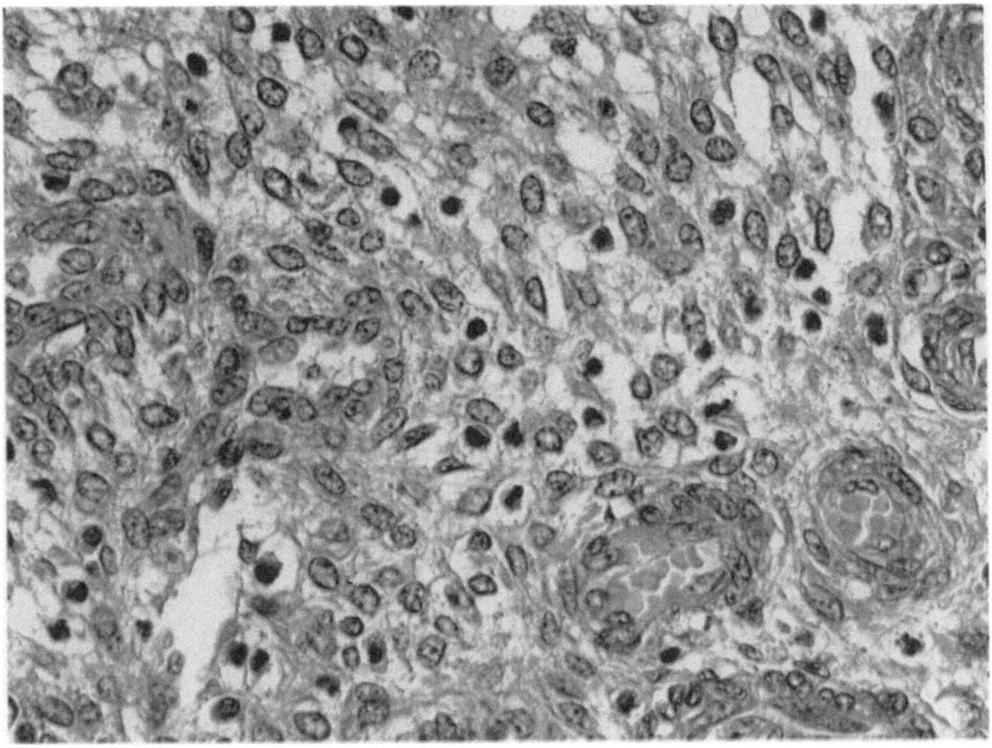

Abb. 34. *12. Tag nach der Ovulation* (HE, ×400)

13. Tag nach der Ovulation (Abb. 35 und 36): Die Gesamthöhe des Endometriums hat durch ausgeprägte Schrumpfung weiter abgenommen. Die kollabierten Drüsen sind deutlich sägeblattförmig. Das prädezidual umgewandelte Stroma ist dicht, der RNS-Gehalt im Drüsenepithel ist vermindert, während die Stromazellen noch reichlich RNS im Zytoplasma enthalten.

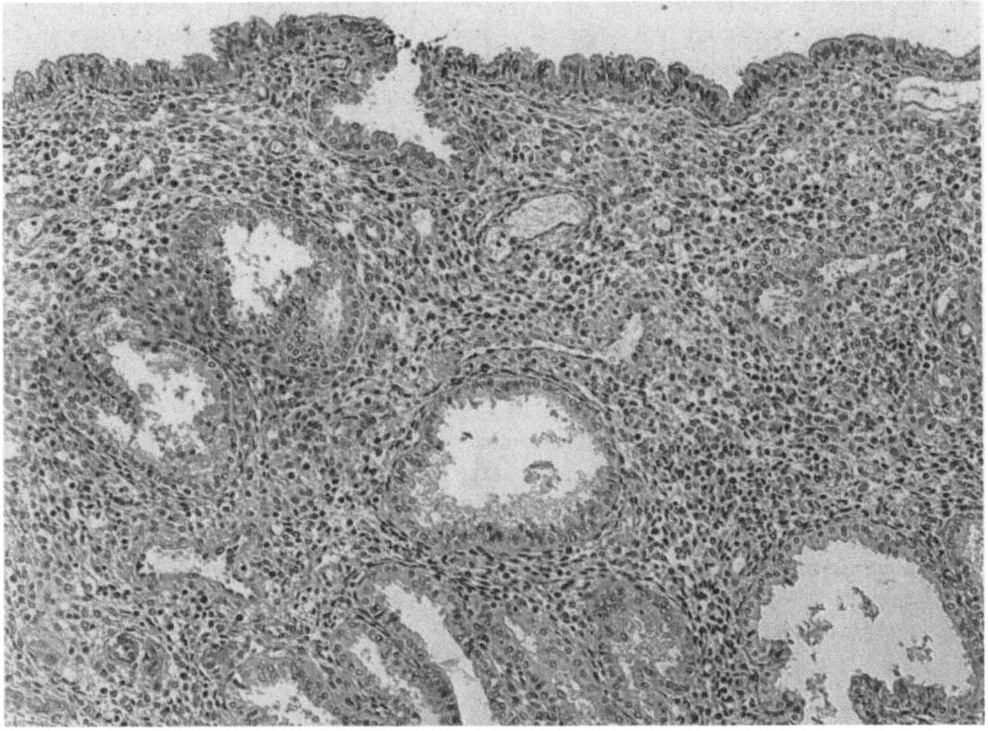

Abb. 35. *13. Tag nach der Ovulation* (HE, ×100)

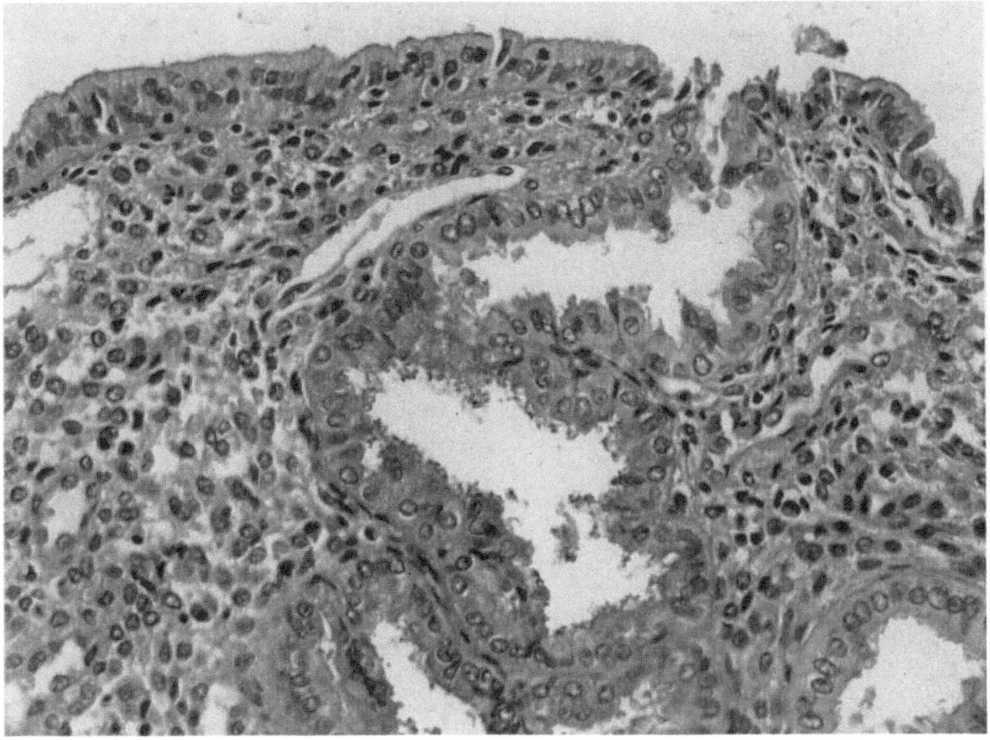

Abb. 36. *13. Tag nach der Ovulation* (HE, ×250)

14. Tag nach der Ovulation (Abb. 37–39): Die Demarkierung zwischen Kompakta und Spongiosa ist jetzt besonders deutlich (Abb. 37). Die Drüsenlumina sind in der Kompakta sehr eng. Das auskleidende Epithel ist hier niedrig kubisch und inaktiv, während die Lumina im Spongiosabereich weiterhin sägeblattförmig und von sekretorisch erschöpften ausgefransten Epithelzellen mit hellem, jetzt so gut wie RNS-negativem Zytoplasma ausgekleidet sind. Der DNS-Gehalt in den Epithelzellkernen hat ebenfalls abgenommen. In der Kompakta erkennt man eine beginnende Dissoziation der Stromazellen besonders in den oberflächennahen Bezirken in Umgebung der Spiralarterien infolge einer hier beginnenden Auflösung der Retikulumfasern durch Relaxin, welches zu diesem Zeitpunkt aus den endometrialen Körnchenzellen ausgeschüttet wird (Dallenbach u. Dallenbach-Hellweg 1964). Die endometrialen Körnchenzellen, welche jetzt ihre Granula verloren haben, sind nur noch an der charakteristischen eingedellten Kernform und ihrem vakuolisierten Zytoplasma erkennbar. Das endometriale Oberflächenepithel ist niedrig und inaktiv.

Klinische Korrelation für die gesamte Sekretionsphase:

- Normale Sekretionsphase, soweit der klinische Zyklustag mit dem histologischen Zyklustag übereinstimmt;
- unterwertige Sekretionsphase mit echter Reifungsverzögerung, wenn der klinische Zyklustag 3–10 Tage der histologischen Differenzierung voraus ist;
- normale Sekretionsphase bei Amenorrhoe infolge einer stillen Menstruation (Philippe et al. 1966).

Differentialdiagnose: Möglich durch genaue Angabe des Zyklustages und/oder der Basaltemperaturkurve.

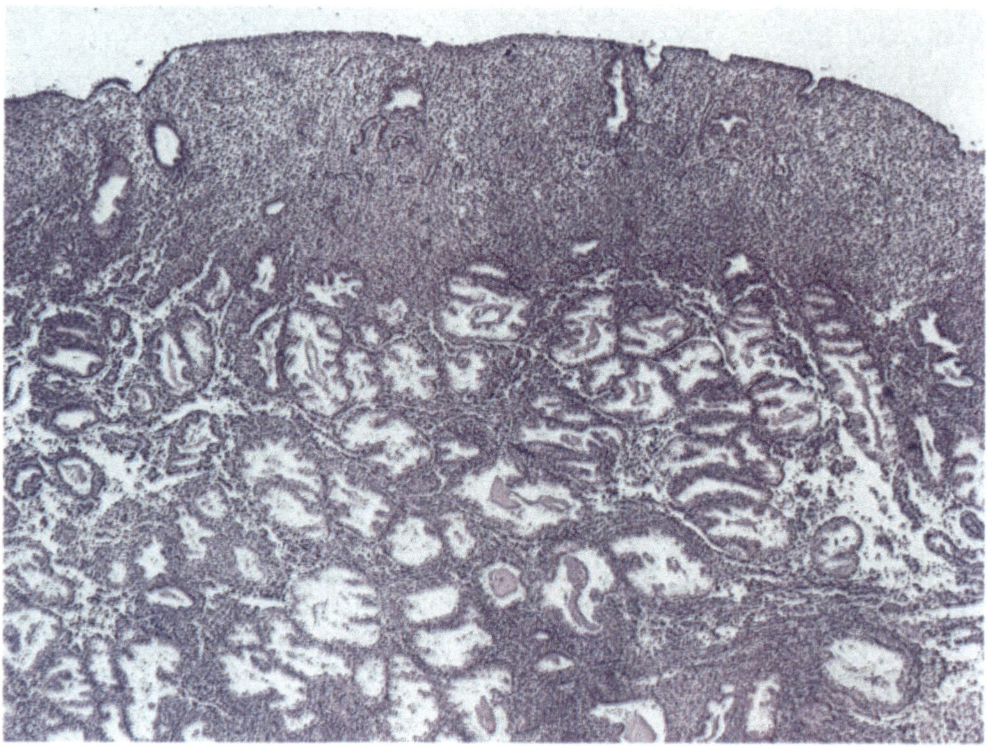

Abb. 37. *14. Tag nach der Ovulation* (HE, ×25)

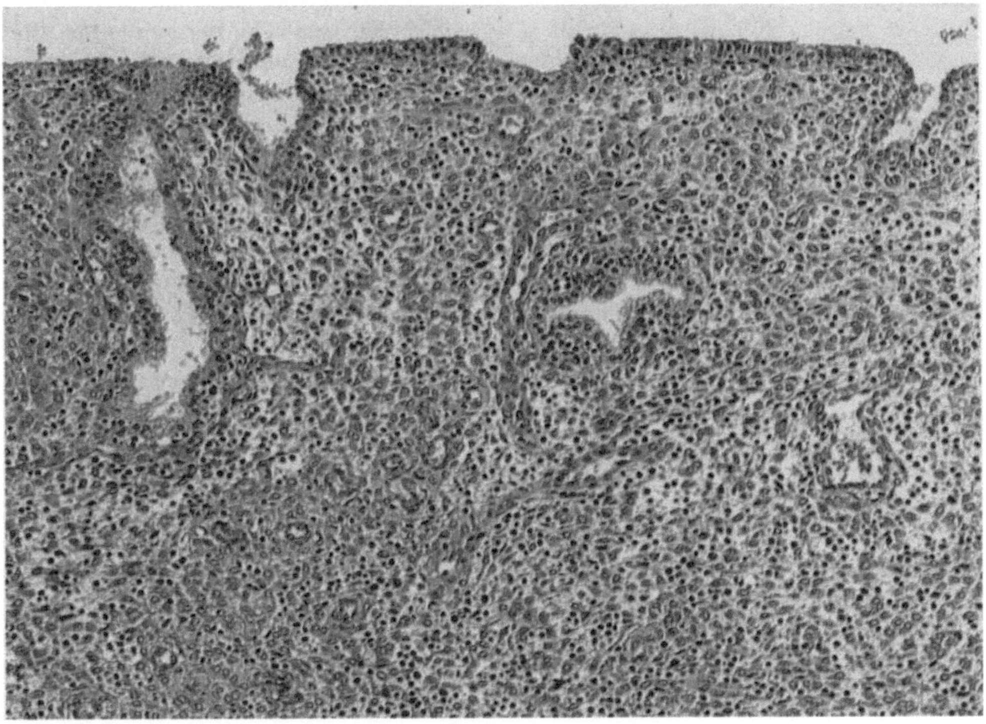

Abb. 38. *14. Tag nach der Ovulation* (HE, ×100)

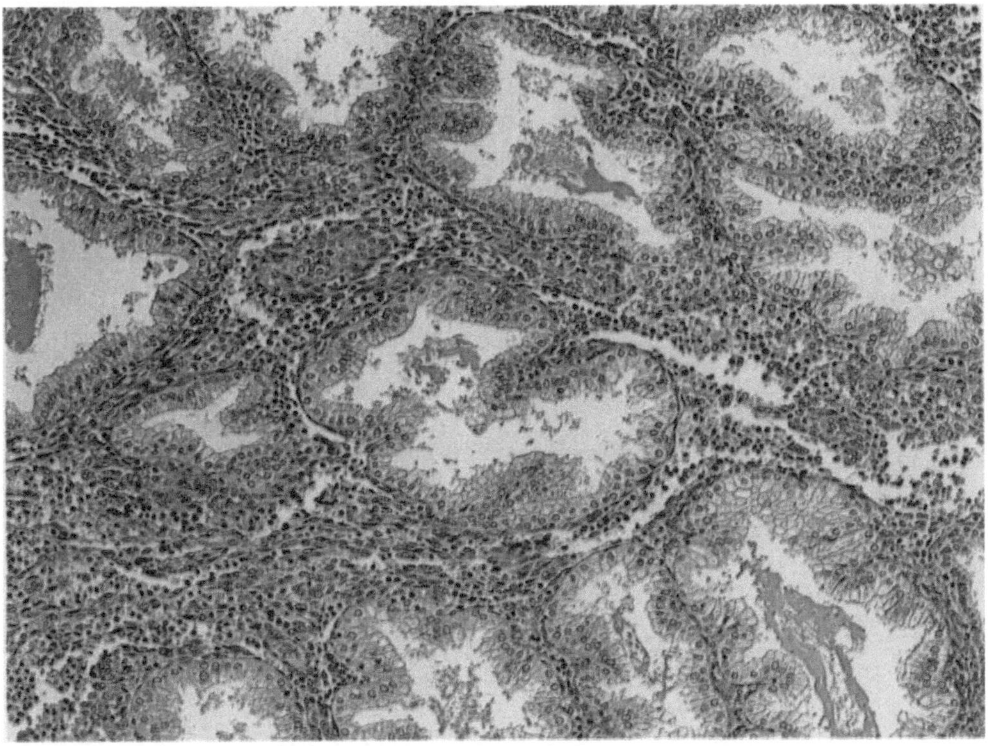

Abb. 39. *14. Tag nach der Ovulation* (HE, ×100)

Der 1. Tag der Menstruation (Abb. 40–42) ist gekennzeichnet durch Dissoziation von Drüsen und Stroma mit Blutungen in der Kompakta, zur Tiefe begrenzt auf den Ausdehnungsbereich der Stromadifferenzierung in prädeziduale und endometriale Körnchenzellen. Die dissoziierten Stromazellen sind noch deutlich prädezidual, die Körnchenzellen haben ihre Relaxingranula verloren, das Oberflächenepithel ist noch intakt (Abb. 41). Die kollabierten Drüsen enthalten Reste eingedickten Sekrets. Aus ihrer Struktur ist es auch nach Beginn der Menstruation noch möglich, eine vorausgegangene Ovulation festzustellen. Die unteren Abschnitte des Endometriums sind nicht dissoziiert, sondern lediglich geschrumpft (Abb. 4). Diese im Verband bleibenden Abschnitte lösen sich nicht auf, sondern werden in die Regeneration des nächsten Zyklus miteinbezogen (Sengel u. Stoebner 1970).

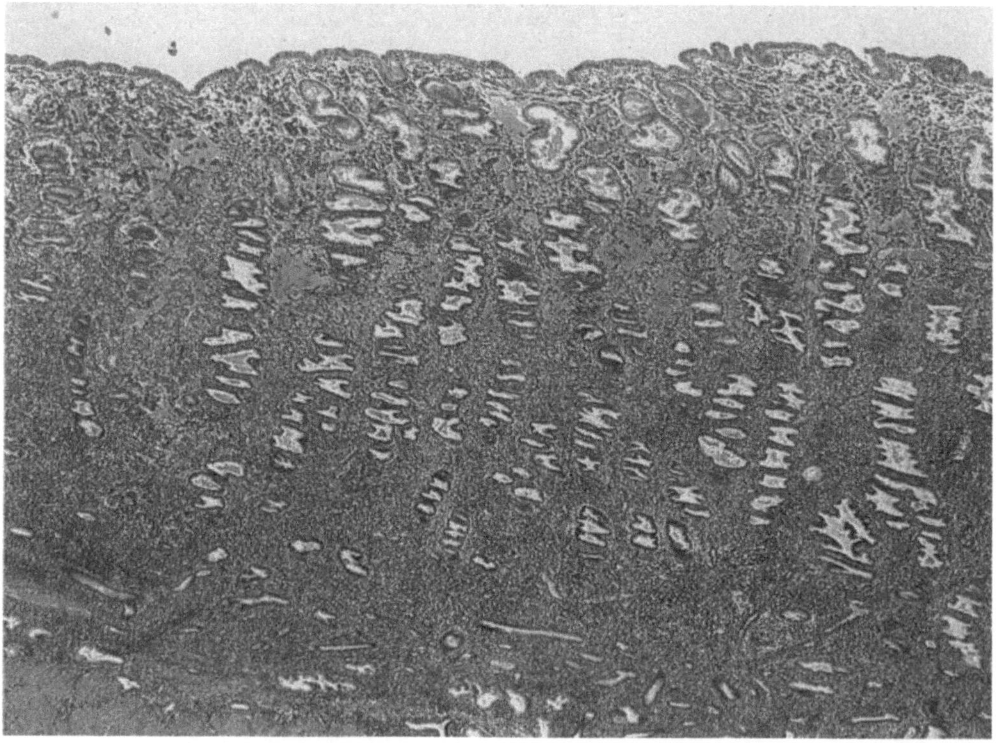

Abb. 40. *Menstruation, 1. Tag* (HE, ×25)

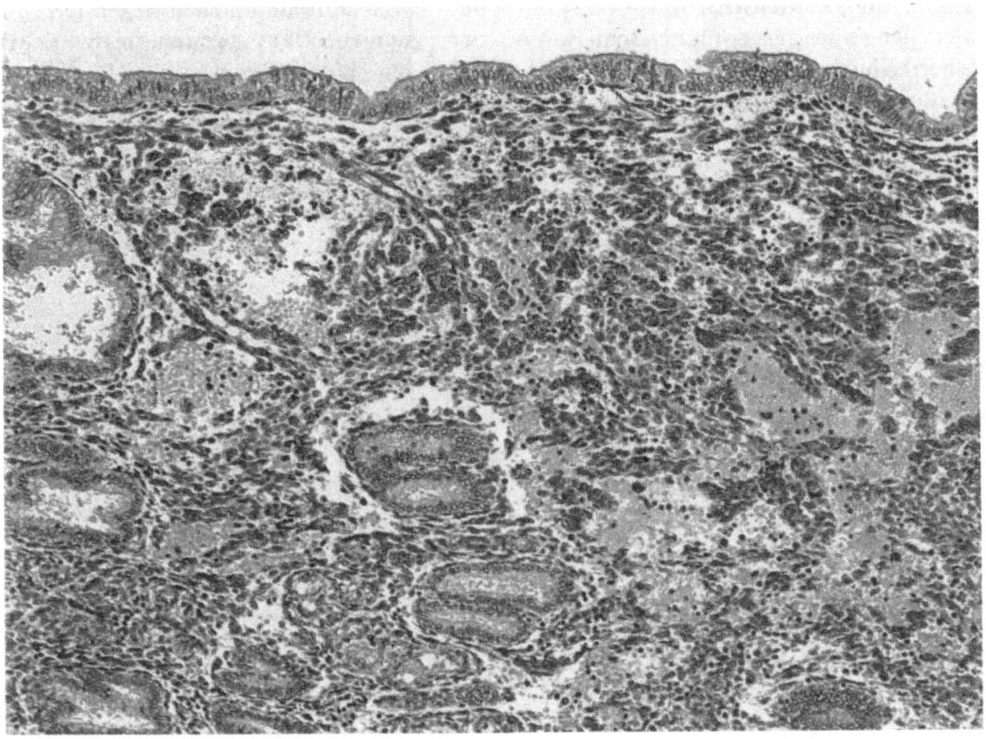

Abb. 41. *Menstruation, 1. Tag* (HE, × 100)

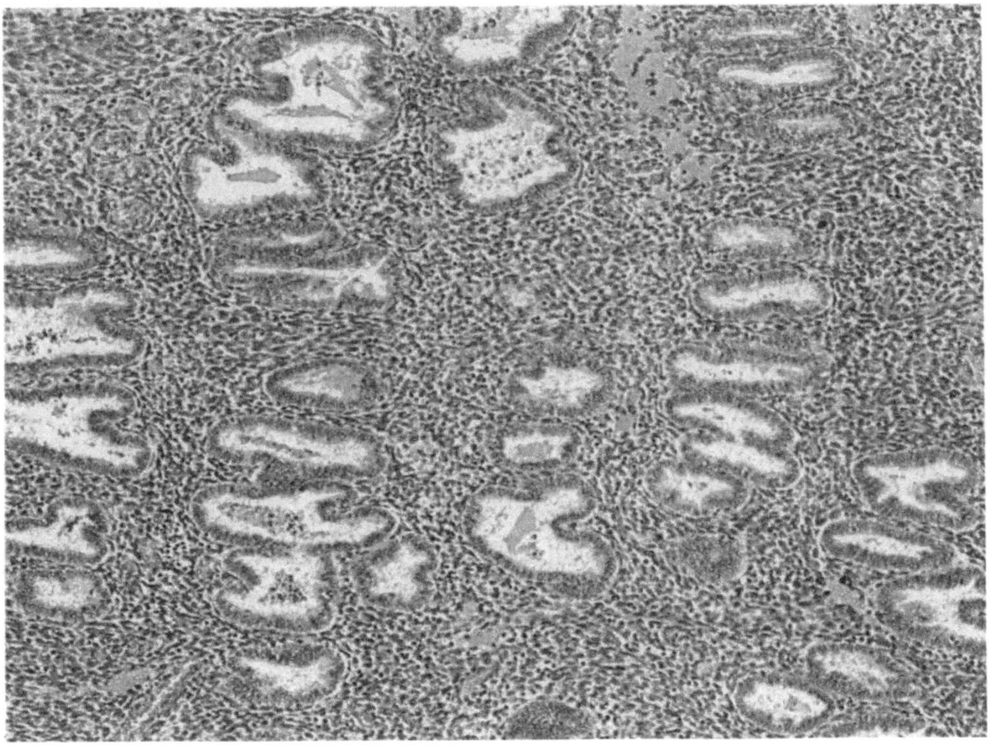

Abb. 42. *Menstruation, 1. Tag* (HE, × 100)

Am 2. Tag der Menstruation (Abb. 43–45) findet sich eine ausgeprägte Demarkation der oberflächlichen, in Abstoßung begriffenen Schleimhautschichten, während die basalen Anteile intakt bleiben. Aus dem Verband gelöste degenerierende Stromazellen und Reste von Drüsenepithelien liegen jetzt einzeln und umgeben von Ansammlungen nichtkoagulierten Blutes, welche mit Leukozyten durchmischt sind (Flowers u. Wilborn 1978).

Klinische Korrelation: Normale Menstruation.

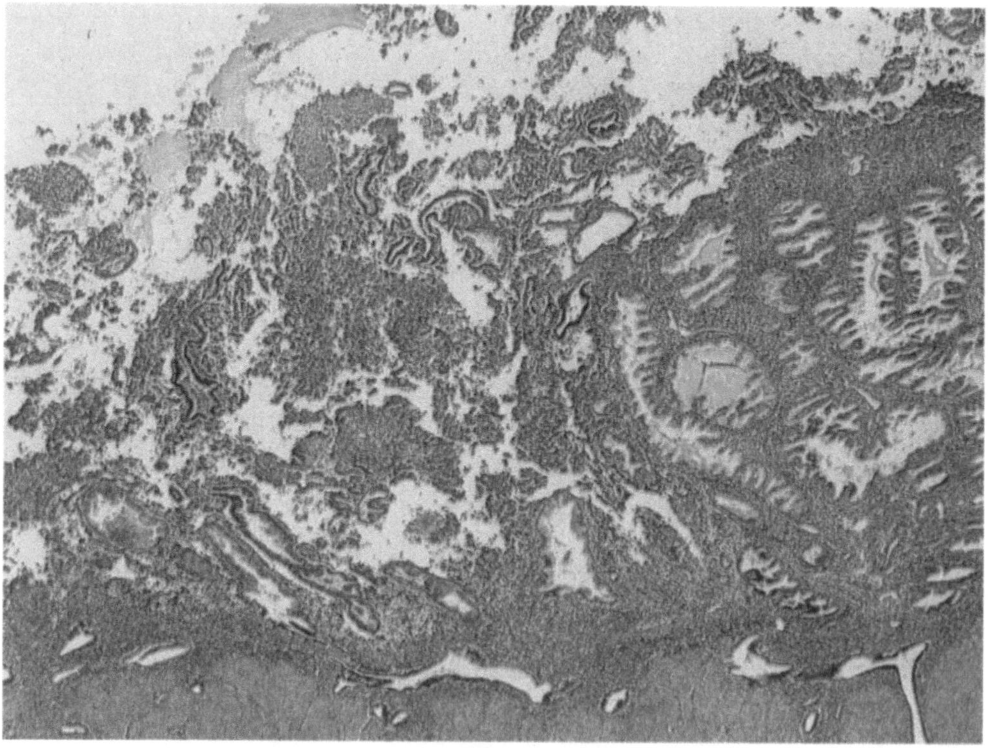

Abb. 43. *Menstruation, 2. Tag* (HE, ×25)

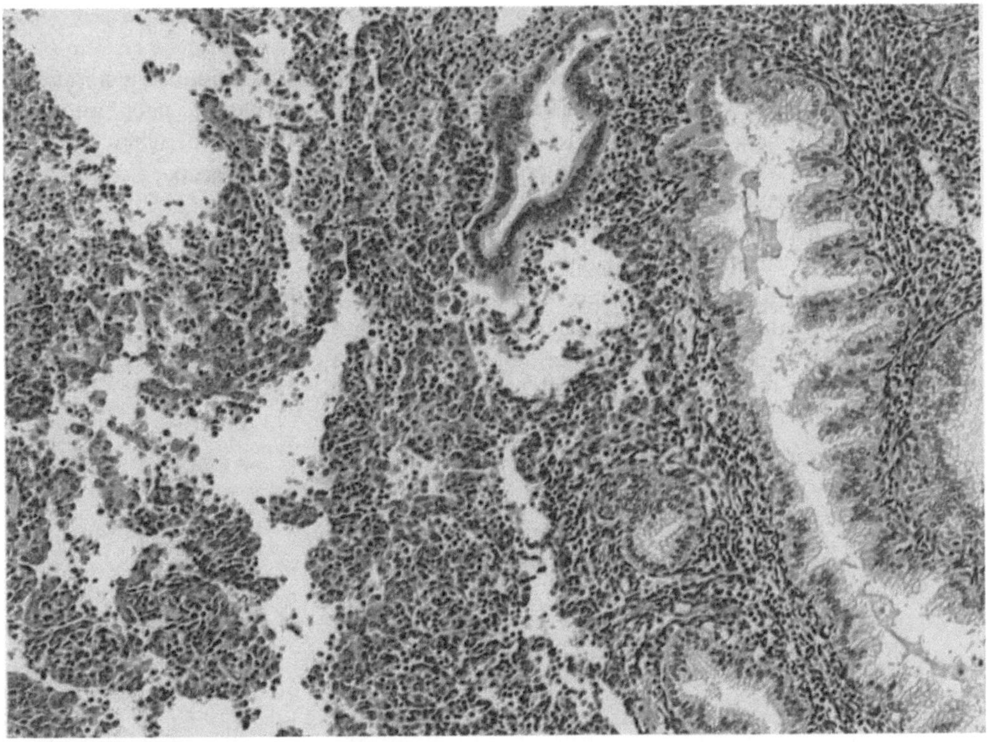

Abb. 44. *Menstruation, 2. Tag* (HE, × 100)

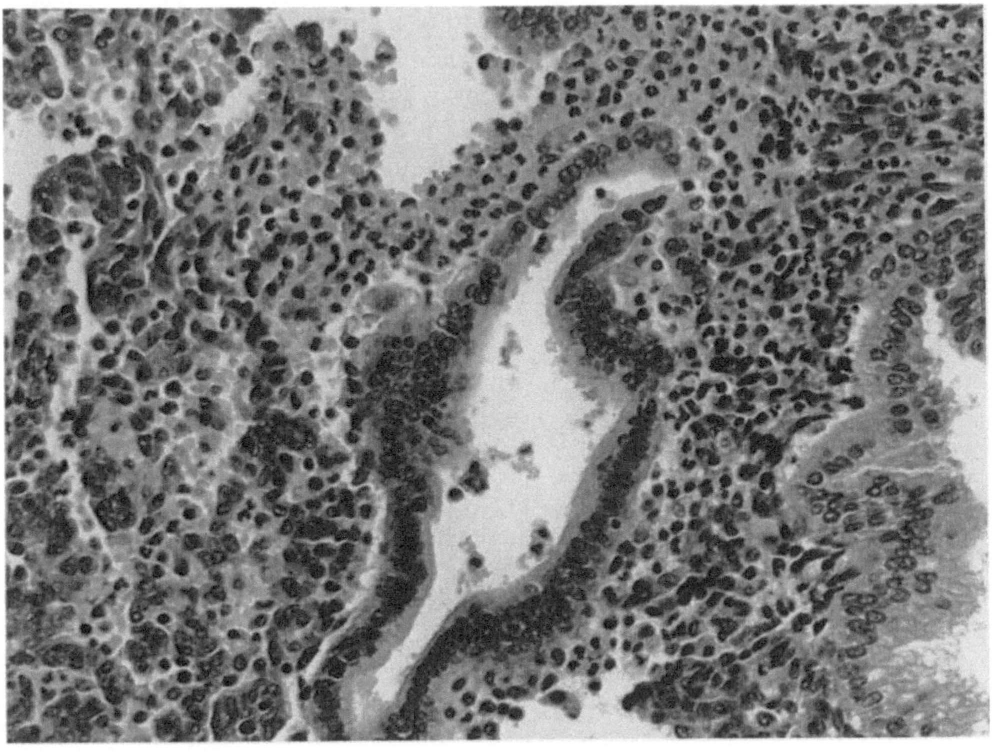

Abb. 45. *Menstruation, 2. Tag* (HE, ×250)

Regeneration

Das Endometrium ist sehr niedrig (Abb. 46 und 47) und besteht aus den Resten der Basalis mit teilweise reepithelisierter Oberfläche, während einige Areale noch epithelentblößt sind (Nogales et al. 1969, 1978). Die Stromazellen beteiligen sich nicht am Regenerationsprozeß. In den Epithelzellen findet sich eine eben beginnende Anreicherung von nukleärer DNS und zytoplasmatischer RNS. Mitosen lassen sich noch nicht erkennen (Ferenczy 1976).

Klinische Korrelation: Regeneration nach normaler Menstruation, nach anovulatorischem Zyklus, nach ovulatorischen Funktionsstörungen oder nach Abrasio.

Differentialdiagnose: Ist in diesem Frühstadium nicht möglich. Wenn der Kliniker eine Funktionsdiagnose wünscht, muß die Abrasio zu einer späteren Zeit des Zyklus, am besten am Zyklusende, wiederholt werden.

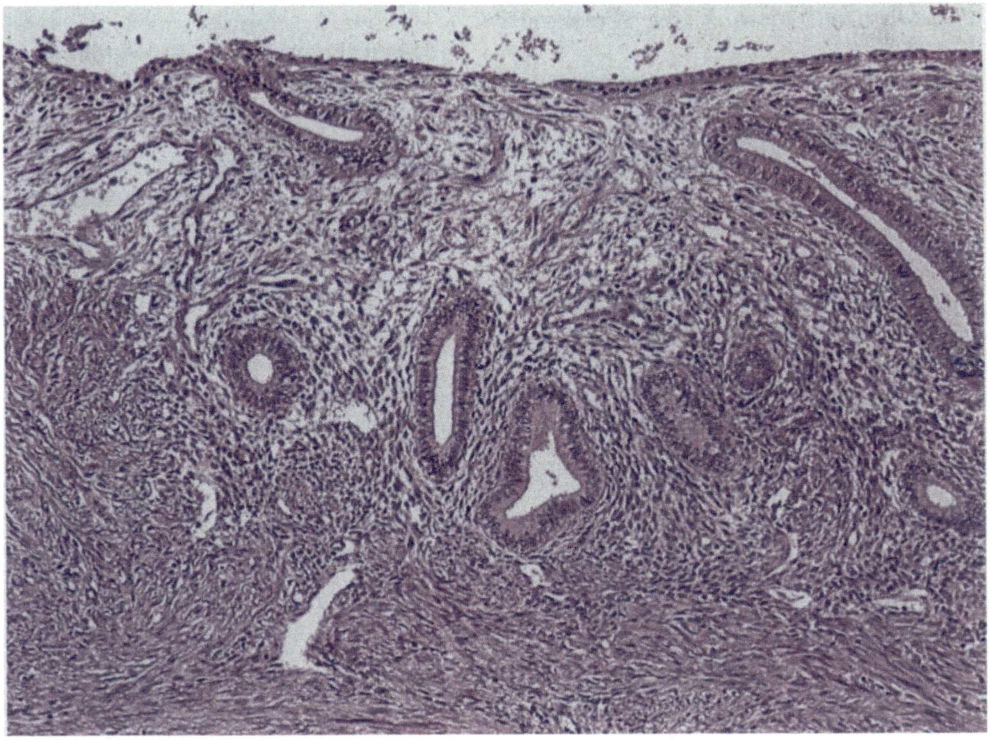

Abb. 46. *Regeneration* (HE, ×100)

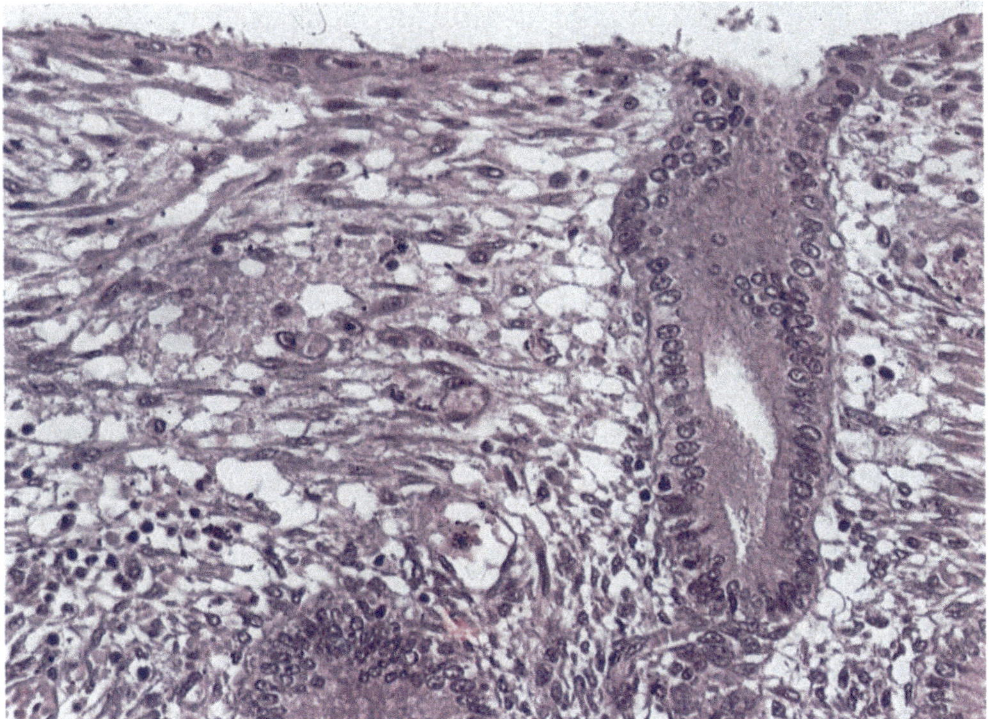

Abb. 47. *Regeneration* (HE, ×250)

Physiologische Variationen im Klimakterium

In der Proliferationsphase (Abb. 48) kommen Abweichungen der Drüsenform und -weite vor, während die meisten Drüsen noch ihre normale Form und Lagerung zeigen. Die Höhe des Drüsenepithels variiert leicht.

In der Sekretionsphase (Abb. 49) zeigen einige Drüsen eine leichte Unterentwicklung: sie sind nur noch geringfügig geschlängelt und werden von niedrig kubischem inaktivem Epithel mit kleinen chromatindichten Kernen ausgekleidet, während das Epithel der benachbarten Drüsen noch zyklusgerecht differenziert ist. Die Gesamthöhe des Endometriums variiert leicht. Das Stroma der unteren Schichten ist nur noch wenig differenziert.

Klinische Korrelation:
- Proliferationsphase oder Sekretionsphase im Klimakterium;
- frühes Stadium einer unregelmäßigen Proliferation, einer unterwertigen oder unregelmäßigen Sekretion, wenn die Patientin jünger als 40 Jahre ist.

Differentialdiagnose: Möglich aufgrund des Alters der Patientin und der Zyklusanamnese.

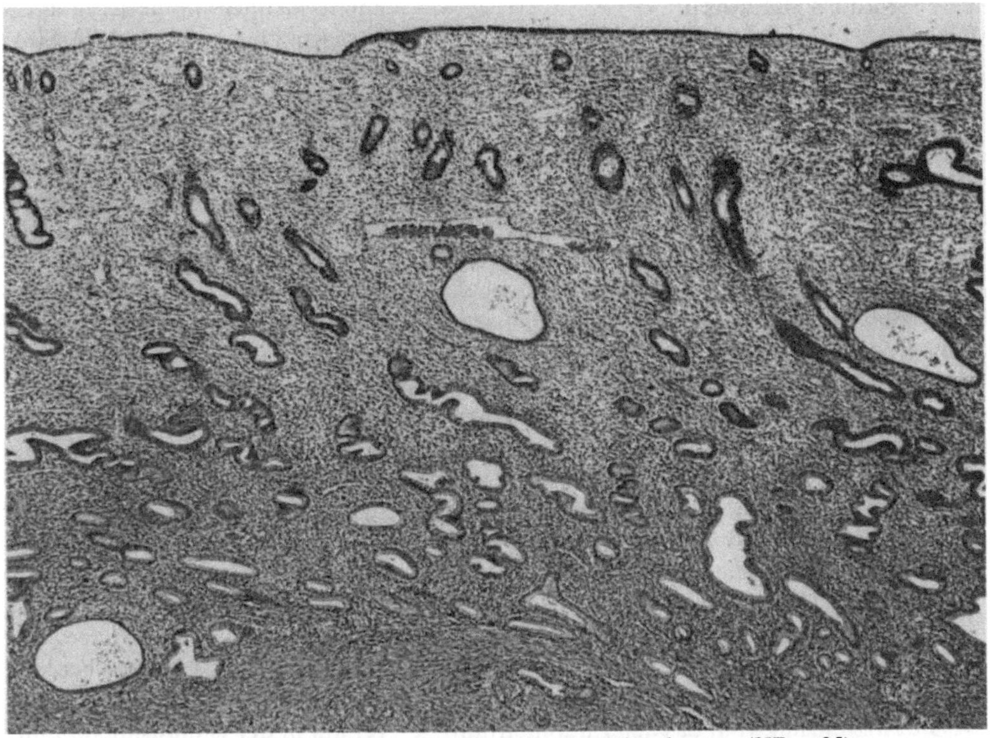

Abb. 48. *Physiologische Variation der Proliferationsphase im Klimakterium* (HE, ×25)

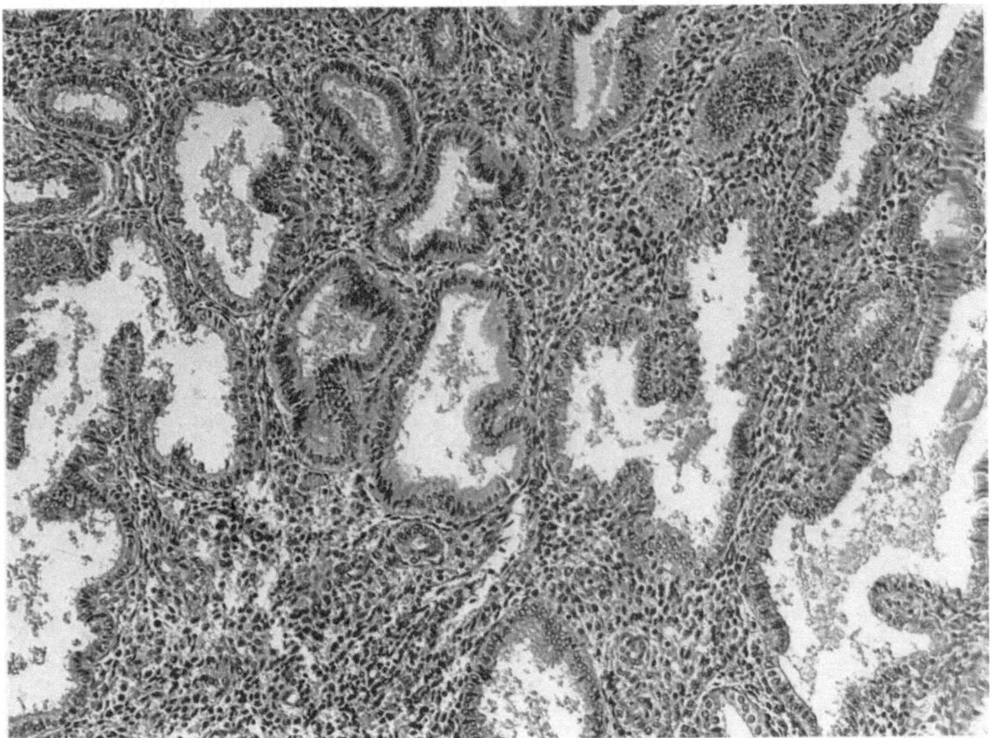

Abb. 49. *Physiologische Variation der Sekretionsphase im Klimakterium* (HE, ×100)

Die Isthmusschleimhaut

Dieser Teil der Uterusschleimhaut (Abb. 50 und 51), welcher den Übergang zwischen Endozervix und Endometrium darstellt, ist einheitlich flach und enthält enge, oft horizontal verlaufende spaltförmige Drüsen, die von einem dichten faserreichen Stroma mit kleinen spindelförmigen Stromazellen umgeben sind (Abb. 50). Das Oberflächen- und Drüsenepithel ist niedrig kubisch und inaktiv. Es beteiligt sich weder an den zyklischen Veränderungen der Zervixschleimhaut noch an denen des Endometriums. Da die Grenze zwischen den 3 verschiedenen Schleimhäuten nicht immer scharf ist, finden sich gelegentlich im Isthmus Drüsen vom endozervikalen Typ, welche von hoch zylindrischem schleimbildendem Epithel ausgekleidet sind. Diese Drüsen können auch zystisch ausgeweitet sein (Abb. 50).

Morphologische Differentialdiagnose:

- Die Abgrenzung vom basalen Endometrium ist möglich aufgrund der stärkeren Verzweigung der Basalisdrüsen, welche außerdem unterschiedlich proliferieren und von einem unregelmäßig strukturierten Stroma umgeben werden. Die zuweilen breiten Kollagenfasern des Basalisstromas verankern dieses mit dem Myometrium und ziehen daher in allen Richtungen durcheinander.
- Eine Abgrenzung vom atrophischen Endometrium gelingt anhand der Drüsenform: Die atrophischen Drüsen sind sehr viel kleiner und enger, und sie werden von flachem Epithel ausgekleidet sowie von einem dichten kleinzelligen Stroma ohne nachweisbare Kollagenfasern umgeben.
- Eine Abgrenzung von der unterwertigen Proliferation, deren Drüsenform und -weite denen der Isthmusmukosa sehr ähnlich sehen kann, gelingt aufgrund der Gesamthöhe der Schleimhaut: Die Isthmusmukosa ist sehr viel niedriger und gleichmäßig flach im Gegensatz zur meist unregelmäßig höckerigen Oberfläche der unterwertigen Proliferation. Als Unterscheidungsmerkmal dient auch der meist horizontale Drüsenverlauf in der Isthmusmukosa im Gegensatz zum senkrechten Verlauf in der unterwertigen Proliferation des Corpusendometriums.

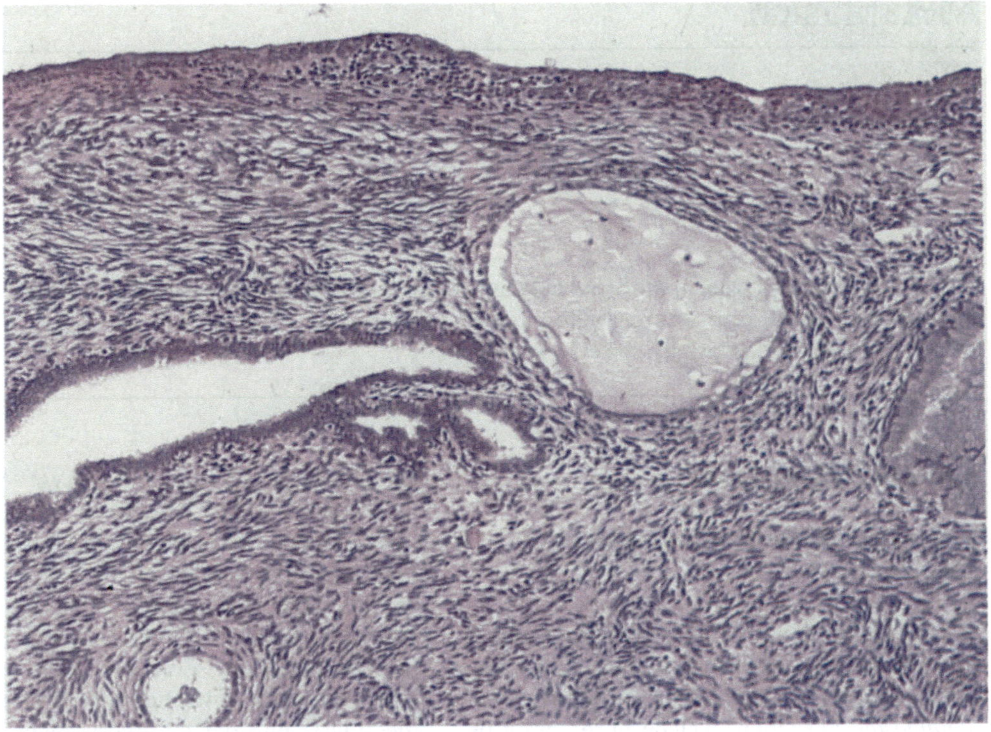

Abb. 50. *Isthmusschleimhaut* (HE, ×100)

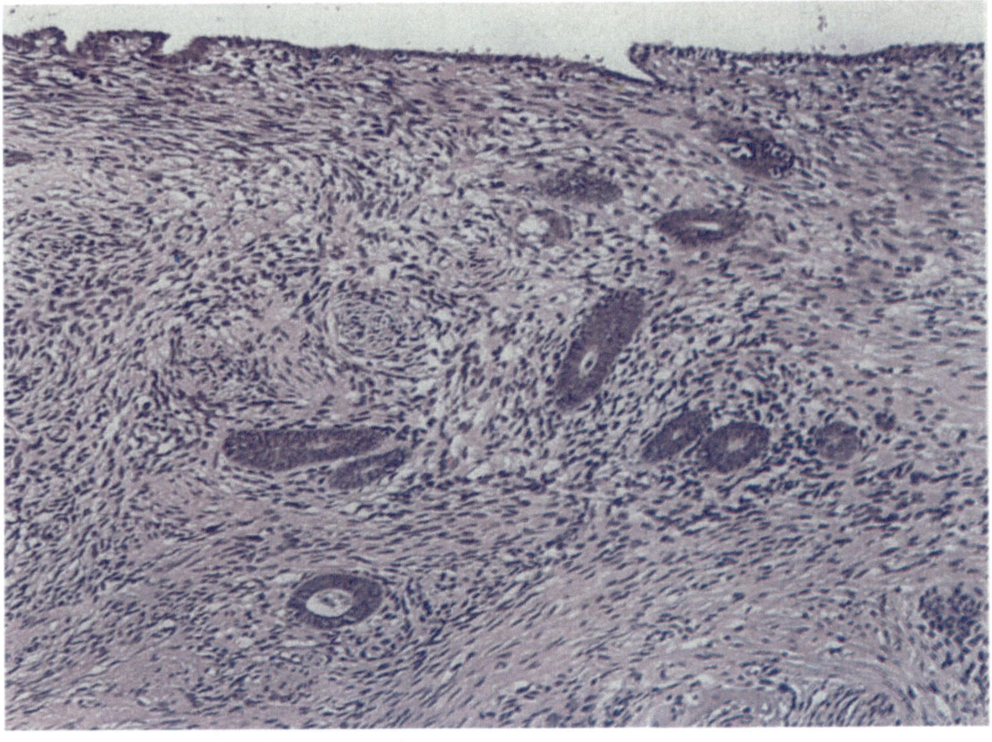

Abb. 51. *Isthmusschleimhaut* (HE, ×100)

Metaplasien

Das endometriale Drüsen- und Oberflächenepithel kann herdförmig durch jedes andere Müller-Epithel metaplastisch ersetzt werden. Das gleiche gilt für die endometrialen Stromazellen.

Epitheliale Metaplasien

Plattenepithelmetaplasie und Ichthyosis
(Abb. 52–55)

In unregelmäßig proliferierenden oder zystisch hyperplastischen Drüsen können aus dem Drüsenepithel knotenförmige *Plattenepithelmetaplasien* entstehen, welche herdförmig begrenzt oder auch diffus in allen Lagen des Endometriums zu finden sind (vgl. Abb. 103). Dabei gibt es alle Übergänge kleinster knotenförmiger Metaplasien zu ausgedehnten Plattenepithelmetaplasien, welche sich auch auf das Oberflächenepithel in Form einer Ichthyosis ausdehnen können. Bei Befall des Oberflächenepithels (Abb. 52) läßt sich eine scharfe Grenze zwischen der Plattenepithelmetaplasie und der Ichthyosis nicht mehr ziehen.

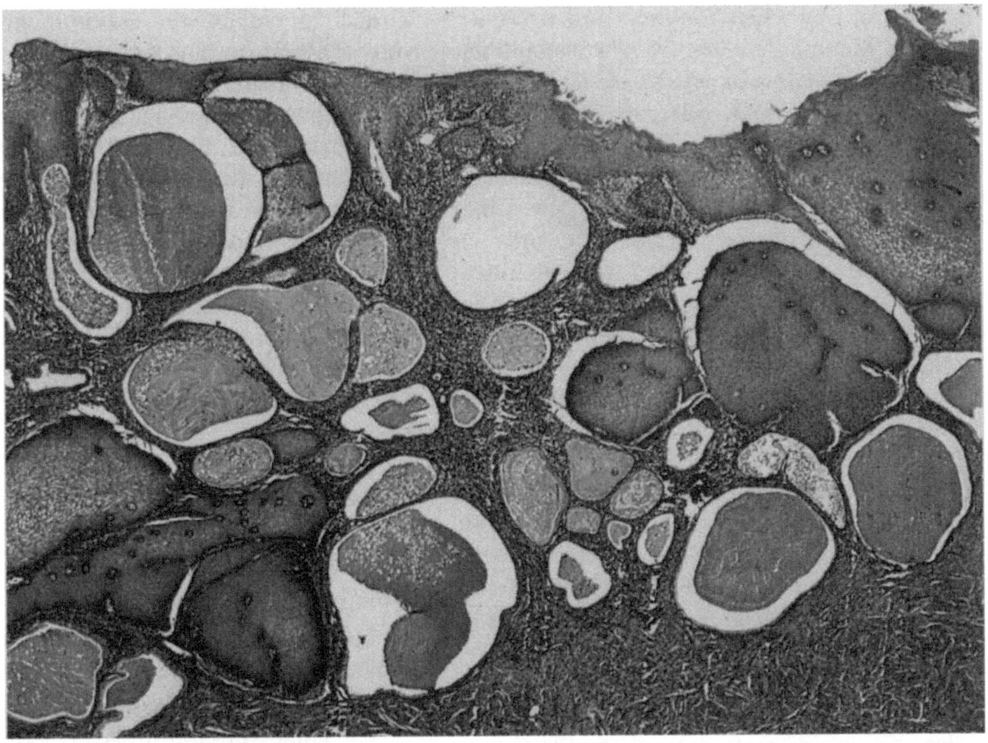

Abb. 52. *Ichthyosis uteri* (HE, ×25)

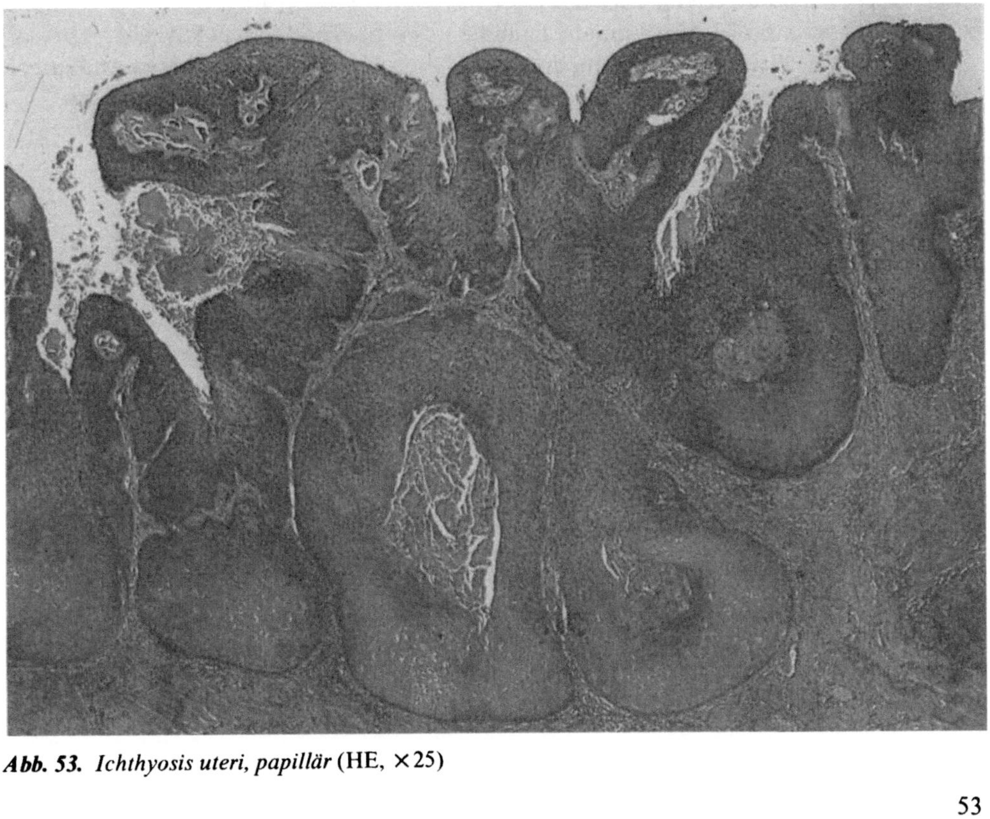

Abb. 53. *Ichthyosis uteri, papillär* (HE, ×25)

Im senil atrophischen Endometrium kommen isolierte Metaplasien des Oberflächenepithels in Form der *Ichthyosis* vor. Diese flächenhafte Metaplasie kann glatt oder oberflächlich papillär gestaltet sein (Abb. 53); das metaplastische Epithel ist entweder regelrecht geschichtet und reif, sowie gelegentlich von einer Hornzellschicht bedeckt (Abb. 54), oder es enthält bei teilweisem oder weitgehendem Schichtungsverlust Zellunruhen, Depolarisierungen und Vergrößerungen der Kerne mit gelegentlichen Mitosen, die einer epithelialen Dysplasie entsprechen (Abb. 55). Das darunter liegende Endometrium ist meist sehr niedrig und besteht nur aus kleinen spindelförmigen Stromazellen ohne Drüsen. Vereinzelt kommen spärliche atrophische Drüsenreste vor. Meist finden sich chronisch entzündliche Infiltrate aus Lymphozyten und Plasmazellen im Stroma in Form einer senilen chronischen Endometritis (Abb. 55).

Morphologische Differentialdiagnose: Herde oder Knötchen metaplastischen Plattenepithels können in einer glandulär-zystischen oder adenomatösen Hyperplasie oder in einem Adenokankroid vorkommen. Lamellen abgeschilferten Plattenepithels müssen als Bestandteil einer Abrasio immer als karzinomverdächtig angesehen werden, unabhängig vom Differenzierungsgrad dieses Epithels: Gut differenziertes regelrecht geschichtetes Plattenepithel findet sich gelegentlich an der Oberfläche eines mukoepidermoiden Adenokarzinoms in der Postmenopause. Andererseits kann eine Ichthyosis, welche eine senil atrophische Endometritis überlagert, auf dem Boden der chronischen Entzündung reaktiv dysplastisch werden, ohne daß sich darunter ein Karzinom verbirgt. Zur Bestimmung der Herkunft einer Ichthyosis ist daher immer eine gründliche fraktionierte Abrasio erforderlich.

Klinische Korrelation und Differentialdiagnose:

- Individuelle Reaktion auf einen anhaltenden endogenen oder exogenen ungehemmten Hyperöstrogenismus;
- heterotope Metaplasie auf dem Boden des Müller-Epithels;
- reaktive Plattenepithelmetaplasie nach Einlage eines Intrauterinpessars oder im Abheilungsprozeß einer senilen ulzerösen Endometritis;
- oberflächliche Lamellen bzw. Randbelag eines gut differenzierten mukoepidermoiden oder Plattenepithelkarzinoms.

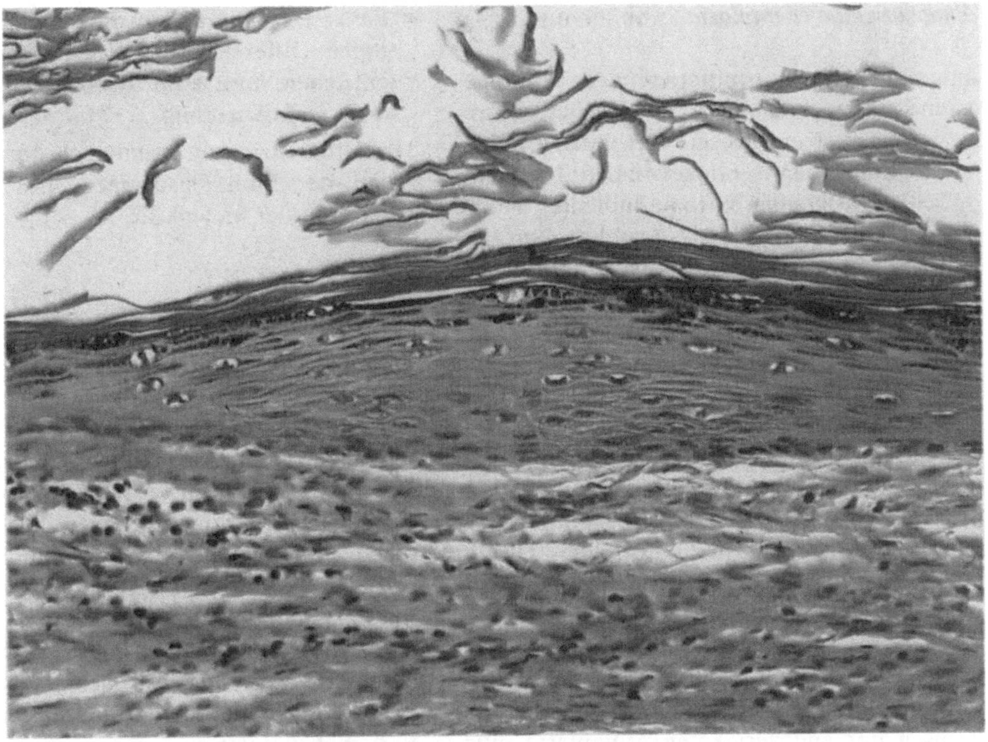

Abb. 54. *Ichthyosis uteri, mit oberflächlicher Verhornung* (HE, ×250)

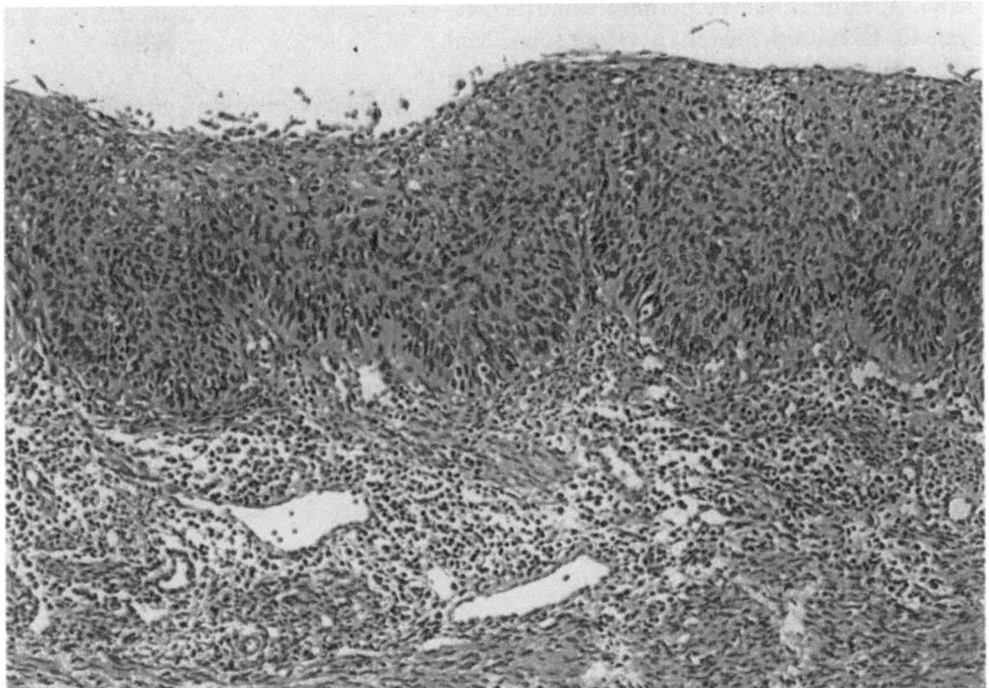

Abb. 55. *Ichthyosis uteri, mit Dysplasie* (HE, ×100)

Endozervikale Metaplasie (Abb. 56 und 57)

Innerhalb eines proliferierenden Endometriums kommen kleinere oder größere Gruppen benachbarter Drüsen vor, deren Epithelauskleidung dem endozervikalen Typ entspricht: Die kleinen chromatindichten Kerne liegen an der Zellbasis, das reichliche, im HE-Präparat klare Zytoplasma ist aufgrund des Schleimgehalts intensiv PAS-positiv. Diese Drüsengruppen liegen meist in Basalisnähe und werden daher mit der Menstruation nicht abgestoßen. Die nicht metaplastischen Endometriumdrüsen in der Umgebung sind ungleichmäßig proliferiert oder zystisch ausgeweitet infolge eines erhöhten Östrogenspiegels. Das Stroma ist gleichmäßig spindelzellig. Die Anordnung der metaplastischen Drüsen entspricht derjenigen der nicht metaplastischen; gelegentlich liegen sie dicht beieinander.

Morphologische Differentialdiagnose: Die Drüsen der endozervikalen Metaplasie müssen von den hellen Drüsenherden innerhalb einer adenomatösen Hyperplasie vom Schweregrad III unterschieden werden, sowie von den vergleichbaren Herden einer frühen Stromainvasion. Die Abgrenzung gelingt anhand der großen depolarisierten und aneuploiden Kerne innerhalb der atypischen Drüsen im Gegensatz zu den kleinen basalständigen Kernen der endozervikalen Metaplasie.

Klinische Korrelation und Differentialdiagnose: Die endozervikale Metaplasie ist

- meist vergesellschaftet mit Hyperöstrogenismus und findet sich daher häufig innerhalb einer unregelmäßigen Proliferation oder einer glandulär zystischen Hyperplasie.
- Sie kann auch auf dem Boden einer heterotopen Differenzierung des Müller-Epithels entstehen, und zwar sowohl genetisch als auch reaktiv bedingt.

Die Differenzierung ist möglich durch Korrelation der Funktionsdiagnose des Endometriums mit der Metaplasie.

Flimmerzellmetaplasie

Diese Metaplasieform des endometrialen Drüsenepithels erinnert an die Epithelzellen der Tubenschleimhaut. Die Herde bestehen aus einreihigen oder mehrreihigen hochzylindrischen Flimmerzellen mit eosinophilem und häufig vakuolisiertem Zytoplasma. Dieses Epithel bildet auch intraluminale Papillen. Auch diese Metaplasieform steht in Zusammenhang mit einer östrogenen Stimulation und kommt daher häufig in hyperplastischem Endometrium vor.

Seltene Formen der epithelialen Metaplasie

Zu diesen gehören Metaplasien aus klaren Zellen, bei denen es sich sehr wahrscheinlich um Vorstadien von Flimmerzellen oder eosinophilen (onkozytären) Zellen handelt. Diese Zellen bilden aber nur selten echte Metaplasien in Form größerer Ansammlungen, sondern sie finden sich meist in kleinerer Zahl als funktionelle Varianten des Drüsenepithels oder auch als Zellen in gestörter Mitose (s. S. 78).

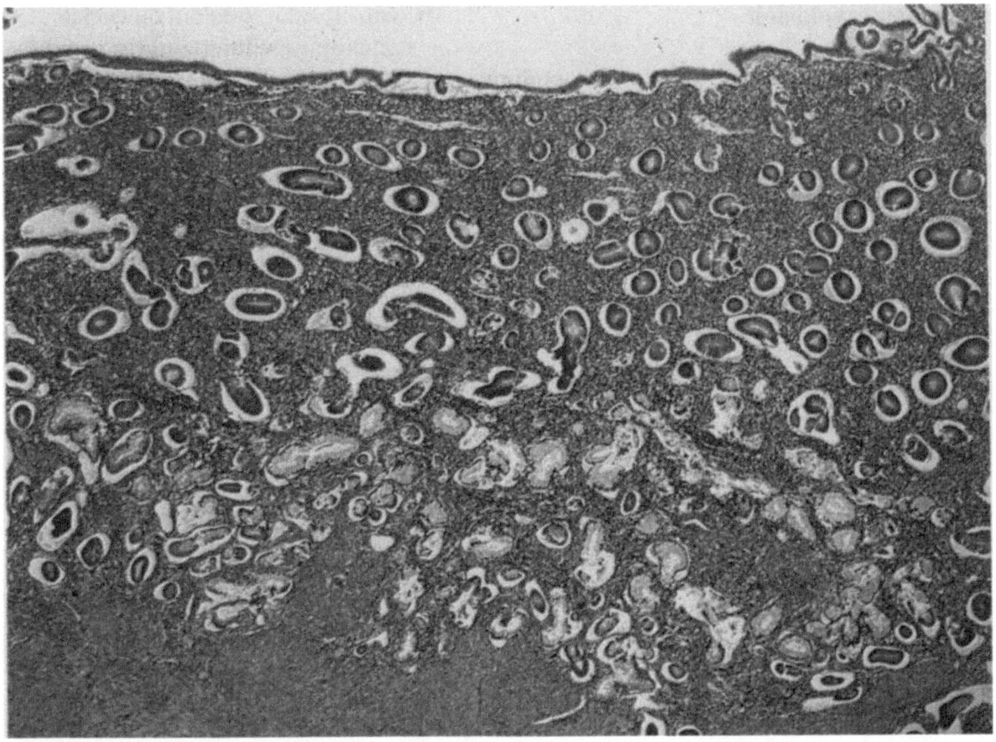

Abb. 56. *Endozervikale Metaplasie* (HE, ×25)

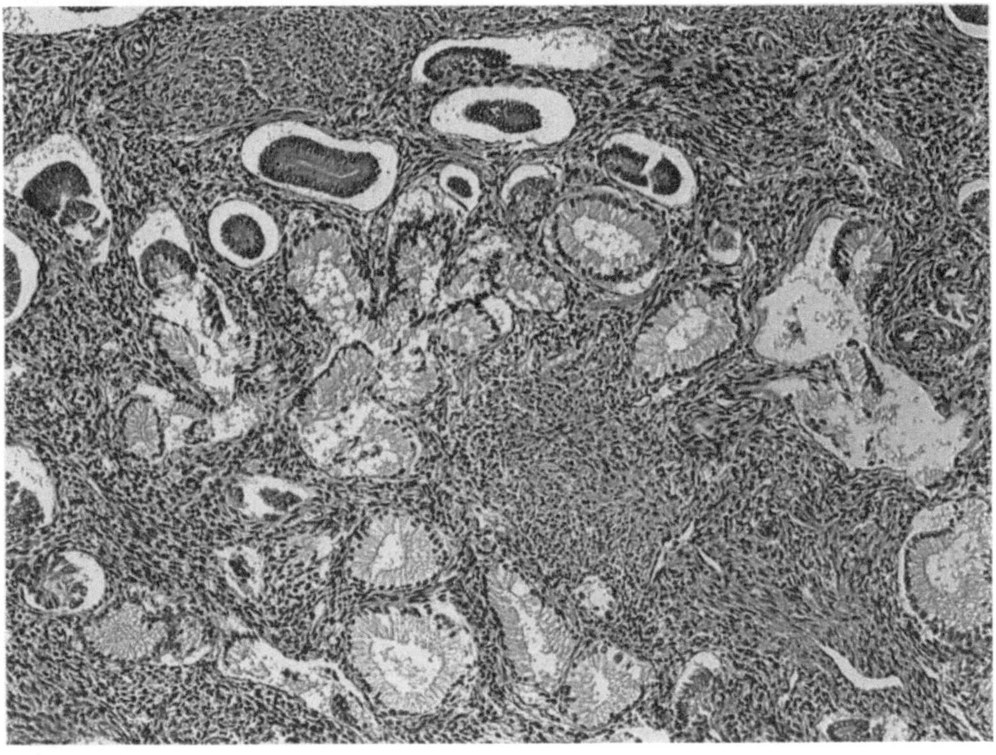

Abb. 57. *Endozervikale Metaplasie* (HE, ×100)

Stromametaplasien

Metaplastische Veränderungen der endometrialen Stromazellen kommen selten vor, es handelt sich dabei z. B. um kleine Herde aus glatten Muskelfasern (Abb. 58). Gelegentlich kommen auch Knorpel-, Knochen- oder Fettzellmetaplasien im Stroma vor.

Morphologische Differentialdiagnose: Eine Abgrenzung ist erforderlich

- von Resten fetalen Gewebes: Die Unterscheidung gelingt aufgrund des Nachweises eines unmittelbaren Übergangs der metaplastischen Zellen in normale Stromazellen, während fetale Reste eher im Sinne von Fremdkörpereinschlüssen reagieren;
- von mesenchymalen Mischtumoren des Endometriums: Die Abgrenzung gelingt aufgrund der meist sehr kleinen Ausdehnung und der gutartigen histologischen Struktur der Stromametaplasien.

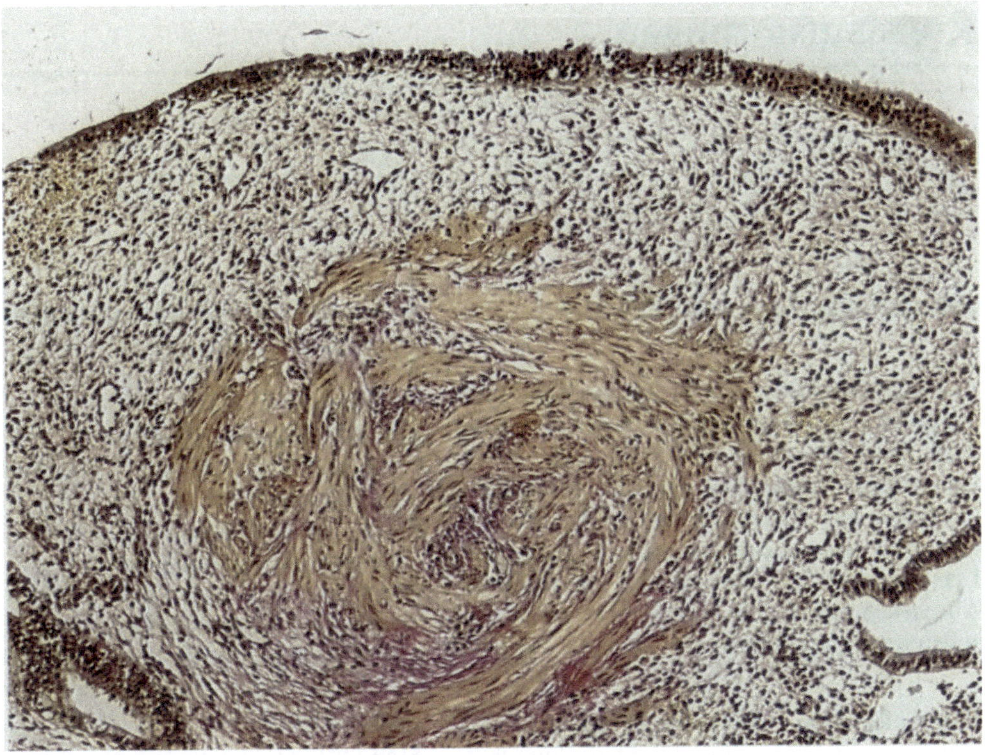

Abb. 58. *Leiomyogene Metaplasie der endometrialen Stromazellen* (van-Gieson-Färbung, × 100)

Pathologisches Ödem (Abb. 59 und 60)

Endometriale Drüsen- und Stromazellen sind auseinandergedrängt durch kleinere oder größere Seen aus Ödemflüssigkeit oder durch eine diffuse ödematöse Durchtränkung des Gewebes. Die Retikulumfasern sind spärlich und weit auseinandergezogen. Die kleinen Lymphspalten im Stroma sind ausgeweitet. Abgesehen hiervon sind Drüsen- und Stromazellen normal strukturiert.

Morphologische Differentialdiagnose: Das pathologische Ödem muß von physiologischen Varianten in der Blut- und Lymphversorgung während des normalen Menstruationszyklus abgegrenzt werden. Ein Stromaödem ist physiologisch in der Mitte der Proliferationsphase und am 22. Tag des normalen Zyklus (8. Tag nach der Ovulation).

Klinische Korrelation und Differentialdiagnose:

- Intravaskuläre Stenose von Venen oder Lymphgefäßen;
- hormonelle Dysfunktion in Form eines endogenen Hyperöstrogenismus;
- herdförmige Schwankungen der Hormonzufuhr unter exogenen Hormonen;
- mechanischer Druck auf Lymphgefäße bei Verlagerungen des Uterus, submukösen Myomen oder Polypen.

Eine Differenzierung ist möglich durch Korrelation des Ödems mit der begleitenden Funktionsdiagnose des Endometriums oder des umgebenden Endomyometriums; darüber hinaus auch mit der klinischen Anamnese.

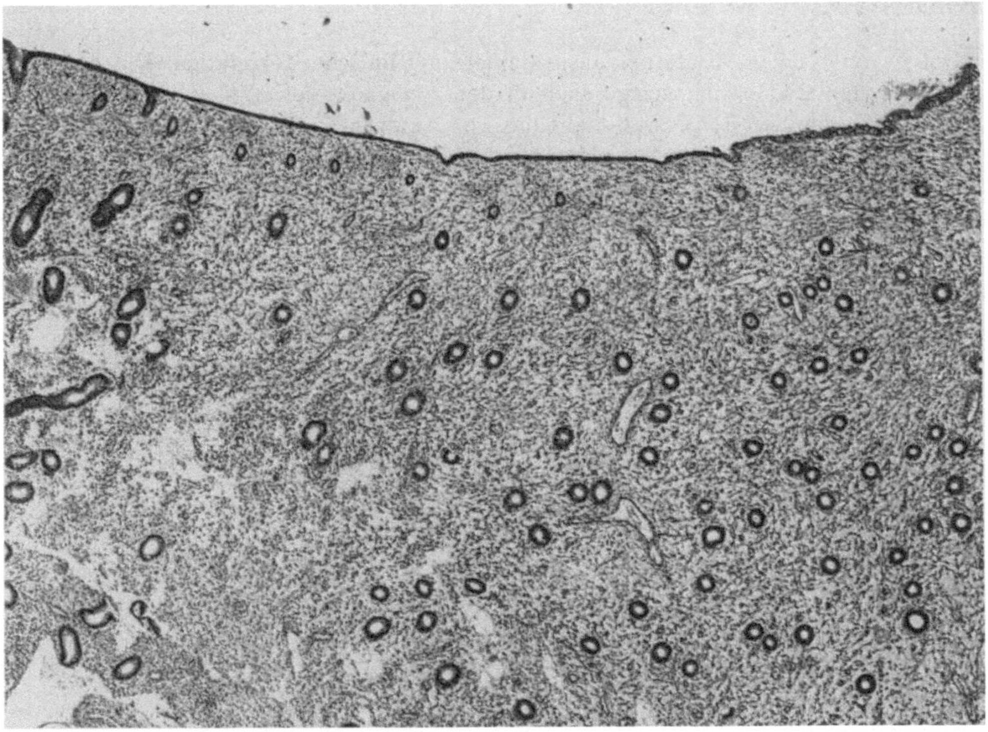

Abb. 59. *Pathologisches Ödem* (HE, ×25)

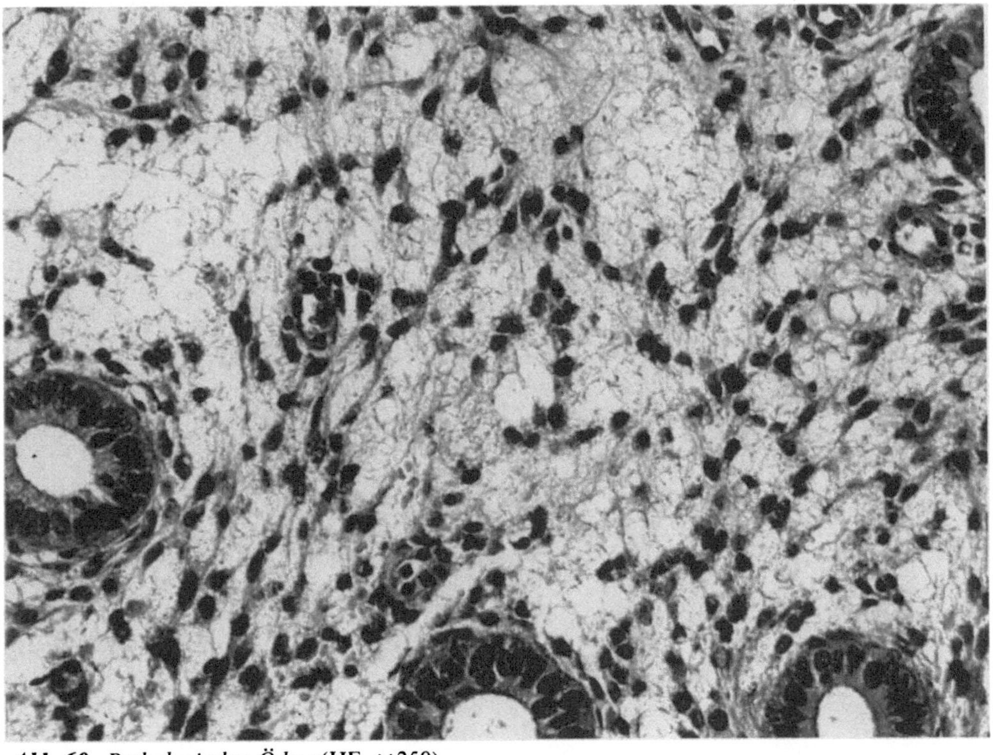

Abb. 60. *Pathologisches Ödem* (HE, ×250)

Lymphzysten (Abb. 61 und 62)

Große, von flachem Endothel ausgekleidete Lymphzysten finden sich gelegentlich in den unteren Abschnitten der Funktionalis des Endometriums. In ihrer Umgebung kommen zuweilen kleinere Zysten oder ein herdförmiges oder diffuses Stromaödem vor. Die Abgrenzung der Lymphzysten von zystisch ausgeweiteten Drüsen gelingt anhand der Auskleidung: Auch zystisch atrophisches Drüsenepithel ist klar von Endothel zu unterscheiden.

Klinische Korrelation: Die Lymphzysten entwickeln sich in gleicher Weise wie ein fokales oder diffuses Stromaödem und kommen gelegentlich mit diesem gemeinsam vor. Zur Stauung von Lymphgefäßen kann es z. B. bei Gefäßabbindung während einer Uterusexstirpation kommen, wobei sich kleinere Lymphgefäße vor Ende der Operation zystisch ausweiten können.

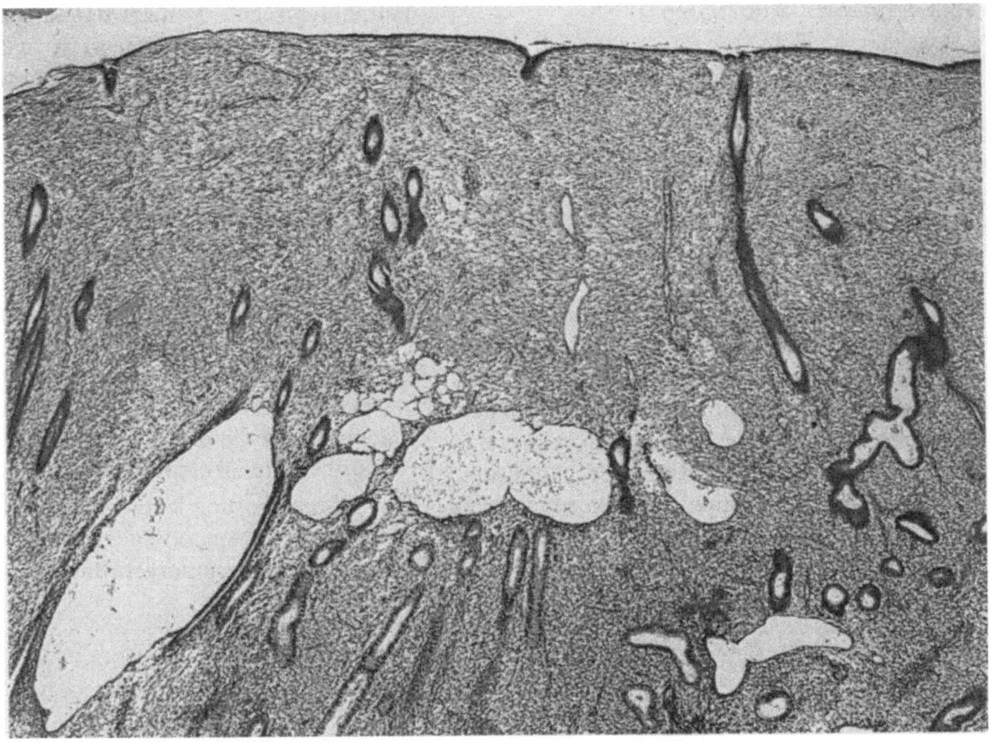

Abb. 61. *Lymphzysten* (HE, ×25)

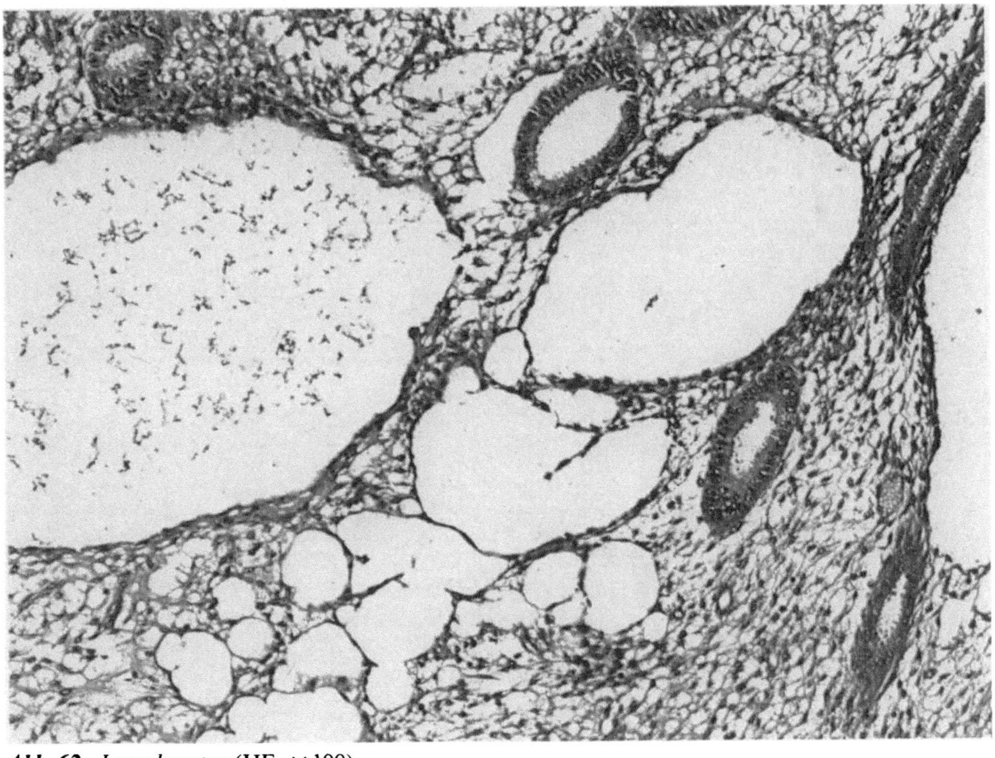

Abb. 62. *Lymphzysten* (HE, ×100)

Apoplexia uteri (Abb. 63–65)

Histologisch erkennt man eine diffuse Durchsetzung der oberflächlichen Teile des endometrialen Stromas mit Ansammlungen frischeren oder älteren Blutes. Diese Blutung ist auf das Corpusendometrium beschränkt und endet mit scharfer Grenze am inneren Muttermund. Bei älteren Blutungen kann es zur Nekrose von Stromazellen, Retikulumfasern und auch des Drüsenepithels kommen. Ansammlungen von Entzündungszellen sind jedoch selten, das Endometrium ist bei dieser Veränderung meist atrophisch. Demzufolge werden auch hämosiderinhaltige Makrophagen nicht beobachtet.

Morphologische Differentialdiagnose: Die Apoplexia uteri muß abgegrenzt werden von vaskulären Thrombosen mit Gewebsnekrosen, wie sie innerhalb einer glandulär-zystischen Hyperplasie oder nach Östrogenzufuhr entstehen können.

Klinische Korrelation und Differentialdiagnose:

- Chronische passive Hyperämie mit Blutungen aufgrund lokaler mechanischer Gefäßverschlüsse z. B. durch Druck von Fibromyomen oder bei Arteriosklerose;
- generalisiert verminderte Blutzufuhr bei Herzinsuffizienz (Daly u. Balogh 1968);
- agonale oder postoperative Blutung infolge gestörter Blutzirkulation.

Die Differenzierung ist entsprechend den Kriterien beim Stromaödem möglich, sie ist jedoch klinisch von untergeordneter Bedeutung.

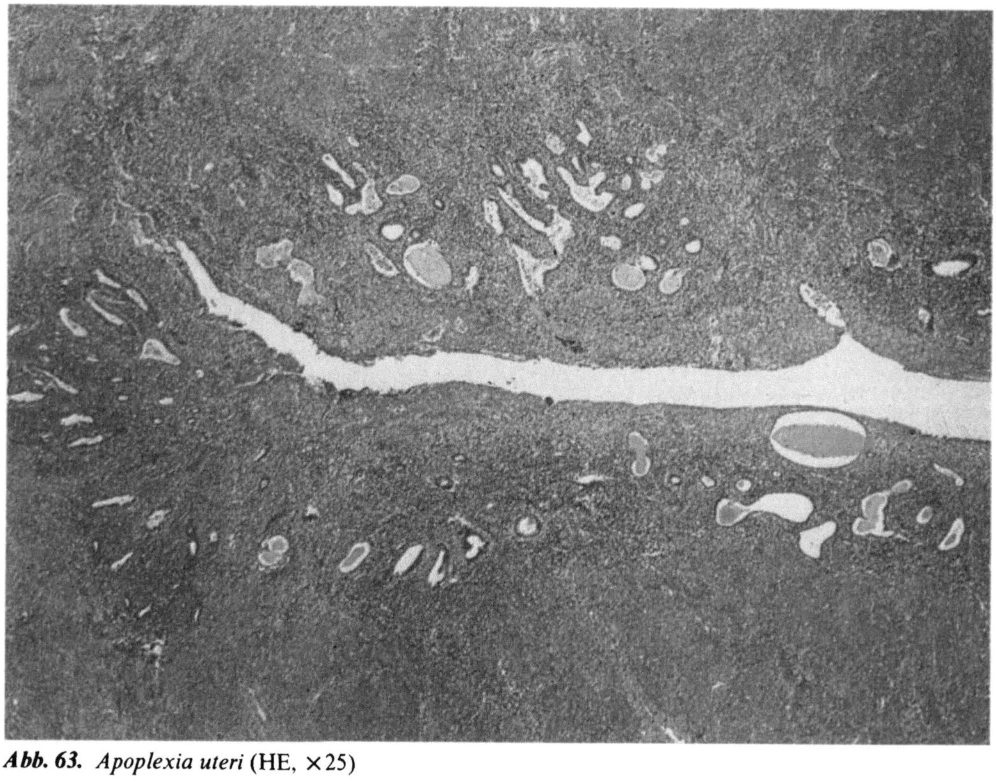

Abb. 63. *Apoplexia uteri* (HE, ×25)

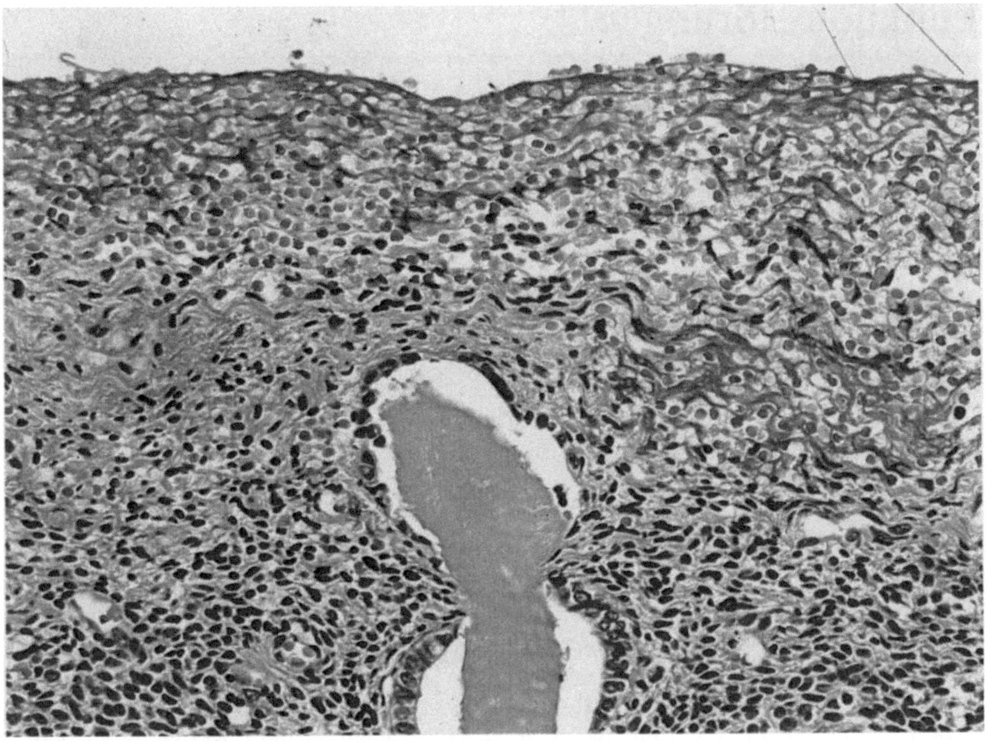
Abb. 64. *Apoplexia uteri* (HE, ×250)

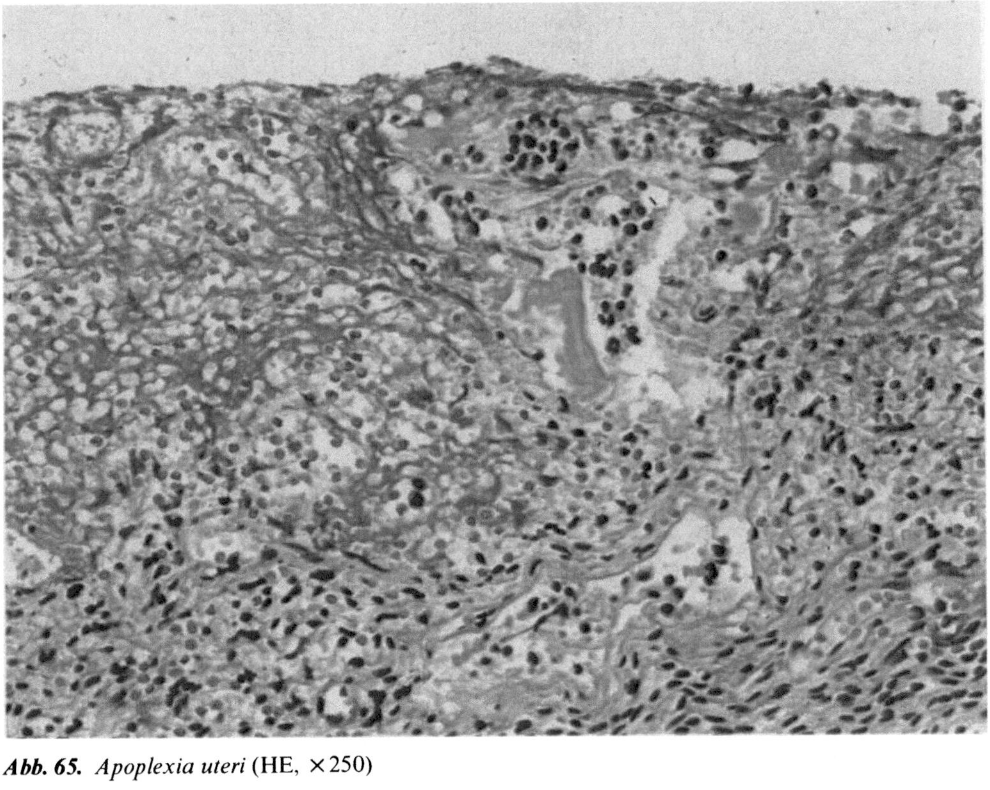
Abb. 65. *Apoplexia uteri* (HE, ×250)

Wenn man die verschiedenen Stadien der Follikelreifung vor und nach der Ovulation verfolgt, lassen sich die vorzeitige Unterbrechung, die Verzögerung und der Stillstand der verschiedenen Reifestadien jeweils in anovulatorische und ovulatorische Funktionsstörungen untergliedern.

Anovulatorische Funktionsstörungen

Während des reproduktiven Alters ist das polyzystische Ovar wesentliche Ursache einer Anovulation. Unabhängig vom Alter können sowohl funktionslose Ovarien als auch eine zentral oder ovariell bedingte unterwertige oder verlängerte follikuläre Stimulation anovulatorische Funktionsstörungen auslösen (s. Tabelle 2, S. 112). Histologisch kommen alle Ruhe- oder Proliferationsstadien des Endometriums von der Atrophie bis zur Hyperplasie vor.

Atrophien

Diffuse Atrophie (Abb. 66–68)

Das sehr niedrige Endometrium besteht hauptsächlich aus kleinen spindelförmigen Stromazellen und wird von kubischem Oberflächenepithel überzogen. Nur ganz vereinzelt finden sich enge Basalisdrüsen, welche von

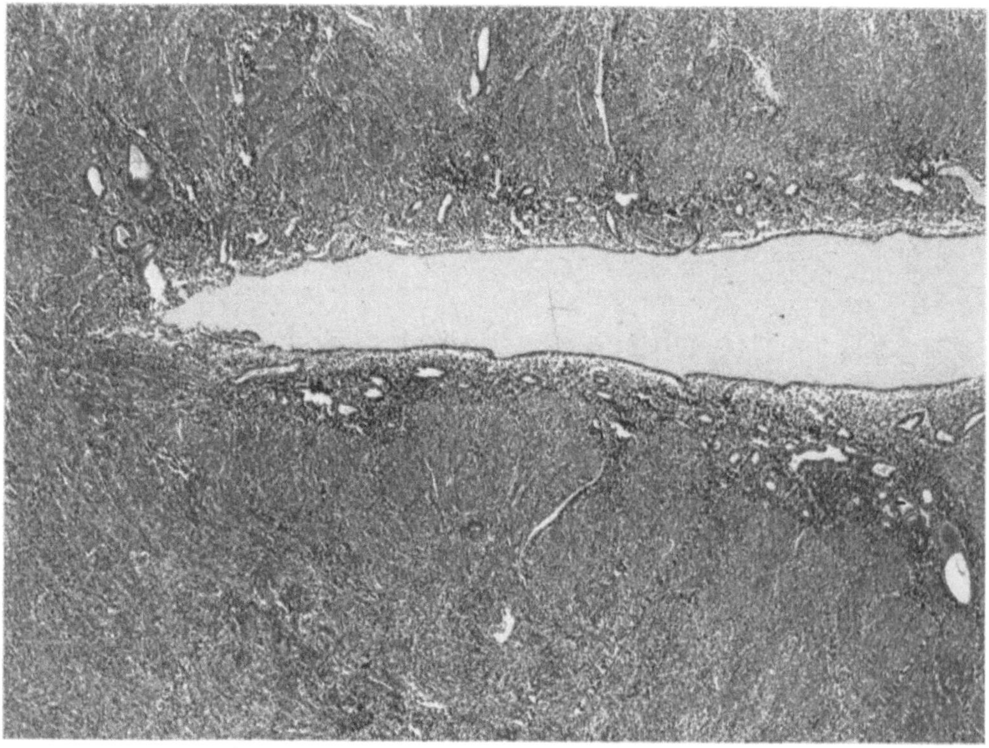

Abb. 66. *Diffuse Atrophie* (HE, ×25)

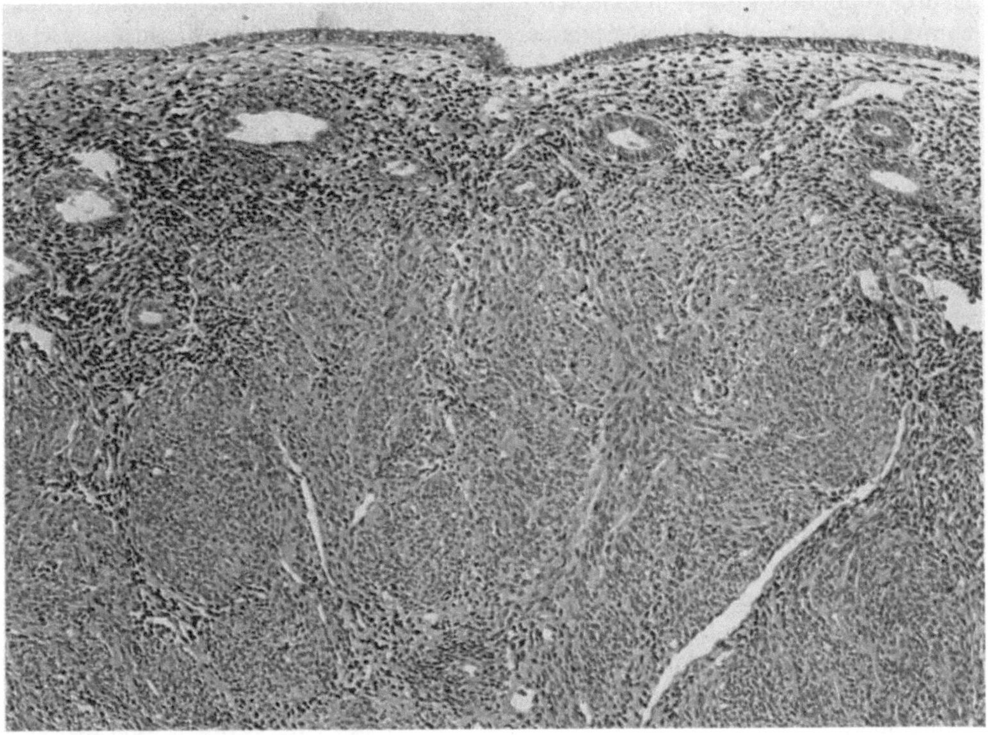

Abb. 67. *Diffuse Atrophie* (HE, ×100)

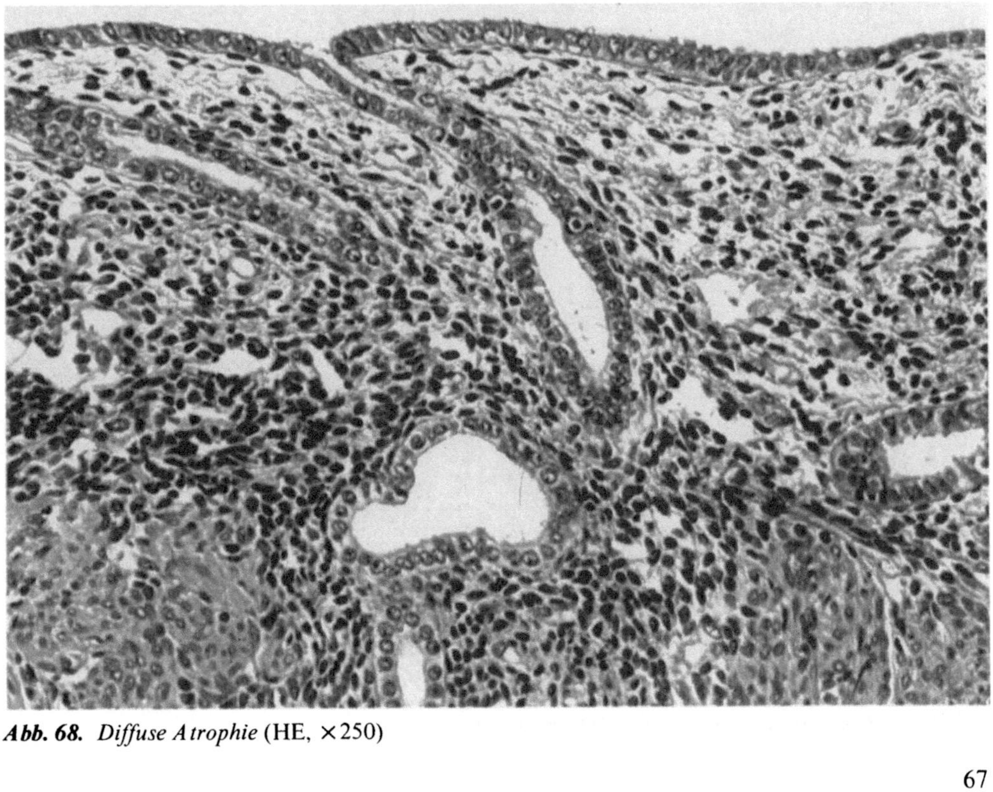

Abb. 68. *Diffuse Atrophie* (HE, ×250)

niedrig kubischem Epithel mit kleinen runden chromatindichten Kernen ausgekleidet werden. Mitosen fehlen. Das Zytoplasma ist spärlich, Spiralarterien sind unterentwickelt. Das Ausmaß der Atrophie mit vollständigem oder weitgehendem Drüsenschwund bei mehr oder weniger komplettem Fehlen von Enzymen und Glykoproteinen ist ein Maß für die Dauer und Schwere der verursachenden Funktionsstörung (Goldberg u. Jones 1956; McKay et al. 1956; Lewin 1961; Gross 1964).

Klinische Korrelation und Differentialdiagnose:

- Funktionslose Ovarien
  - vor der Pubertät und in der Postmenopause,
  - auf dem Boden eines zentralen oder ovariellen Defekts,
- refraktäres Endometrium,
- iatrogene Atrophie durch Gestagene (z. B. nach Langzeitanwendung oraler Kontrazeptiva oder einer hoch dosierten Gestagentherapie).

Eine differentialdiagnostische Unterscheidung ist möglich, wenn die histologische Diagnose mit den klinischen Daten, insbesondere dem Alter der Patientin, der Hormontherapie und der Basaltemperaturkurve korreliert wird.

Umschriebene Druckatrophie (Abb. 69)

Diese unterscheidet sich von der diffusen Atrophie nur durch die lokale Begrenzung oberhalb oder auf der gegenüberliegenden Seite eines submukösen Leiomyoms bei regelrechter Entwicklung des übrigen Endometriums. Ist somit eine Atrophie im Abradat nur umschrieben, so ist sie gewöhnlich nicht funktionell, sondern mechanisch bedingt.

Ruhendes Endometrium (Abb. 70 und 71)

Das ruhende Endometrium enthält mehr Drüsen als das atrophische Endometrium. Die Drüsen sind ebenfalls eng, gerade verlaufend

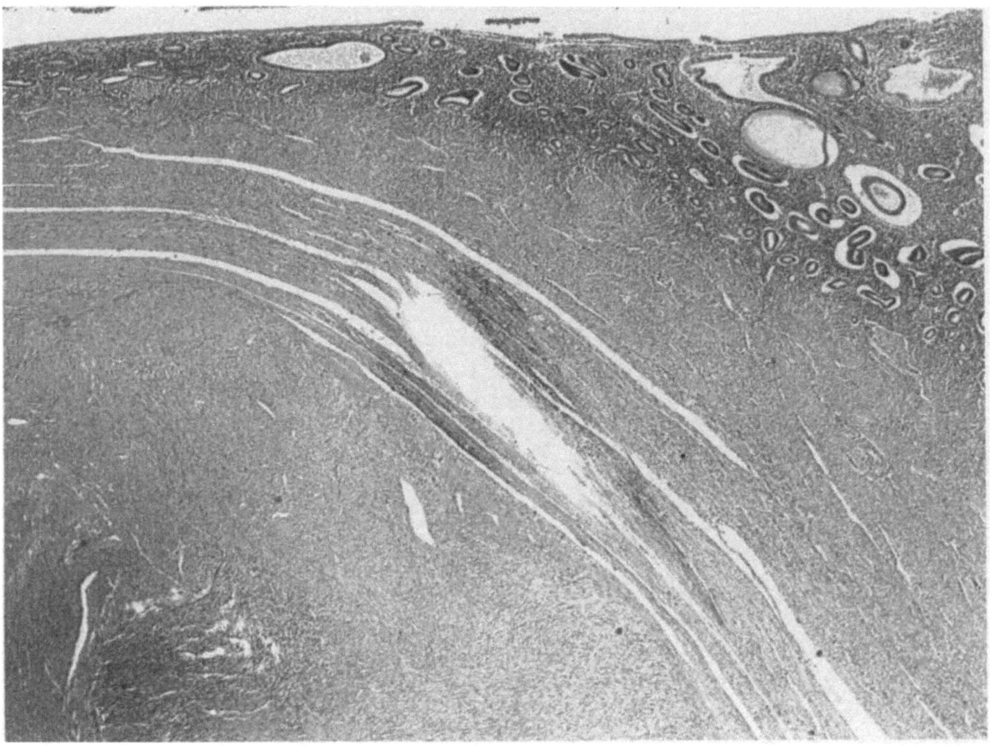

Abb. 69. *Umschriebene Druckatrophie* (HE, ×25)

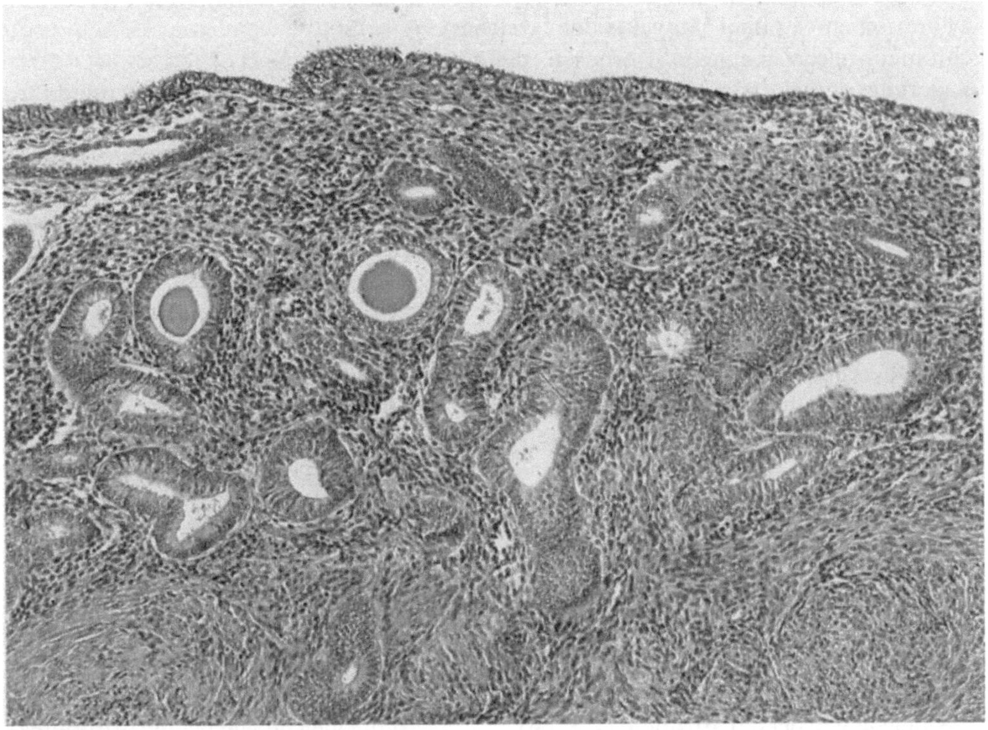

Abb. 70. *Ruhendes Endometrium* (HE, ×100)

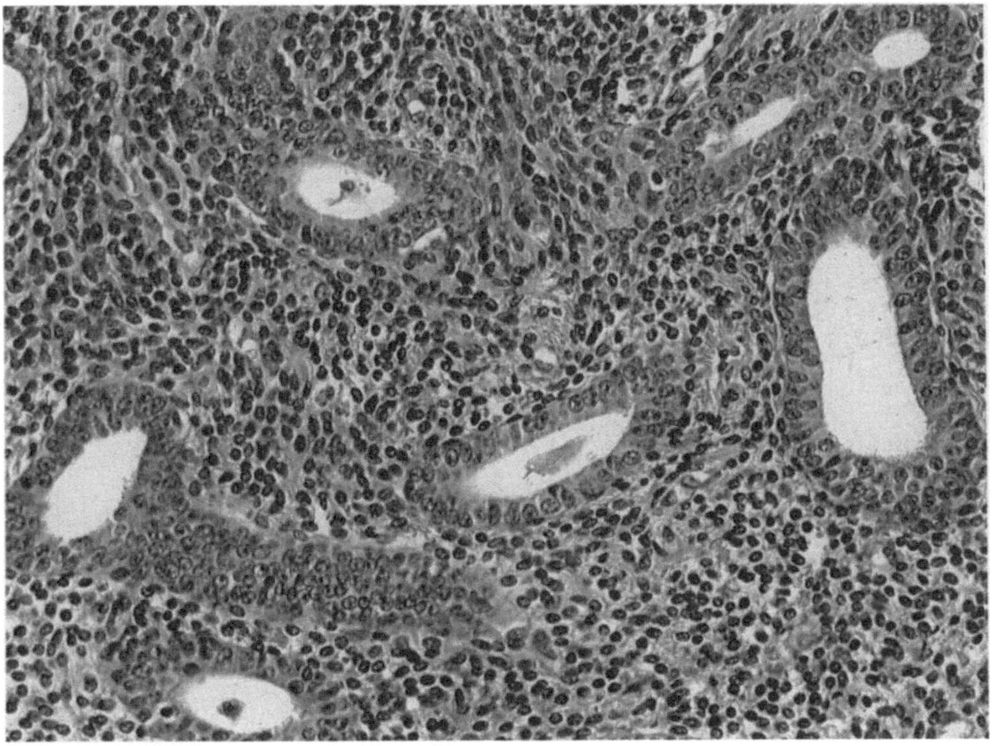

Abb. 71. *Ruhendes Endometrium* (HE, ×250)

und von einreihigem höher kubischem bis zylindrischem Epithel ausgekleidet, welches chromatinreiche längliche Kerne in dichter Lagerung enthält. Das Zytoplasma ist spärlich. Die Stromazellen sind spindelförmig und dicht aneinander gelagert. Mitosen kommen in Drüsen- und Stromazellen äußerst selten vor. Der Gehalt beider Zellen an RNS und Enzymen ist sehr gering. Die maximale Höhe des ruhenden Endometriums beträgt 3 mm.

Klinische Korrelation und Differentialdiagnose:

- Ovarielle Unterfunktion kurz vor der Pubertät oder Rückbildung in der frühen Postmenopause,
- hypoplastische Ovarien mit geringer Östrogenproduktion;
- kürzlicher vollständiger Ausfall der Ovarialfunktion (Übergangsstadium zur Atrophie);
- iatrogene Unterfunktion durch synthetische Gestagene.

Die differentialdiagnostische Abgrenzung ist die gleiche wie bei der Atrophie (s. S. 66).

Unterwertige Proliferation (Abb. 72 und 73)

Das Wachstum von Drüsen und Stroma bleibt hinter dem der normalen Proliferationsphase weit zurück. Die Höhe des Endometriums ist nur gering, die Drüsen sind eng und gerade verlaufend. Drüsen und Stromazellen bleiben klein bei reduzierter Proteinsynthese und enzymatischer Aktivität. Demgegenüber findet sich gewöhnlich ein mäßiges Stromaödem. Mitosen kommen vereinzelt vor.

Klinische Korrelation und Differentialdiagnose:

- Follikelinsuffizienz (zentraler oder ovarieller Defekt)
  - bei anovulatorischem Zyklus,
  - als Vorstadium einer unterwertigen Sekretion,
- iatrogene Unterdrückung durch Hormontherapie (Ovulationshemmer).

Die differentialdiagnostische Unterscheidung ist die gleiche wie bei der Atrophie (s. S. 66).

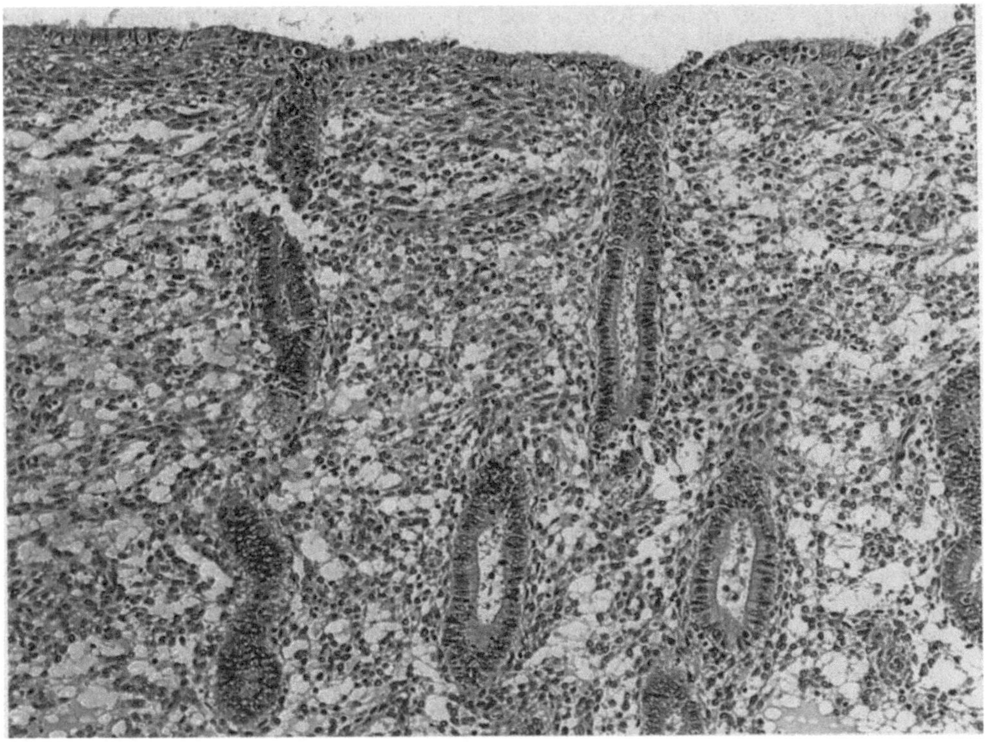

Abb. 72. *Unterwertige Proliferation* (HE, ×100)

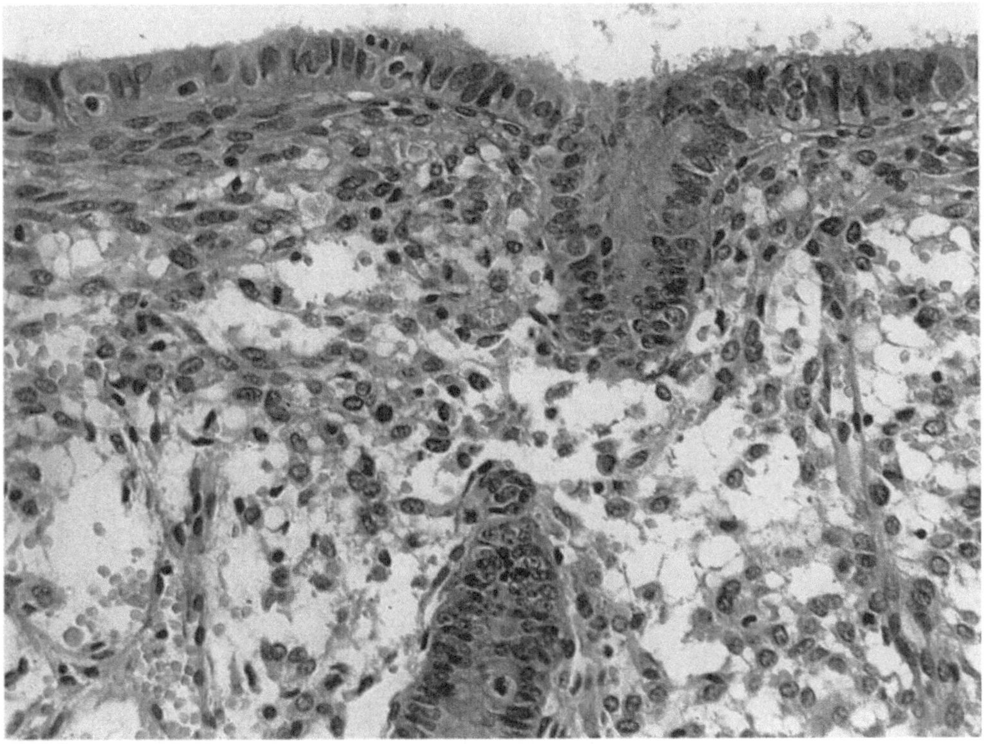

Abb. 73. *Unterwertige Proliferation* (HE, ×250)

Unregelmäßige Proliferation (Abb. 74 und 75)

Das Wachstum von Drüsen und Stroma ist hier gegenüber der normalen Proliferationsphase deutlich gesteigert. Die Endometriumdrüsen sind unregelmäßig gestaltet, unterschiedlich weit und verschieden dicht im Stroma verteilt. Das auskleidende Epithel ist mehrreihig. Dabei sind die länglichen vergrößerten chromatinreichen Kerne dicht aneinander gelagert. Mitosen sind häufig. Das Stroma ist zelldicht und herdförmig ödematös, die Gesamthöhe schwankt, ist aber insgesamt erheblich. Der Gehalt an DNS, RNS und Enzymen ist sowohl im Kern als auch im Zytoplasma hoch. Die unregelmäßige Proliferation ist als Übergangsstadium zur glandulär-zystischen Hyperplasie aufzufassen.

Klinische Korrelation und Differentialdiagnose:

- Übermäßige Östrogenproduktion aus
  - einem persistierenden Follikel,
  - polyzystischen Ovarien mit wiederholten anovulatorischen Zyklen,
  - Stromahyperplasien oder Ovarialtumoren,
- Fehlen von Progesteronrezeptoren im Endometrium,
- iatrogene Stimulation durch synthetische Östrogene.

Differentialdiagnostische Unterscheidung wie bei der Atrophie (s. S. 66).

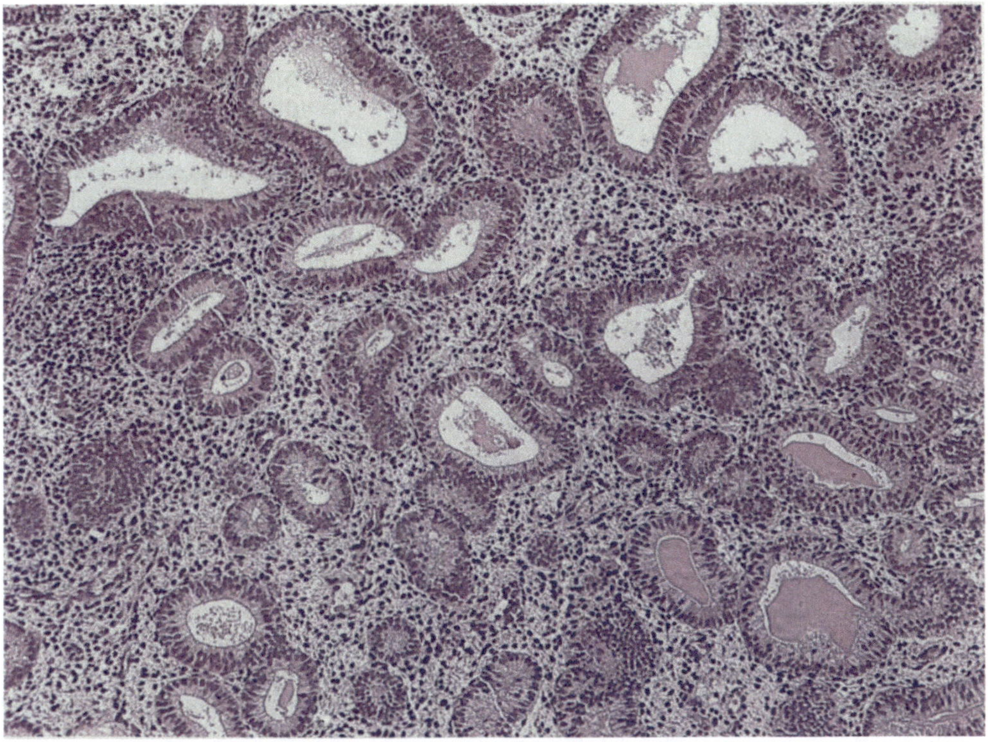

Abb. 74. *Unregelmäßige Proliferation ohne Zeichen von Sekretion* (HE, ×100)

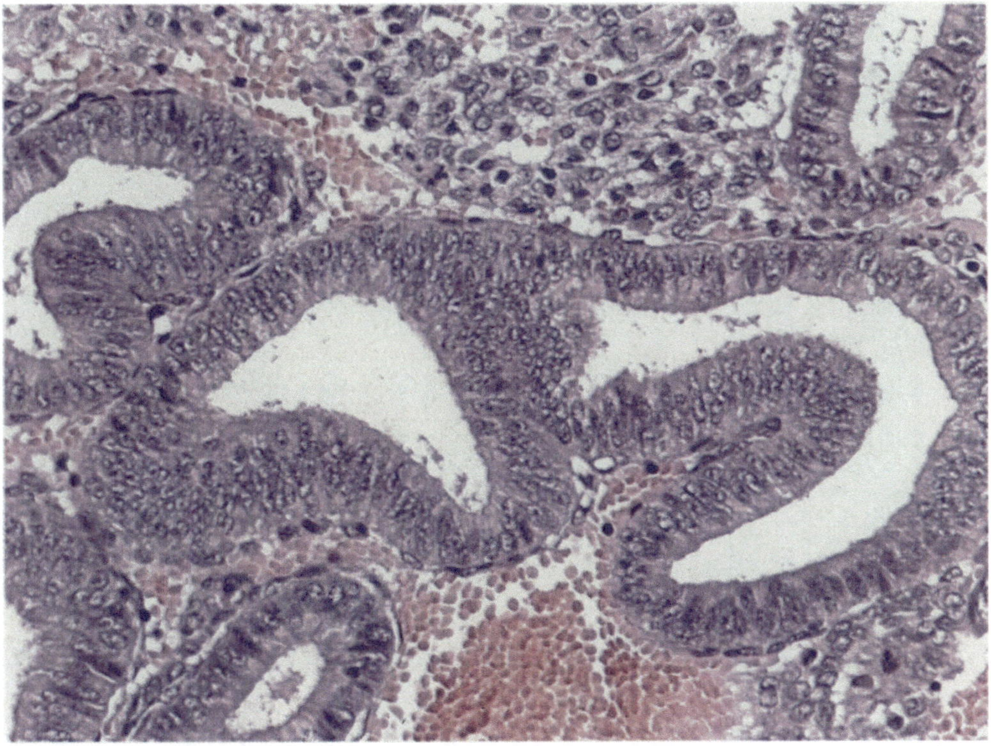

Abb. 75. *Unregelmäßige Proliferation ohne Zeichen von Sekretion* (HE, ×250)

Unterwertige oder unregelmäßige Proliferation mit umschriebener abortiver Sekretion
(Abb. 76 und 77)

Die endometrialen Drüsen sind entweder eng und gerade verlaufend wie bei der unterwertigen Proliferation oder unterschiedlich weit und verschieden dicht gelagert wie bei der unregelmäßigen Proliferation. Das Drüsenepithel ist jedoch niedrig und enthält kleine rundliche chromatindichte Kerne. Das spärliche Zytoplasma enthält kleine Ansammlungen von Glykogen oft in Form kleinster basaler oder apikaler Vakuolen. Das Stroma entspricht dem der unterwertigen oder unregelmäßigen Proliferation und bleibt auch während der abortiven Sekretion unverändert. Diese sollte daher nicht als Zeichen einer Ovulation mißdeutet werden.

Morphologische Differentialdiagnose: Die abortive Sekretion muß unterschieden werden von der verspäteten Ovulation auf dem Boden einer absoluten oder relativen Corpus-luteum-Insuffizienz (vgl. die unterwertige Sekretionsphase, S. 107). Abgesehen von der schweren Corpus-luteum-Insuffizienz gelingt diese Unterscheidung anhand der Größe der Drüsenkerne und Vakuolen, welche bei der nicht ovulatorisch bedingten abortiven Sekretion weitaus kleiner bleiben als nach erfolgter Ovulation.

Klinische Korrelation und Differentialdiagnose:

- Umschriebene unvollständige Luteinisierung innerhalb eines insuffizienten oder persistierenden Follikels, wenn der LH-Gipfel nicht zur Ovulationsauslösung ausreicht;
- Einnahme von Ovulationshemmern mit Unterdrückung der Ovulation bei gleichzeitig gehemmter Proliferation und abortiv bleibender sekretorischer Umwandlung.

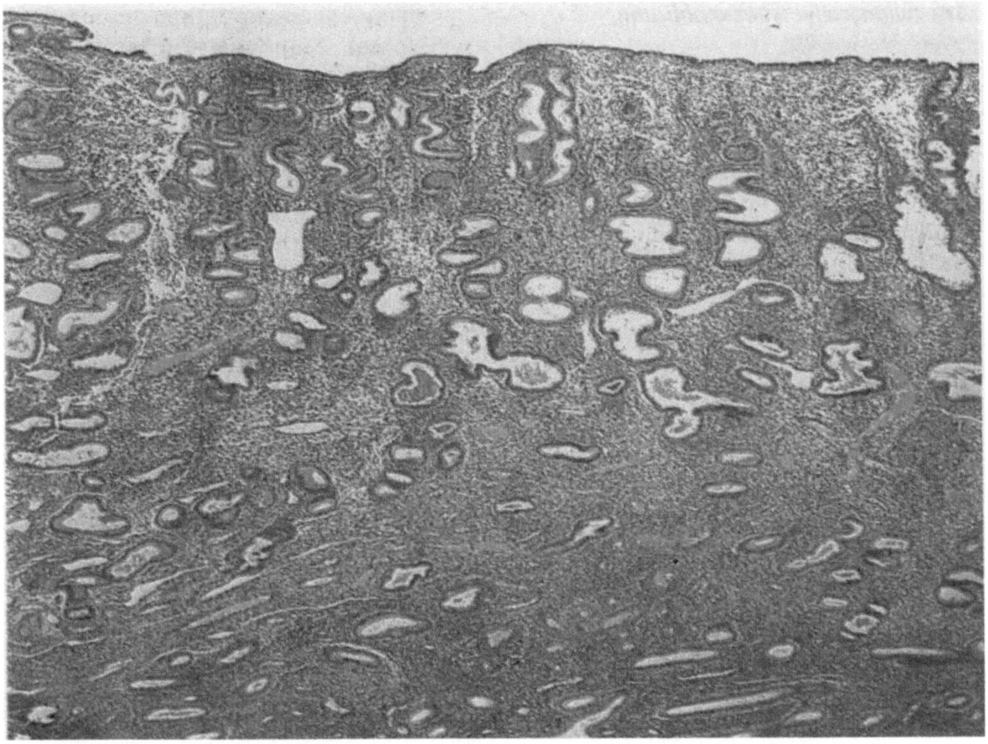

Abb. 76. *Unregelmäßige Proliferation mit umschriebener abortiver Sekretion* (HE, ×25)

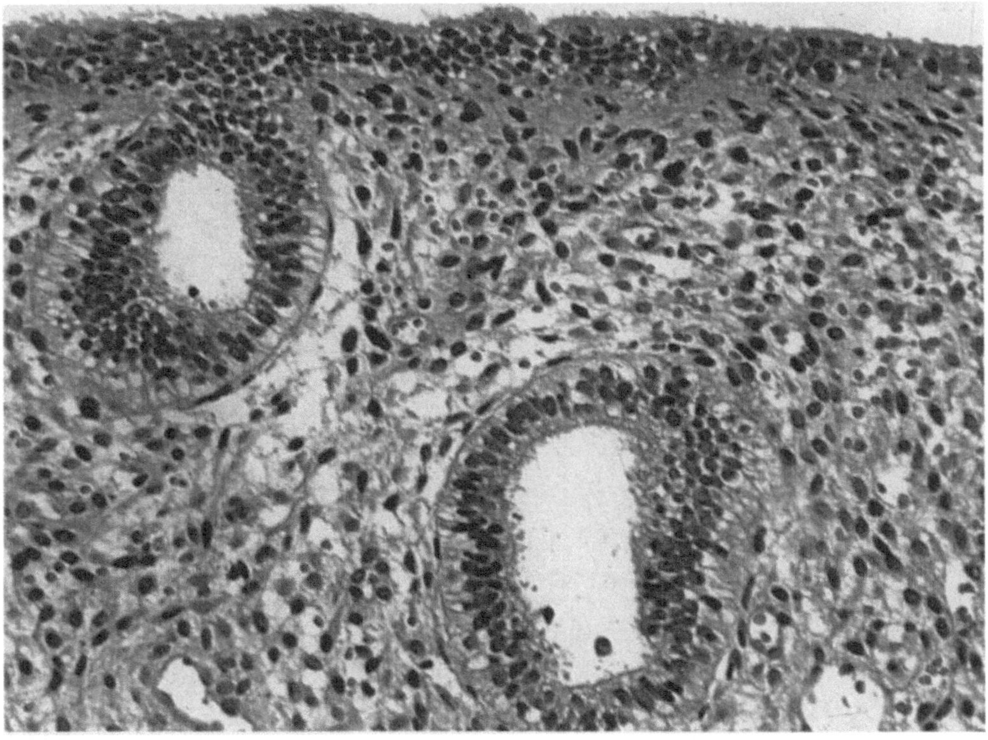

Abb. 77. *Unregelmäßige Proliferation mit umschriebener abortiver Sekretion* (HE, ×250)

Anovulatorische Abbruchblutung
(Abb. 78 und 79)

Im Gegensatz zur Menstruation erfolgt die anovulatorische Abbruchblutung ohne vorherige Auflösung der Retikulumfasern. Im Frühstadium sind herdförmiges Ödem und Gefäßthrombosen charakteristisch, welche zur hämorrhagischen Infarzierung und Nekrose führen. Man findet frische umschriebene Blutungen in der Umgebung unterwertig oder unregelmäßig proliferierter Drüsen. Im vorgeschrittenen Stadium finden sich noch unaufgelöste Gewebsfragmente zwischen hämorrhagischen Nekrosen, bedingt durch den nicht erfolgenden Progesteronabfall und die dadurch verhinderte Ausschüttung von Relaxin.

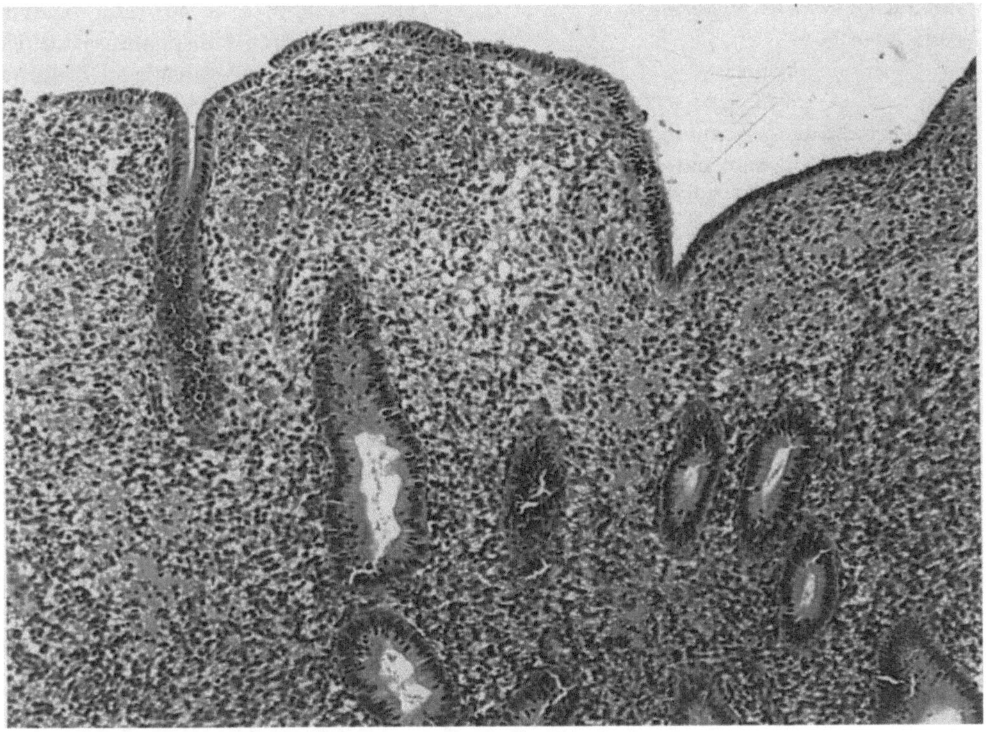

Abb. 78. *Anovulatorische Abbruchblutung* (HE, ×100)

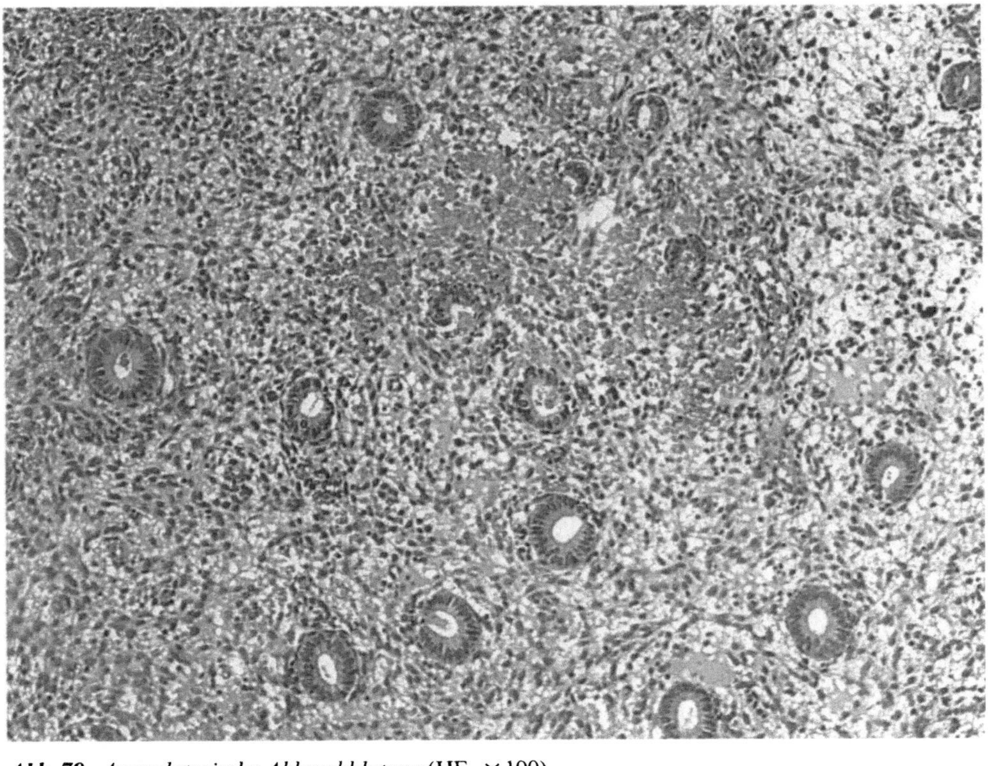

Abb. 79. *Anovulatorische Abbruchblutung* (HE, ×100)

Glandulär-zystische Hyperplasie
(Abb. 80–93)

Entsprechend dem Ausmaß der proliferativen Aktivität sind die meisten oder alle endometrialen Drüsen mehr oder weniger deutlich zystisch ausgeweitet und von mehrreihigem bis mehrschichtigem hochproliferiertem Epithel ausgekleidet. Dieses enthält vergrößerte längliche chromatinreiche Kerne in spärlichem basophilem RNS-reichem Zytoplasma. Mitosen sind häufig und oft im Prophasen- oder Metaphasenstadium blockiert; die Zellen nehmen dadurch klarzellige Formen an (Fuchs 1959; s. S. 56). Der Aktivitätsanstieg der alkalischen Phosphatase ist direkt proportional zum Östrogenspiegel (Filippe u. Dawson 1968). Die Stromazellen sind undifferenziert, sehr dicht gelagert und enthalten chromatinreiche Kerne in spärlichem Zytoplasma. Spiralarterien sind kaum entwickelt. Demgegenüber sind jedoch die oberflächlichen Kapillaren und Venulen zahlreich, dilatiert und oft thrombosiert, wodurch sich herdförmige hämorrhagische Nekrosen erklären. Die Grundsubstanz ist teilweise depolymerisiert und enthält Mukopolysaccharide sowie häufig ein fibrinöses Exsudat (Schmidt-Matthiesen 1965), des öfteren auch hyaline Thromben.

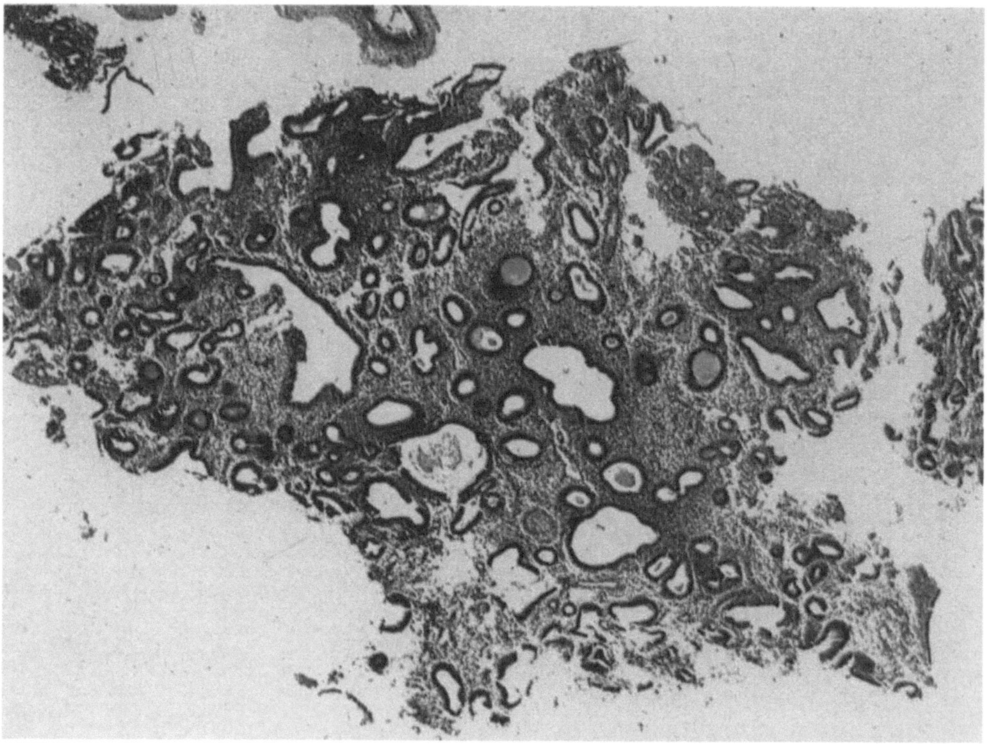

Abb. 80. *Glandulär-zystische Hyperplasie, leicht* (HE, ×25)

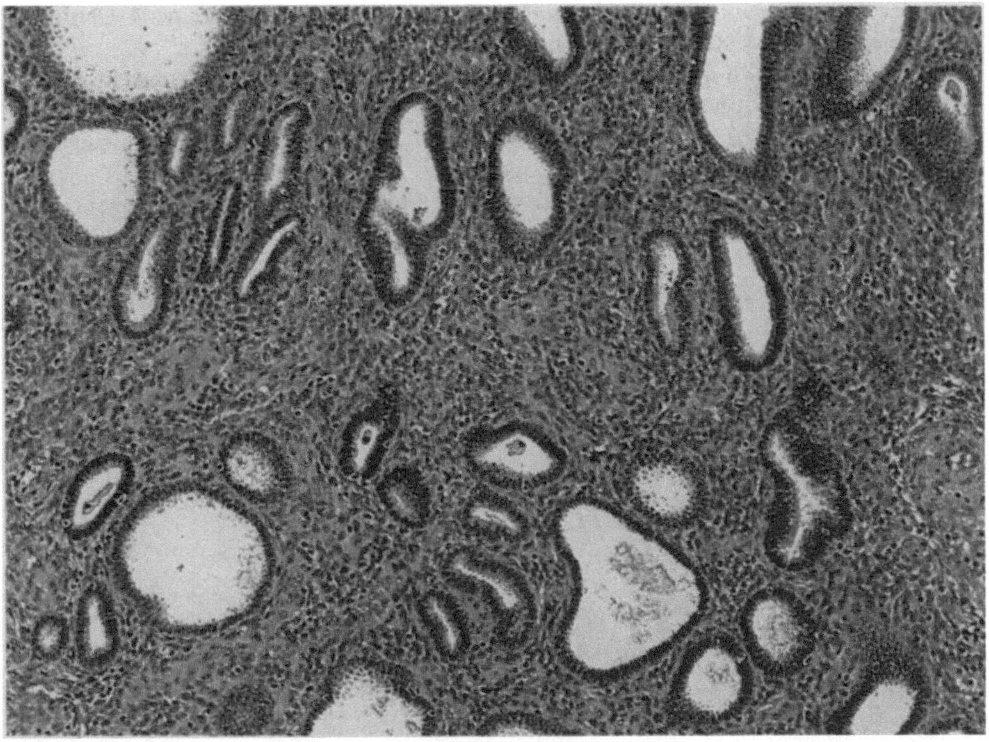

Abb. 81. *Glandulär-zystische Hyperplasie, leicht* (HE, ×100)

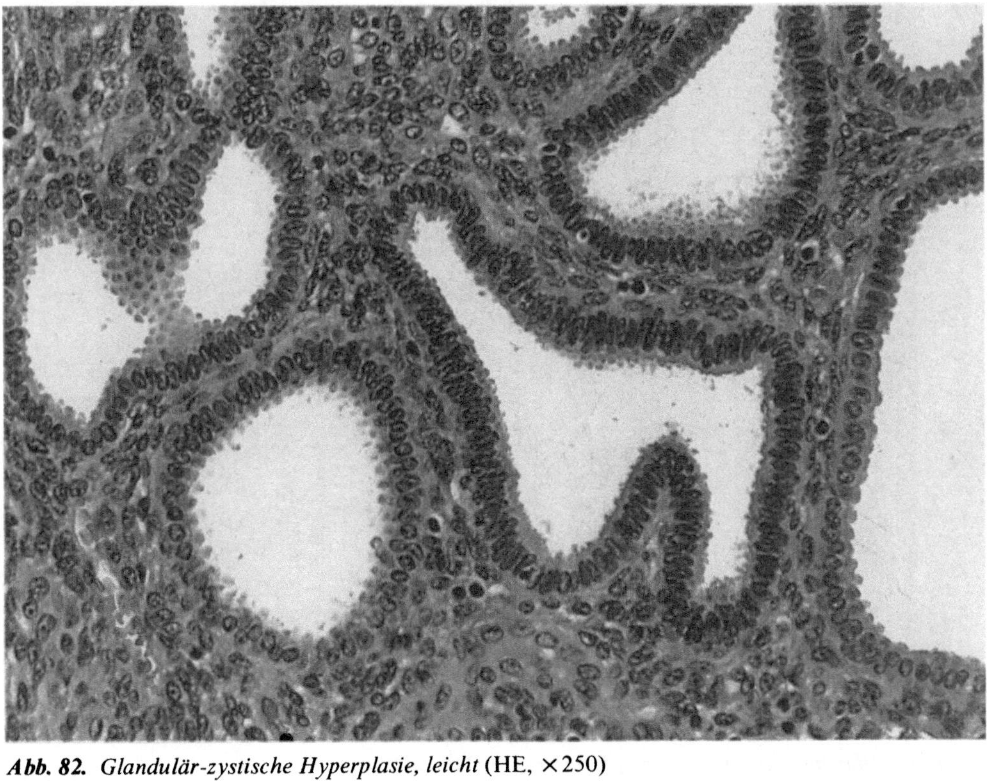

Abb. 82. *Glandulär-zystische Hyperplasie, leicht* (HE, ×250)

Bei der *beginnenden glandulär-zystischen Hyperplasie* (Abb. 80–82) ist das hochzylindrische Drüsenepithel oft noch einreihig (Abb. 82), während bei der *fortgeschrittenen glandulär-zystischen Hyperplasie* (Abb. 83–85) regelmäßig eine dichtere Drüsenlagerung (Abb. 83) und eine Mehrreihigkeit des Drüsenepithels beobachtet wird (Abb. 84 und 85).

Klinische Korrelation und Differentialdiagnose:

- Langanhaltende Follikelpersistenz oder wiederholte anovulatorische Zyklen wie beim polyzystischen Ovar;
- übermäßige endogene Östrogenproduktion durch:
  - Stromahyperplasien des Ovars,
  - Granulosathekazelltumoren oder sonstige östrogenproduzierende Ovarialtumoren,
  - die Nebennieren;
- alleinige exogene Östrogenzufuhr.

Die differentialdiagnostische Unterscheidung ist nur möglich, wenn die histologischen Befunde mit der klinischen Anamnese korreliert werden.

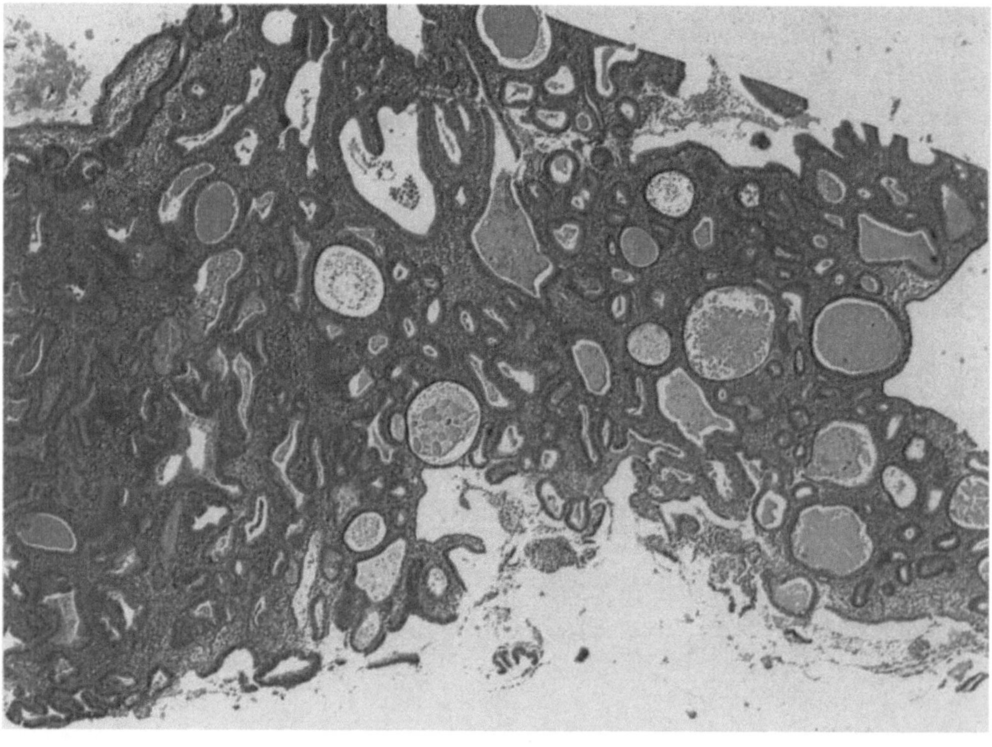

Abb. 83. *Glandulär-zystische Hyperplasie, schwer* (HE, ×25)

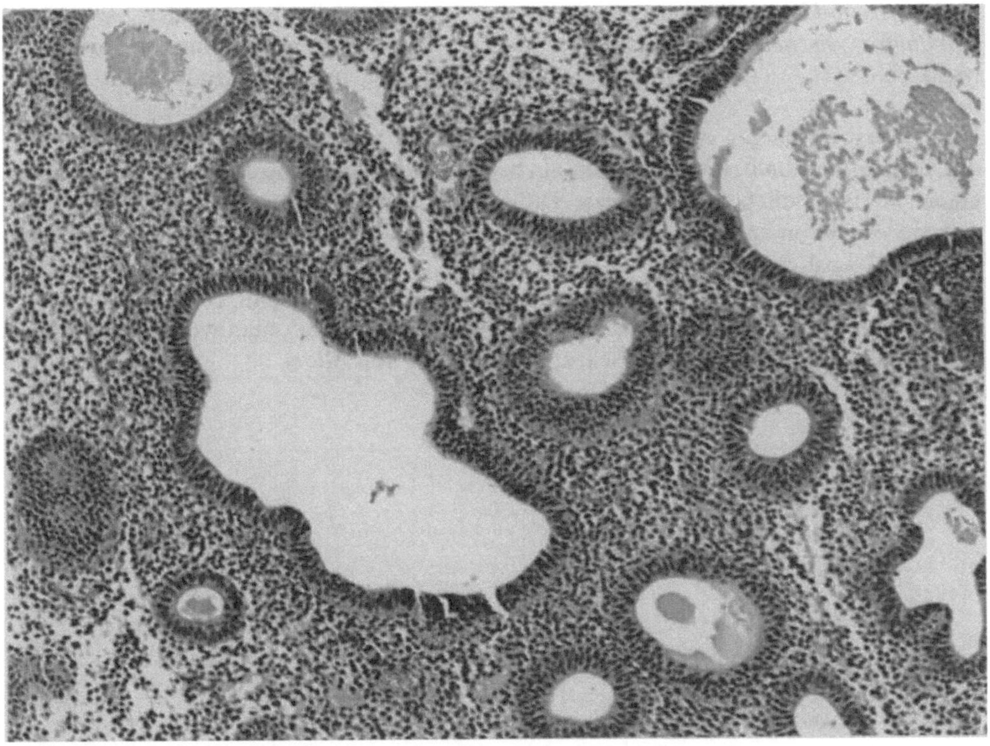

Abb. 84. *Glandulär-zystische Hyperplasie, schwer* (HE, ×100)

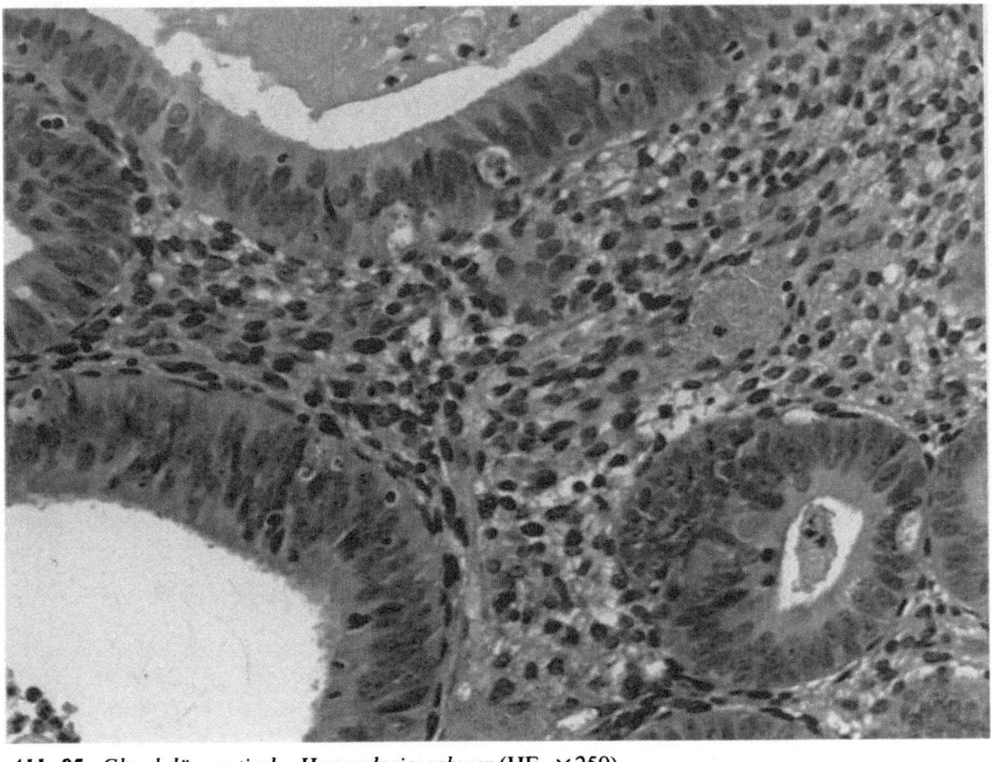

Abb. 85. *Glandulär-zystische Hyperplasie, schwer* (HE, ×250)

Sekretorische Umwandlung in einer glandulär-zystischen Hyperplasie (Abb. 86–88)

Diese kann in wenigen oder den meisten Drüsen vorkommen und ist gelegentlich auch von einer unterschiedlich ausgeprägten Differenzierung der Stromazellen begleitet. Das Drüsenepithel wird einreihig und zeigt intraluminale Einfaltungen wie ein normal sezernierendes Endometrium. Die Kerne bleiben jedoch schmal wie bei der abortiven Sekretion. Basale Vakuolen werden selten beobachtet (Abb. 87). Das Stroma kann prädezidual oder sogar dezidual werden und reichliche endometriale Körnchenzellen enthalten (Abb. 88).

Klinische Korrelation: Eine sekretorische Umwandlung kann sich entwickeln

- auf dem Boden sporadischer Luteinisierungen im persistierenden Follikel,
- durch exogene Gestagentherapie;
- durch Spontanovulationen (im reproduktiven Alter).

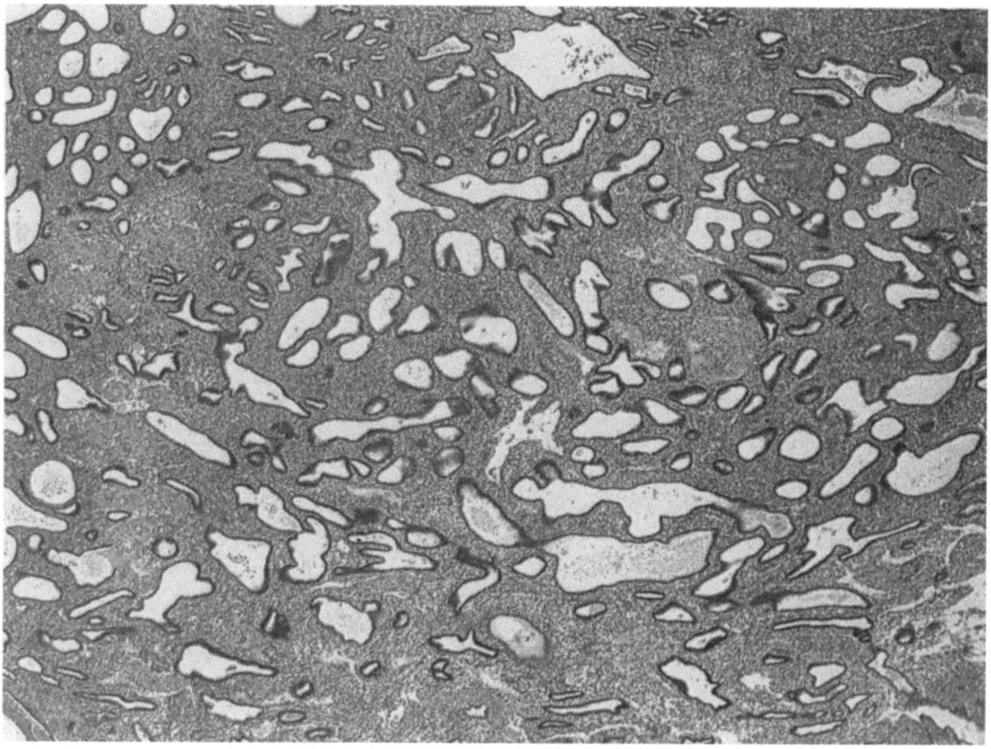

Abb. 86. *Glandulär-zystische Hyperplasie mit sekretorischer Umwandlung* (HE, ×25)

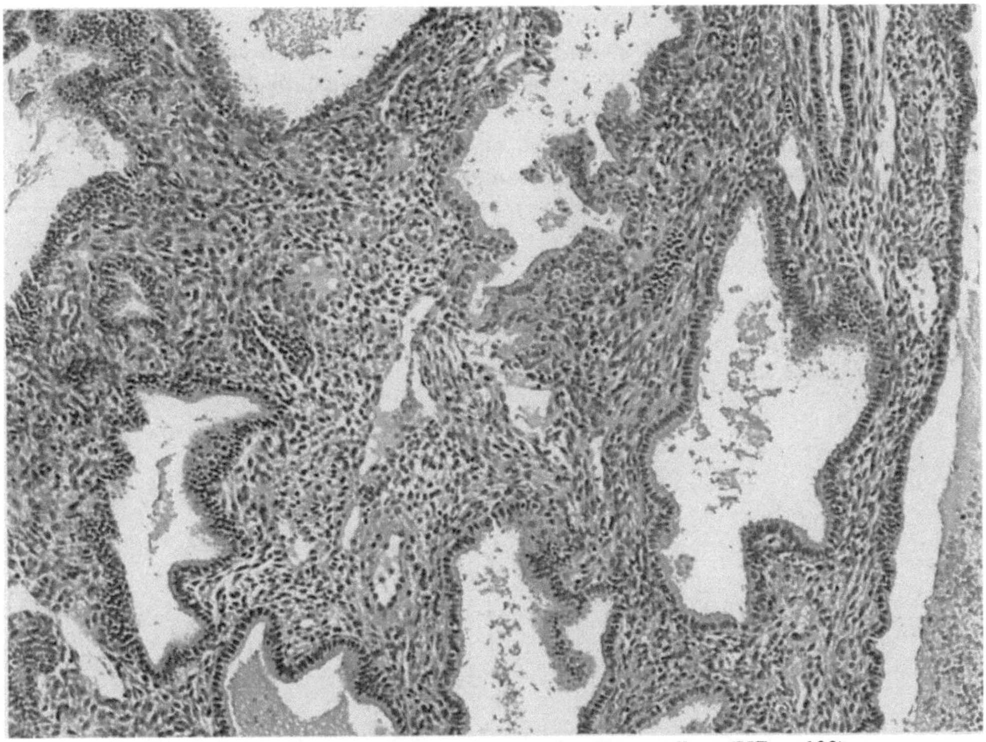

Abb. 87. *Glandulär-zystische Hyperplasie mit sekretorischer Umwandlung* (HE, ×100)

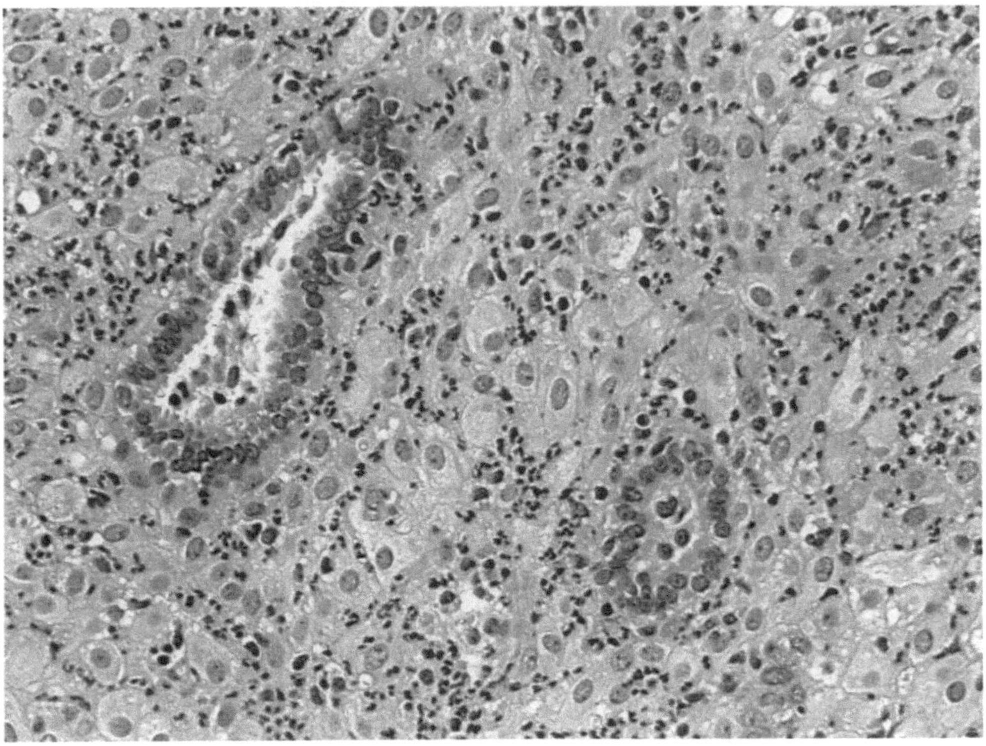

Abb. 88. *Glandulär-zystische Hyperplasie mit sekretorischer Umwandlung* (HE, ×250)

Ruhende glandulär-zystische Hyperplasie
(Regressive Hyperplasie; Abb. 89 und 90)

Die Drüsen behalten ihre zystische Form, sind aber von atrophischem Epithel ausgekleidet. Demgegenüber schrumpfen die Stromazellen bis zur Atrophie, so daß die zystisch ausgeweiteten Drüsen dicht aneinander liegen. Der DNS- und RNS-Gehalt von Drüsen und Stromazellen ist stark reduziert, Mitosen sind sehr selten.

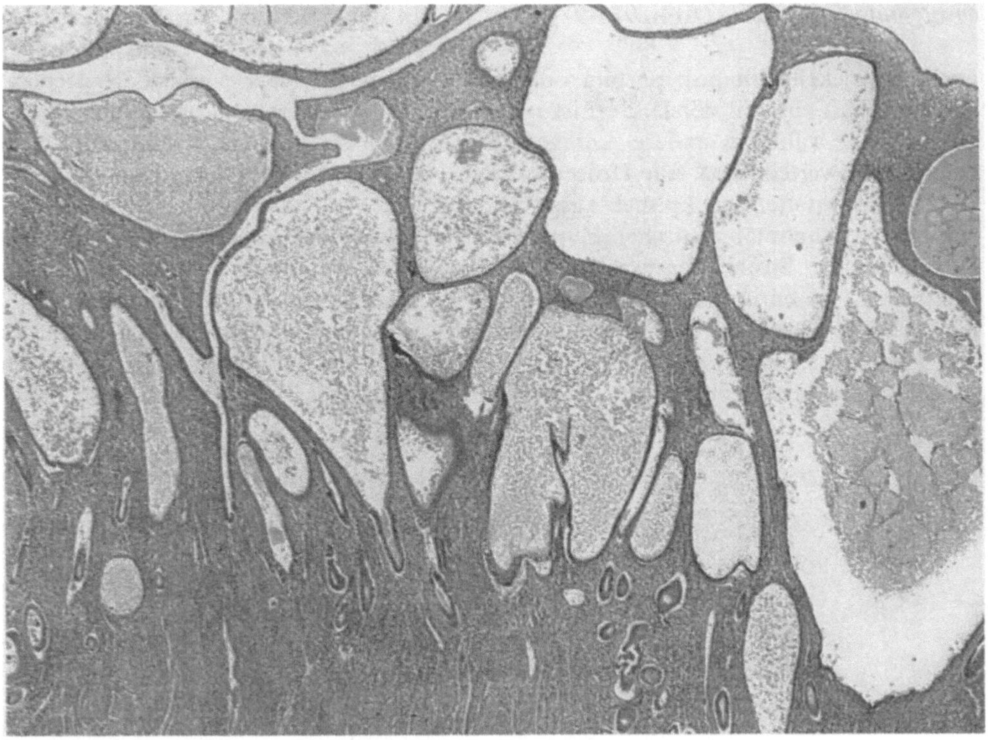

Abb. 89. *Ruhende glandulär-zystische Hyperplasie* (HE, ×25)

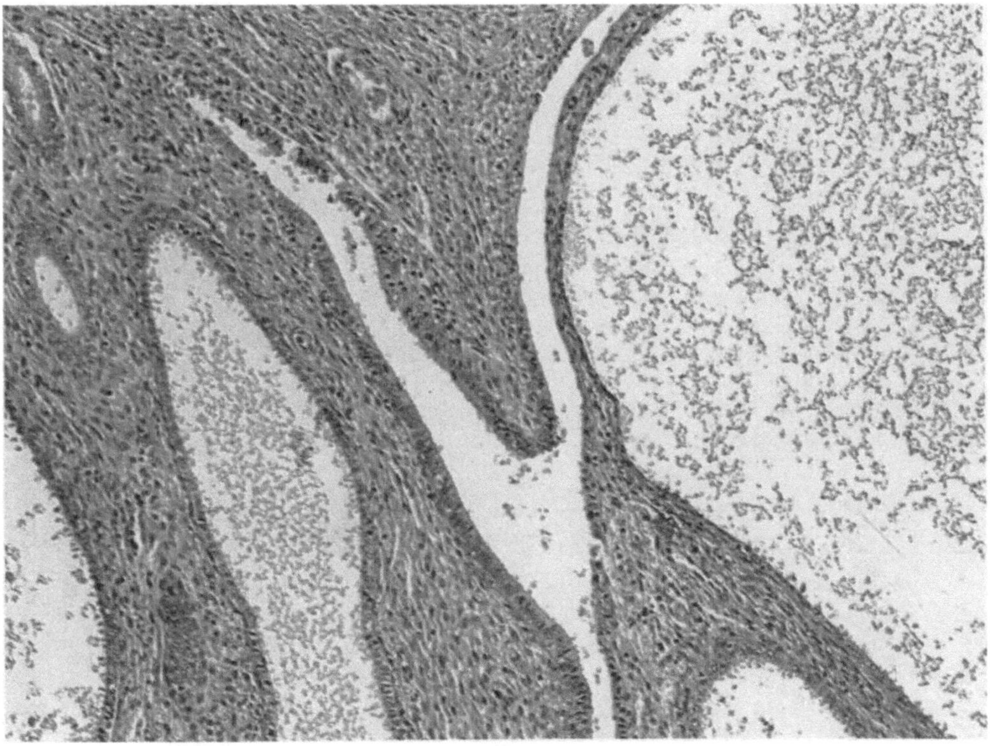

Abb. 90. *Ruhende glandulär-zystische Hyperplasie* (HE, ×100)

Umstellungshyperplasie (Abb. 91–93)

Diese entwickelt sich post partum oder post abortum. Nur ein Teil der Drüsen ist zystisch ausgeweitet, während andere unregelmäßig geformt und verteilt sind. Alle Drüsen werden von hochproliferiertem Epithel ausgekleidet wie bei der glandulär-zystischen Hyperplasie. Das zelldichte Stroma besteht aus großen rundlichen geschrumpften Zellen. Herde hyalinisierter Decidua sind charakteristisch und werden von girlandenförmigem PAS-positivem Material umgeben (Abb. 92 und 93). In der weiteren Umgebung finden sich chronisch entzündliche Infiltrate. Im Gegensatz zur glandulär-zystischen Hyperplasie finden sich Gruppen prominenter Spiralarterien. Auch frische umschriebene Blutungen kommen häufig vor (Abb. 91 und 92).

Klinische Korrelation: Die Umstellungshyperplasie wird ausgelöst durch postpartale oder postabortale Follikelpersistenz mit Anovulation. Der Nachweis von Deciduaresten oder prominenten Spiralarterien erleichtert die Diagnose.

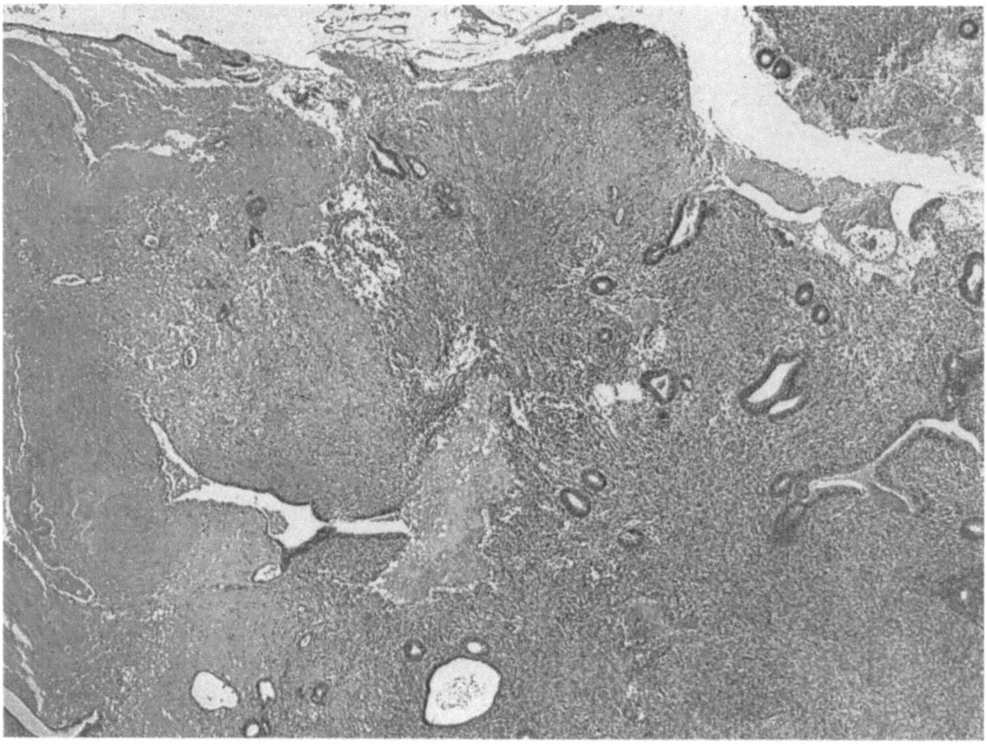

Abb. 91. *Umstellungshyperplasie* (HE, ×25)

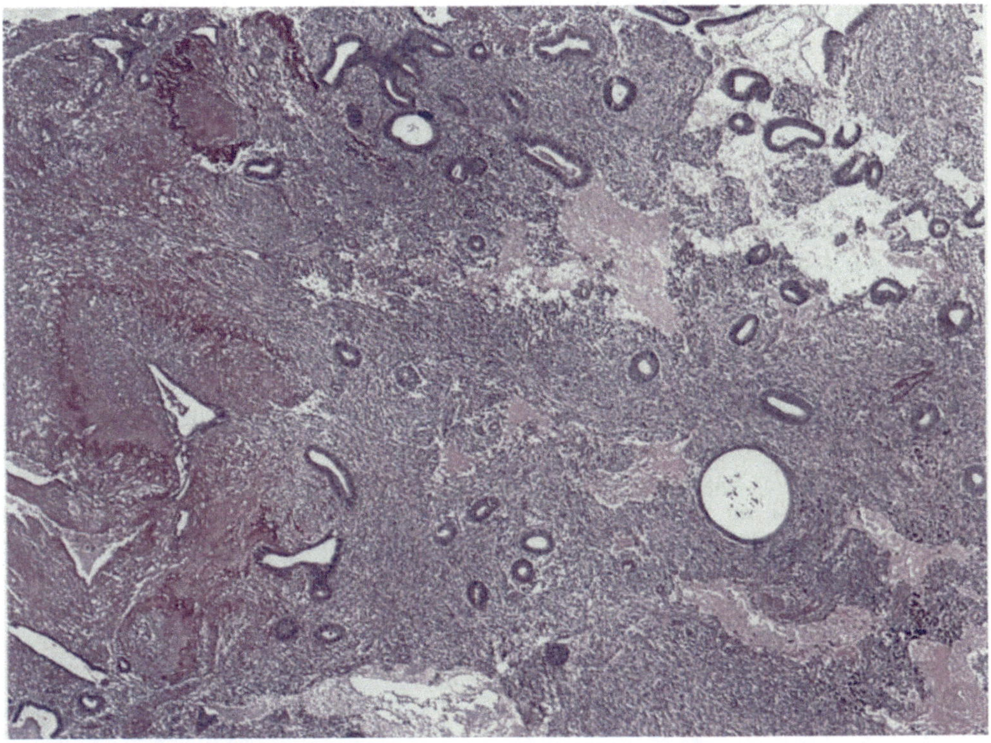

Abb. 92. *Umstellungshyperplasie* (PAS-Färbung, ×25)

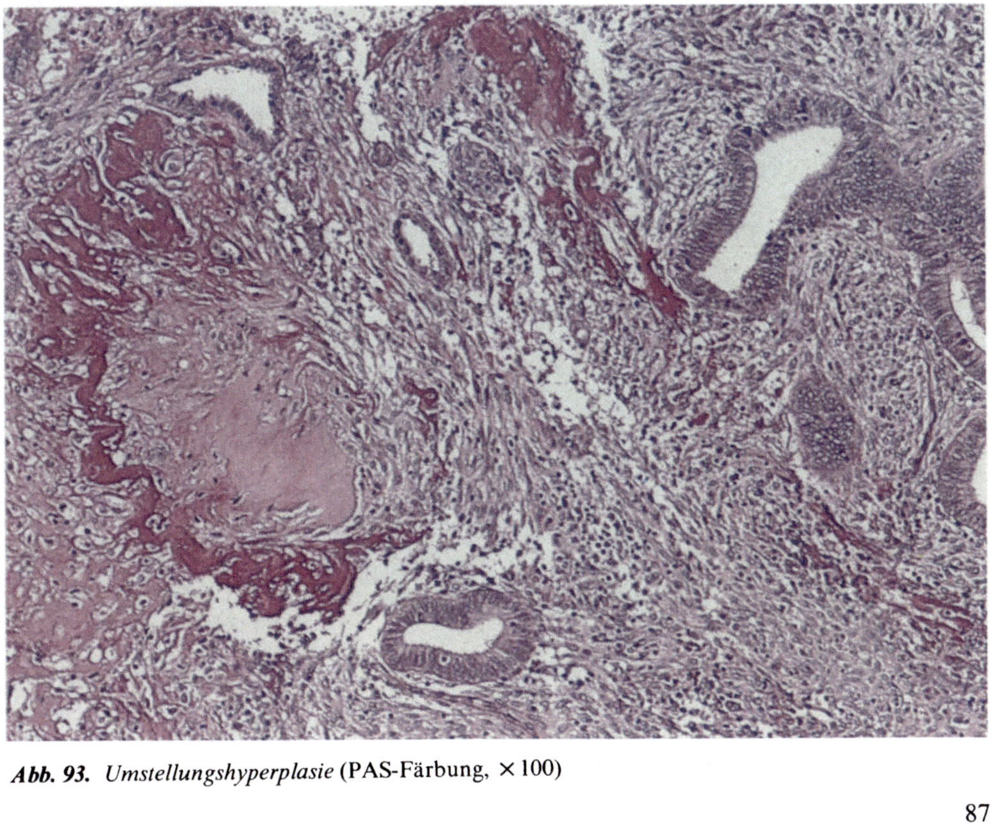

Abb. 93. *Umstellungshyperplasie* (PAS-Färbung, ×100)

Adenomatöse Hyperplasie (Abb. 94–107)

Unter der kontinuierlichen Einwirkung ungehemmter Östrogene schreitet die Drüsenproliferation über das Stadium der zystischen Ausweitung bei der glandulär-zystischen Hyperplasie weiter fort. Es kommt zur intraluminalen Epithelpapillenbildung, zur Drüsenverzweigung und zur Drüsenneubildung. Das hochzylindrische Drüsenepithel wird mehrreihig bis mehrschichtig. Die verlängerten und vergrößerten, jedoch noch diploiden Kerne zeigen eine erheblich gesteigerte DNS-Synthese und mitotische Aktivität (Fettig 1965; Wagner et al. 1967). Das spärliche undifferenzierte Zytoplasma ist reich an RNS. Das Stroma wird äußerst spärlich. In den meisten Fällen läßt sich die adenomatöse Hyperplasie in 3 Schweregrade unterteilen, obwohl auch Zwischenstadien existieren.

Leichte adenomatöse Hyperplasie
(Grad I; Abb. 94–96)

Diese kann umschrieben oder diffus sein. Sie ist charakterisiert durch mäßige Drüsenschlängelungen, Verdichtungen und Mehrreihigkeit des undifferenzierten Drüsenepithels. Während einige Bereiche noch zystisch ausgeweitete Drüsen aufweisen, zeigen andere beginnende intraluminale Epithelpapillenbildungen. Das spindelzellige Stroma ist in einigen Arealen noch reichlich erhalten, in anderen jedoch äußerst spärlich geworden. Die Stromazellen sind undifferenziert, Spiralarterien sind nicht erkennbar.

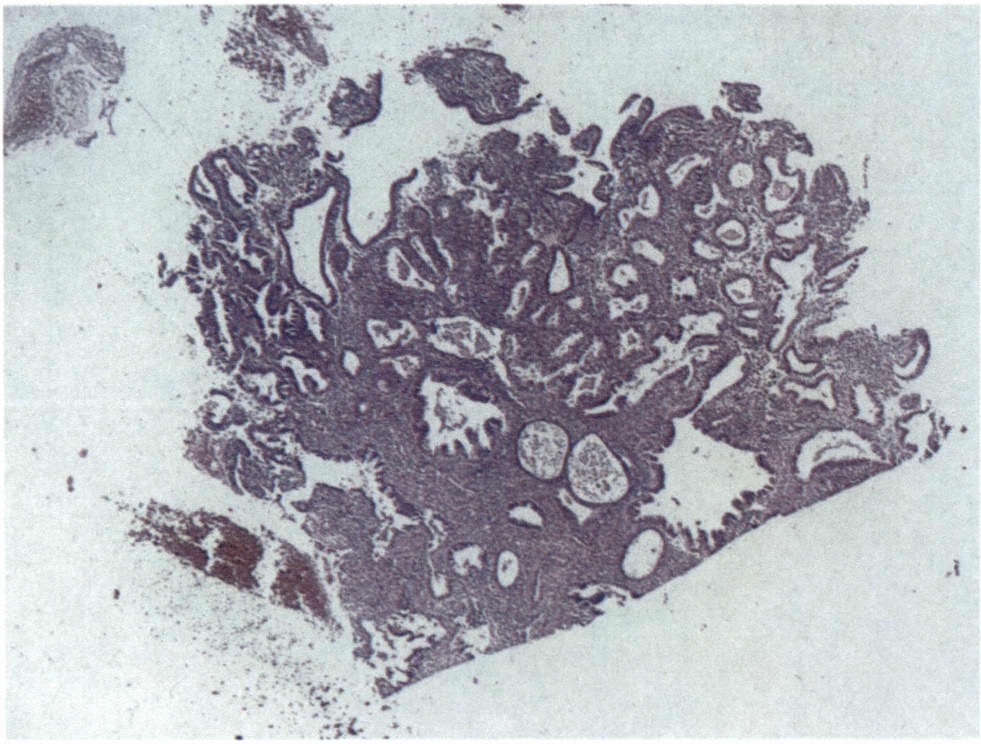

Abb. 94. *Adenomatöse Hyperplasie, leicht (Grad I)* (HE, ×25)

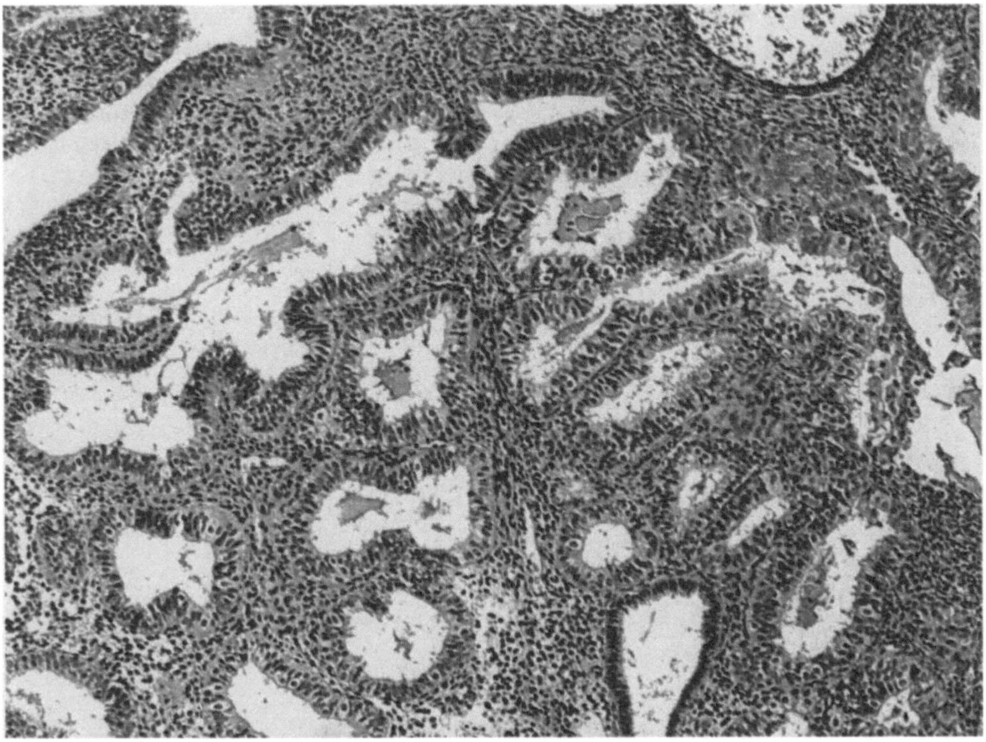

Abb. 95. *Adenomatöse Hyperplasie, leicht (Grad I)* (HE, ×100)

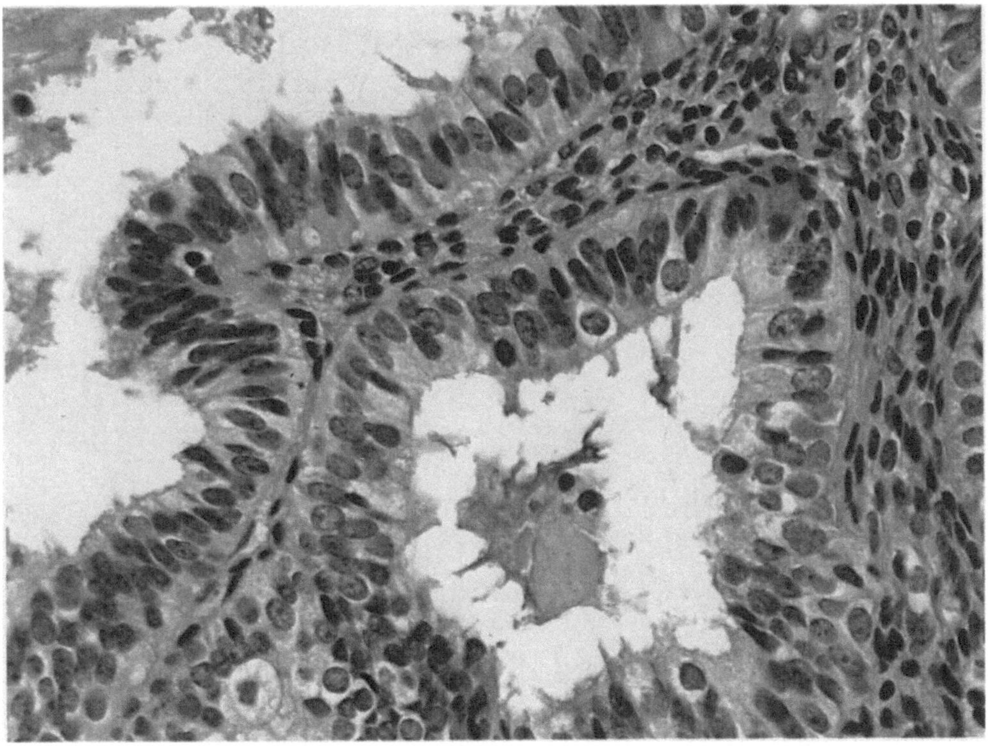

Abb. 96. *Adenomatöse Hyperplasie, leicht (Grad I)* (HE, ×400)

Mäßiggradige adenomatöse Hyperplasie (Grad II; Synonym: atypische Hyperplasie; Abb. 97–99)

Diese zeigt eine diffuse ausgeprägte adenomatöse Wucherung mit herdförmig beginnenden kleinalveolären Aufgliederungen, gesteigerter Mehrreihigkeit bis Mehrschichtigkeit und intraluminaler Epithelpapillenbildung. Das Stroma ist weitgehend reduziert und in einigen Bereichen bereits vollständig geschwunden.

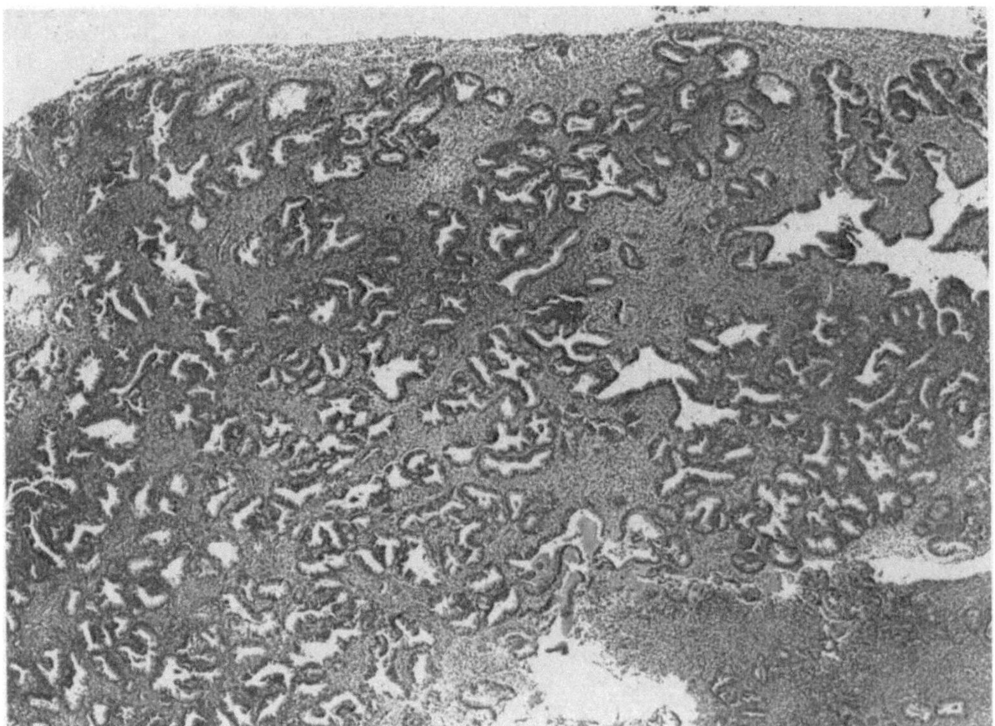

Abb. 97. *Adenomatöse Hyperplasie, mäßig (Grad II)* (HE, ×25)

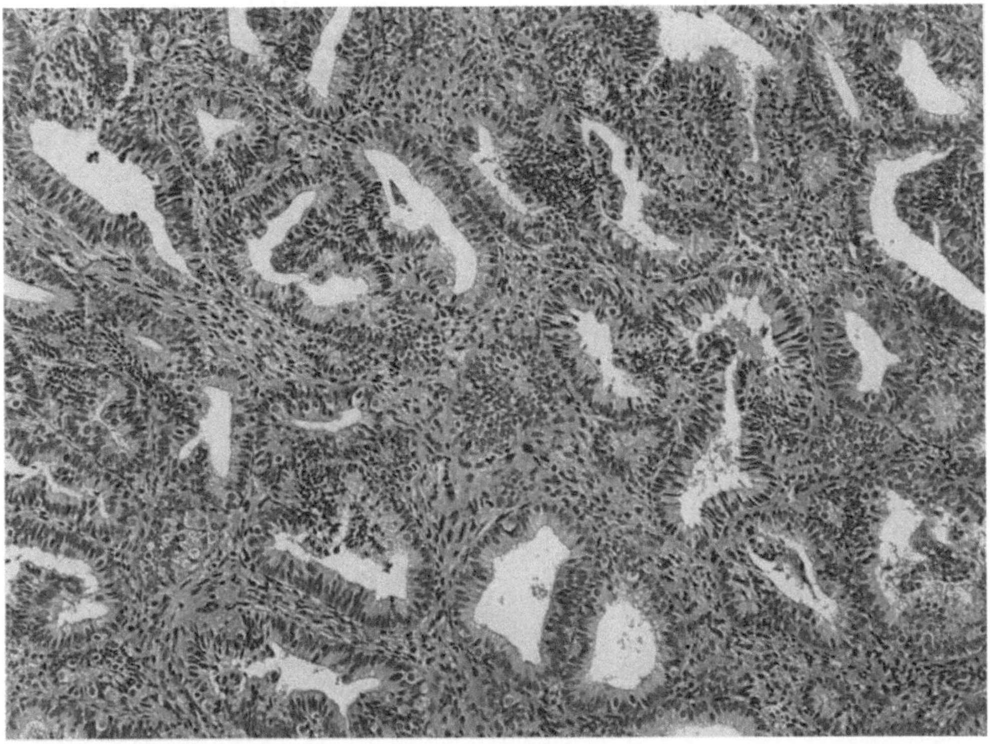

Abb. 98. *Adenomatöse Hyperplasie, mäßig (Grad II)* (HE, ×100)

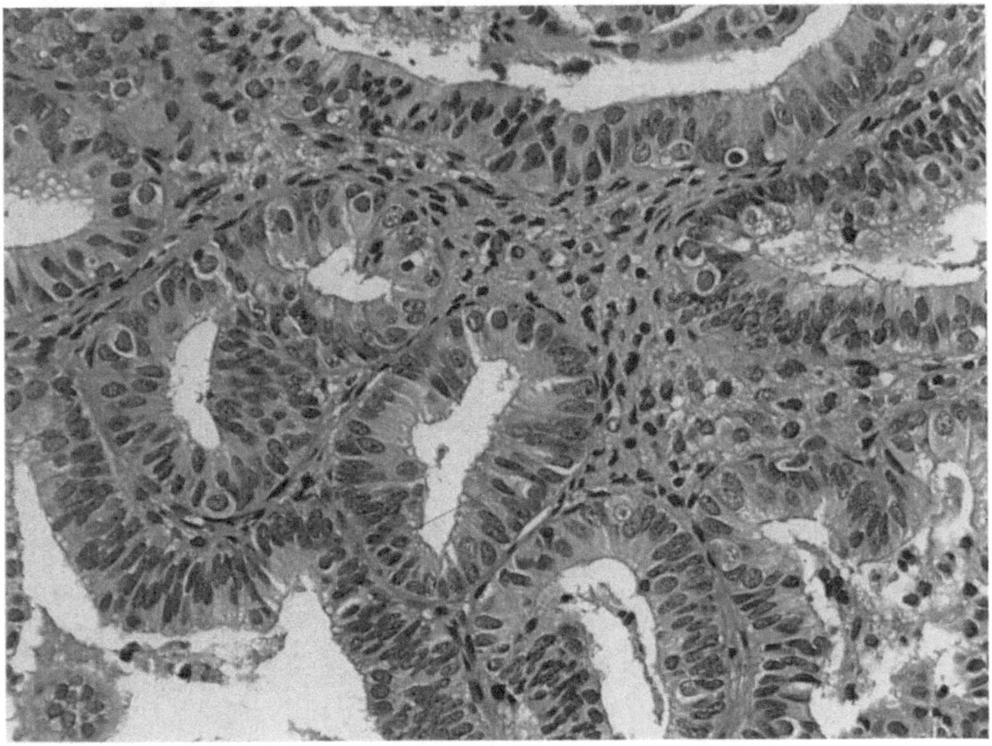

Abb. 99. *Adenomatöse Hyperplasie, mäßig (Grad II)* (HE, ×250)

Schwere adenomatöse Hyperplasie
(Grad III; Abb. 100–102)

Diese weist alle Kriterien der mäßiggradigen adenomatösen Hyperplasie auf und enthält außerdem Herde mit atypischem Drüsenepithel: Diese Drüsen enthalten runde depolarisierte, verschieden chromatindichte Kerne in hellem eosinophilem Zytoplasma bei reduziertem RNS-Gehalt (McKay et al. 1956).

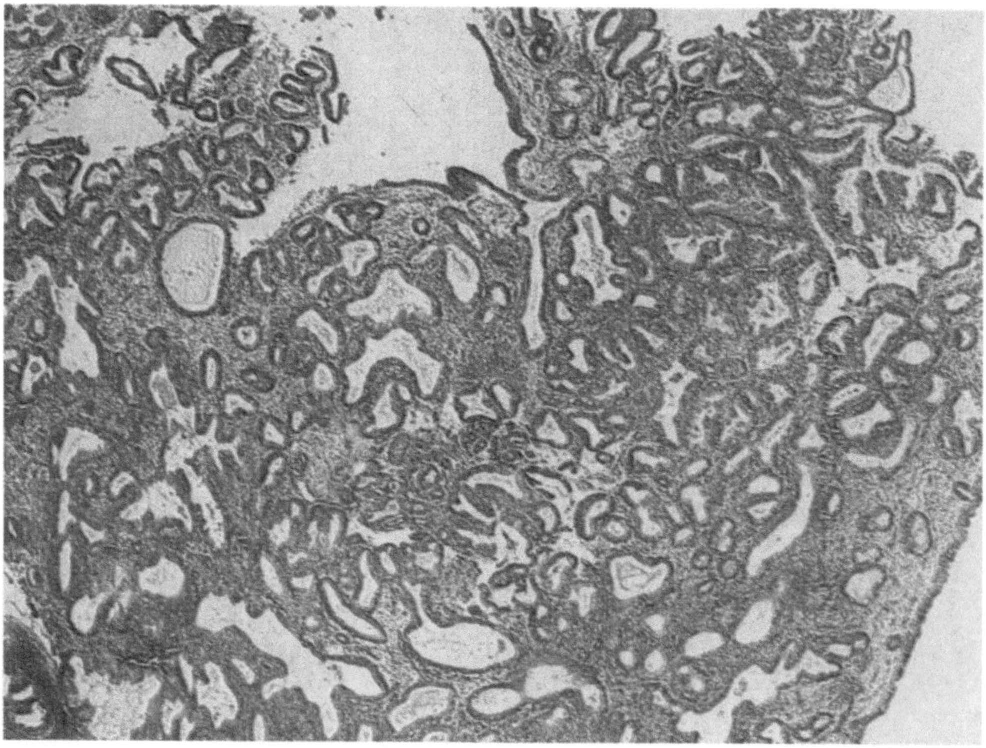

Abb. 100. *Adenomatöse Hyperplasie, schwer (Grad III)* (HE, ×25)

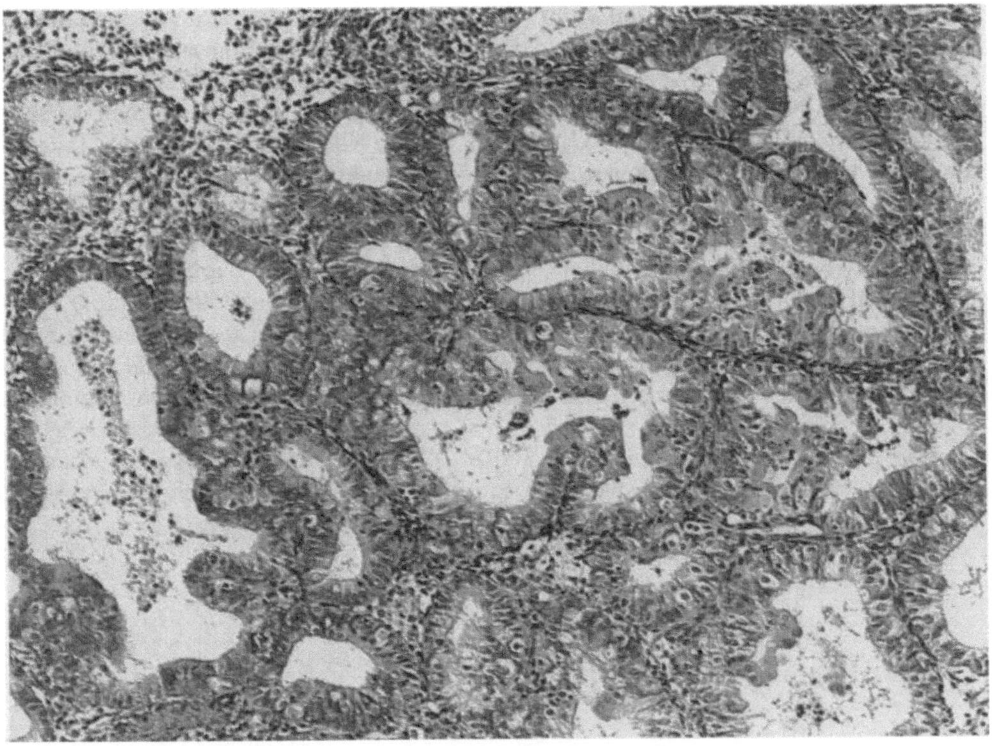

Abb. 101. *Adenomatöse Hyperplasie, schwer (Grad III)* (HE, ×100)

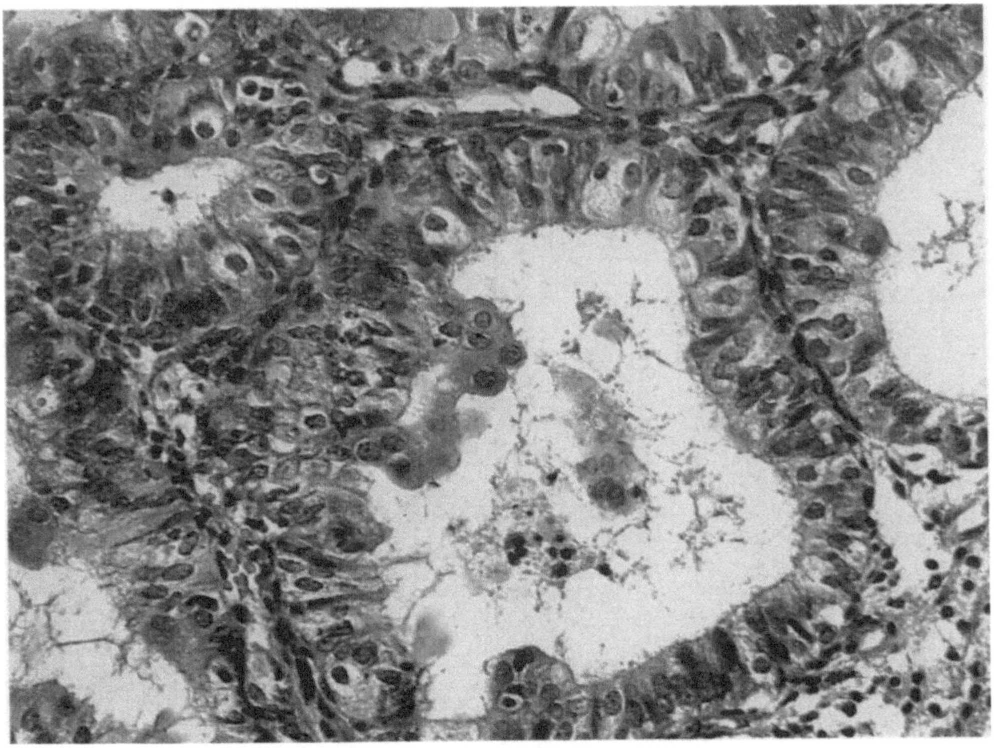

Abb. 102. *Adenomatöse Hyperplasie, schwer (Grad III)* (HE, ×250)

Spezielle Befunde bei der adenomatösen Hyperplasie

Das Drüsenepithel kann durch *umschriebene Plattenepithelmetaplasien* (Abb. 103) ersetzt sein. Diese können die Lumina ganz ausfüllen und sind als individuelle Reaktion auf den ungehemmten Östrogenstimulus aufzufassen. Die metaplastischen Plattenepithelien enthalten regelmäßige Kerne in eosinophilem, mäßig reichlichem Zytoplasma und sind gutartig. Sie weisen jedoch trotz voller Ausreifung keine Interzellularbrücken auf. Mitosen sind selten.

Gruppen endometrialer Schaumzellen (Abb. 104) finden sich bei über 50% aller adenomatösen Hyperplasien im endometrialen Stroma. Sie sind stromatogener Herkunft (Fechner et al. 1979) und enthalten gespeicherte Lipide, welche den histochemischen Reaktionen zufolge Cholesterolestern oder Östrogenabbauprodukten entsprechen (Dallenbach-Hellweg 1964; Dallenbach u. Rudolph 1974). Ihr Nachweis deutet auf einen stark erhöhten Östrogenspiegel hin. Die Schaumzellen sind daher in der Beurteilung der Prognose der adenomatösen Hyperplasie von Bedeutung: Je höher ihre Zahl, desto schlechter die Prognose. Endometriale Schaumzellen kommen auch bereits in der glandulär-zystischen Hyperplasie in geringerer Zahl vor und lassen sich zuweilen auch noch im Adenokarzinom nachweisen.

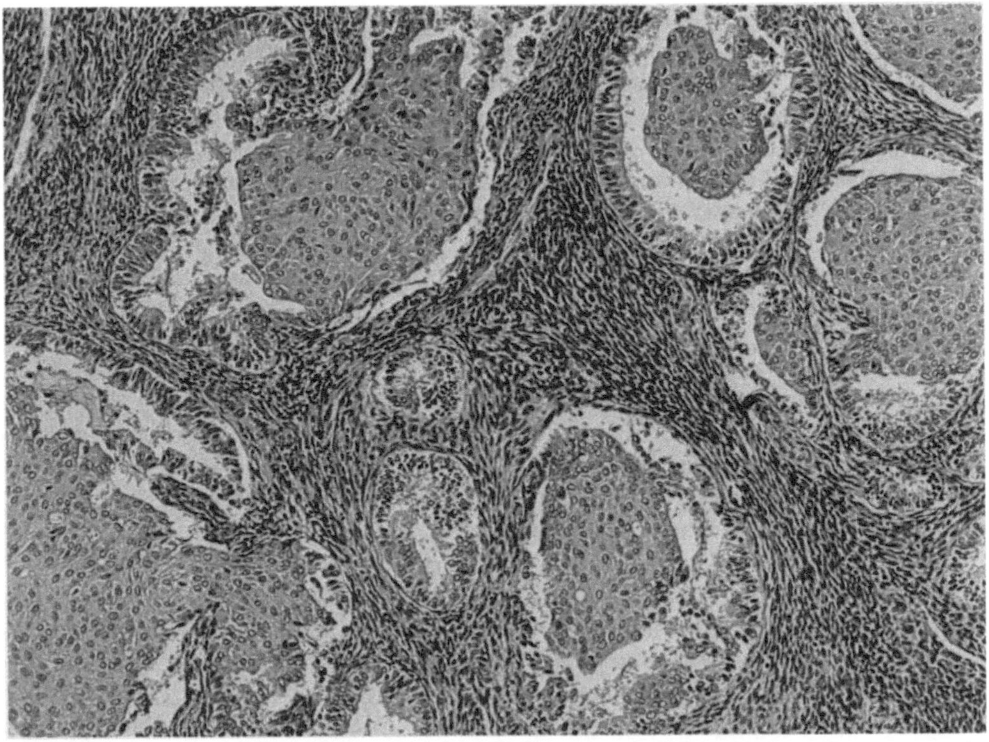

Abb. 103. *Adenomatöse Hyperplasie mit Plattenepithelmetaplasie* (HE, × 100)

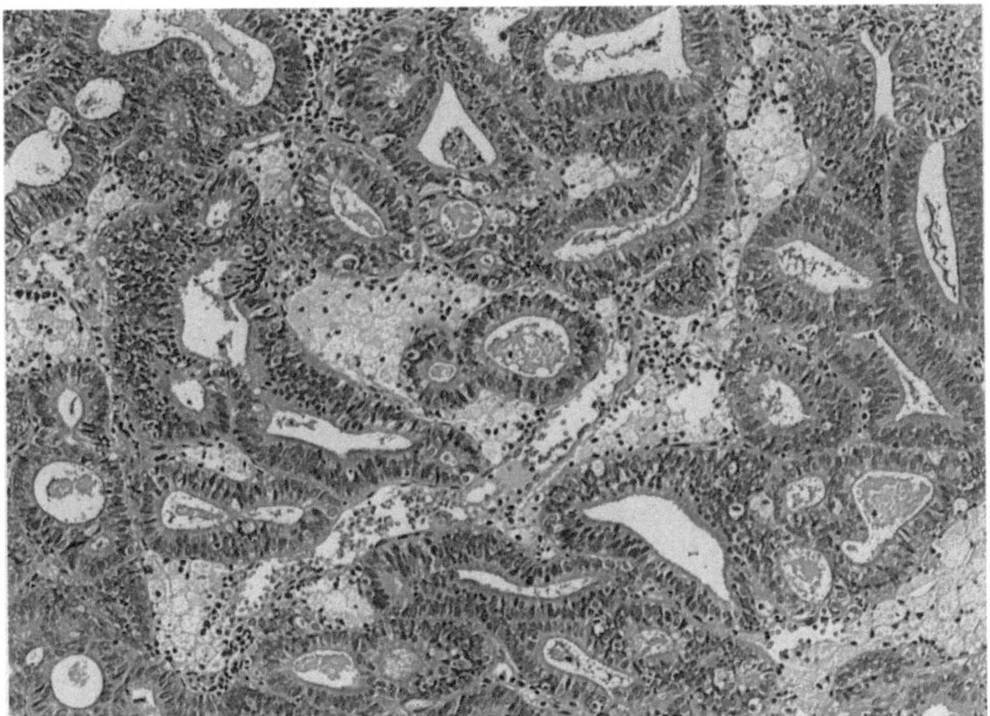

Abb. 104. *Adenomatöse Hyperplasie mit Schaumzellen im endometrialen Stroma* (HE, × 100)

Jugendliche adenomatöse Hyperplasie (Abb. 105–107)

Diese Veränderung entspricht einer umschriebenen oder diffusen schweren adenomatösen Hyperplasie mit Depolarisierung und Unregelmäßigkeit der Drüsenkerne, häufigen Mitosen, Aufhellung des Zytoplasmas und vollständigem Schwund des Stromas zwischen den Drüsen. Die Veränderung ist daher stets verdächtig auf ein invasives Karzinom, ist aber bei Frauen unter 40 Jahren auf das Endometrium beschränkt (Abb. 94) und daher als gutartige Veränderung anzusehen. Sie kann sich unter Progesteronstimulation zurückbilden (Dallenbach-Hellweg et al. 1971; Fechner u. Kaufman 1974; Moukhtar et al. 1977).

Morphologische Differentialdiagnose: Die durch exogene Östrogene ausgelöste adenomatöse Hyperplasie ist gekennzeichnet durch herdförmige große Schwankungen in der Drüsenverteilung und im Drüsenmuster sowie durch meist übermäßige Plattenepithelmetaplasien und Ansammlungen von endometrialen Schaumzellen. Bei der schweren adenomatösen Hyperplasie (Grad III) müssen die Herde atypischer Drüsen mit Depolarisierung der Kerne und blassem Zytoplasma von umschriebenen sekretorischen Umwandlungen innerhalb einer adenomatösen Hyperplasie abgegrenzt werden. Diese Unterscheidung ist anhand der unregelmäßigen Kernstruktur und mit Hilfe der PAS-Reaktion möglich: Das Zytoplasma der schweren adenomatösen Hyperplasie ist PAS-negativ, während das Zytoplasma bei sekretorischer Umwandlung PAS-positiv wird. Die schwere adenomatöse Hyperplasie muß außerdem vom Frühkarzinom abgegrenzt werden (vgl. Abb. 194). Die Kriterien zur Abgrenzung einer frühen Stromainvasion werden dort beschrieben (vgl. S. 66).

Klinische Korrelation und Differentialdiagnose:

- Langanhaltende ungehemmte endogene Östrogenproduktion, wie bei anhaltenden Anovulationen (polyzystische Ovarien), Ovarialtumoren, Stromahyperplasie, Produktion in den Nebennieren;

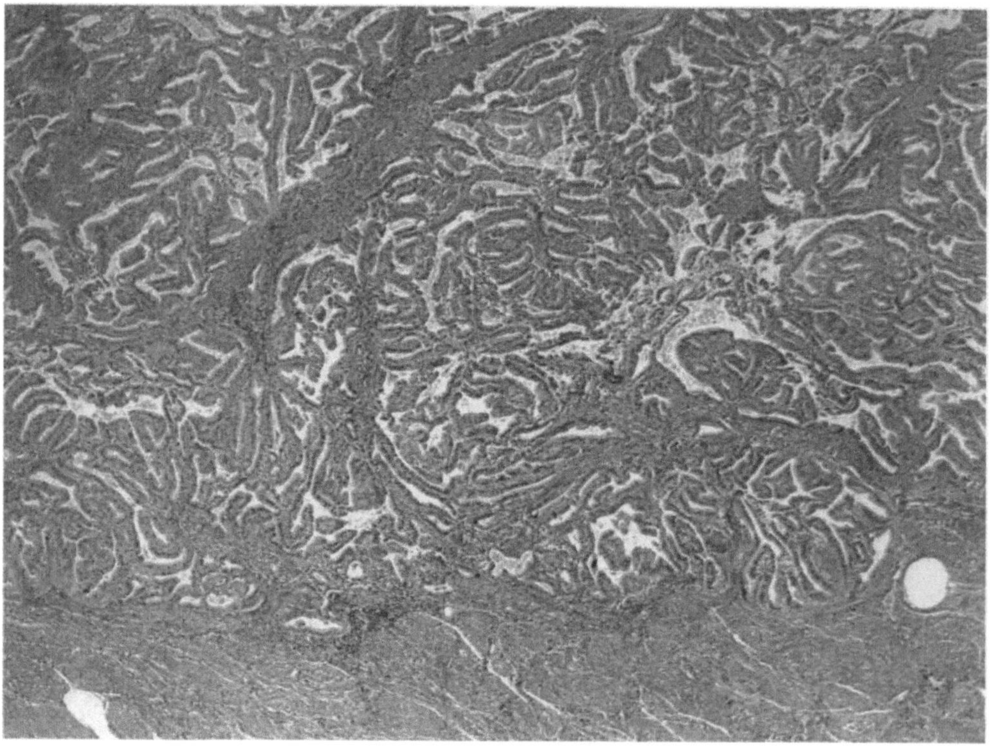

Abb. 105. *Jugendliche adenomatöse Hyperplasie* (HE, ×25)

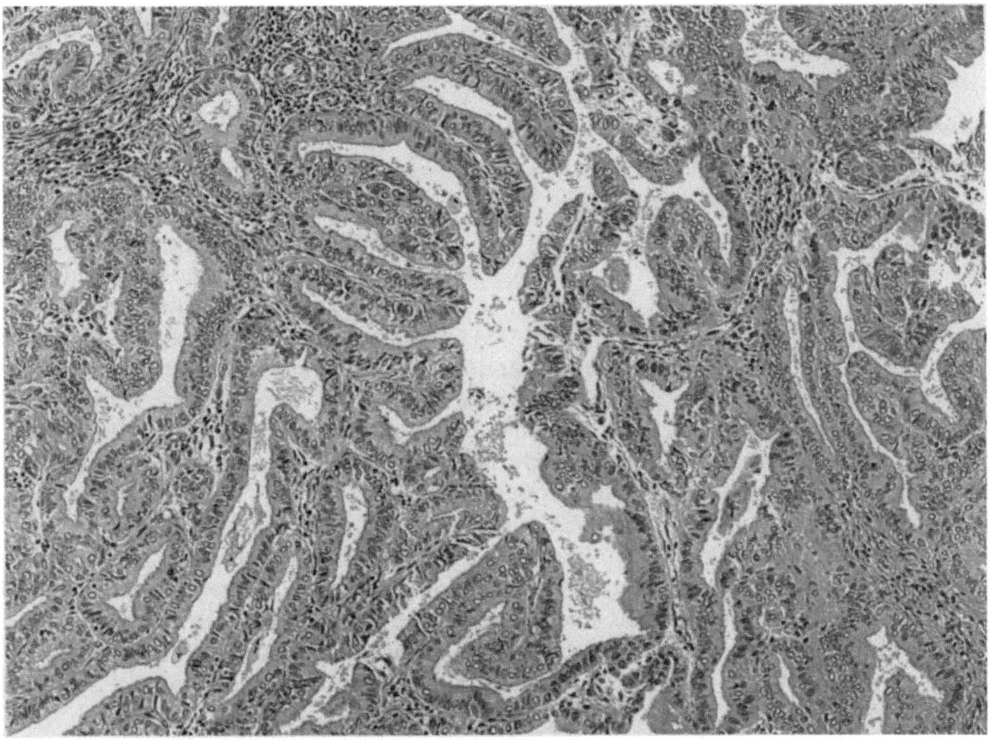

Abb. 106. *Jugendliche adenomatöse Hyperplasie* (HE, ×100)

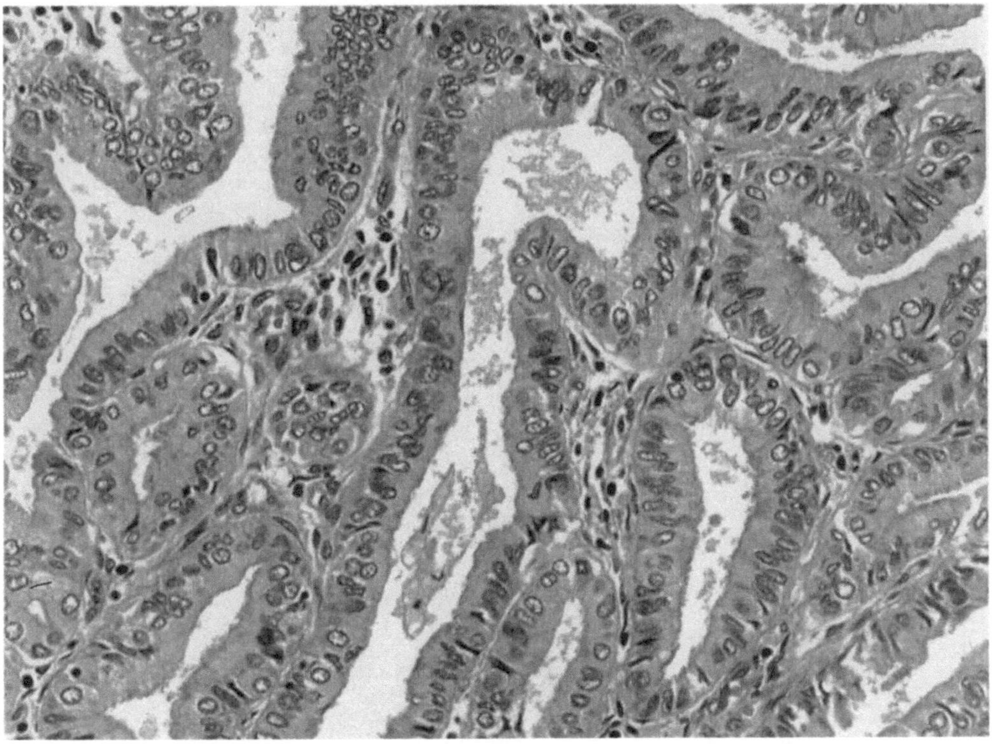

Abb. 107. *Jugendliche adenomatöse Hyperplasie* (HE, ×250)

- Östrogenspeicherung im Fettgewebe;
- gestörter Östrogenstoffwechsel bei Leberschaden;
- langanhaltende Östrogentherapie.

Die Unterscheidung ist in Zusammenhang mit der klinischen Anamnese möglich.

Adenomatöse und Stromahyperplasie
(Abb. 108 und 109)

Bei dieser Veränderung entsprechen die endometrialen Drüsen denen der adenomatösen Hyperplasie. Das endometriale Stroma ist demgegenüber ebenfalls hyperplastisch und besteht aus undifferenzierten, vergrößerten, spindelförmigen, dicht gelagerten Zellen mit länglichen DNS-reichen Kernen und spärlichem RNS-reichem Zytoplasma. Mitosen sind sowohl in den Stromazellen als auch in den Drüsenzellen häufig. Spiralarterien können vorhanden sein (Abb. 109), sind aber nicht prominent (Hanson 1959).

Morphologische Differentialdiagnose: Die kombinierte adenomatöse und Stromahyperplasie muß von prädezidualen Stromaveränderungen unterschieden werden, wie sie gelegentlich unter gestagener Stimulation einer adenomatösen Hyperplasie auftreten. Hier sind die Stromazellen nicht undifferenziert, sondern sie enthalten runde Kerne in eosinophilem Zytoplasma bei geringem RNS-Gehalt.

Klinische Korrelation: Diese ist die gleiche wie bei der adenomatösen Hyperplasie. Die zusätzliche Stromahyperplasie wird als individuelle Variante auf die übermäßige Stimulation durch Östrogen oder dessen Stoffwechselprodukte angesehen.

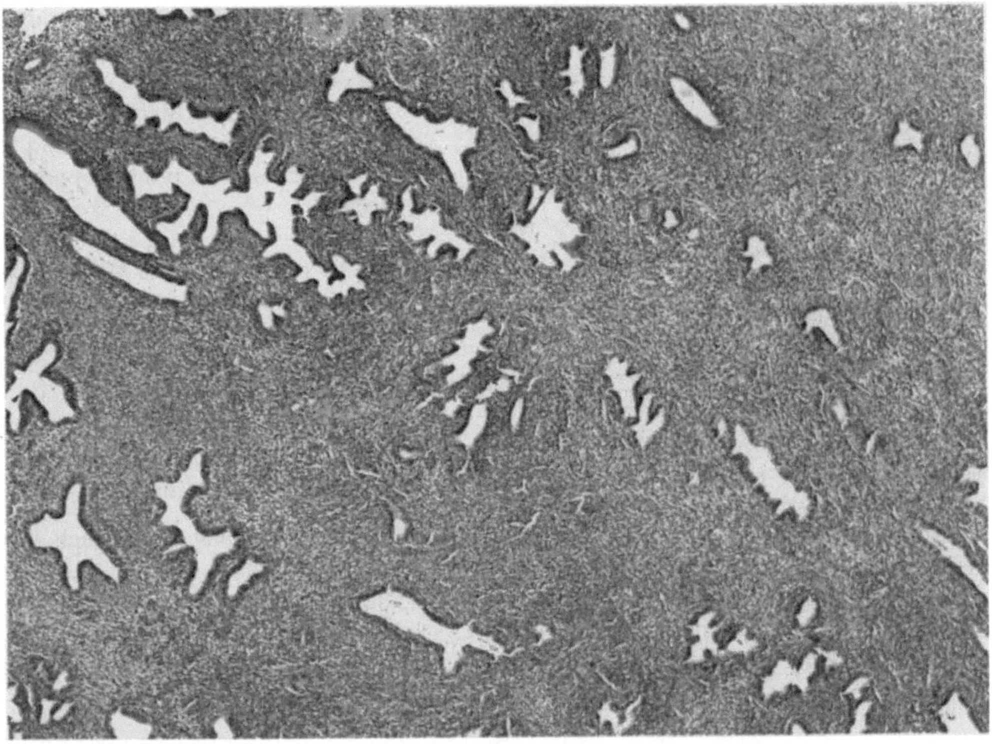

Abb. 108. *Adenomatöse und Stromahyperplasie* (HE, ×25)

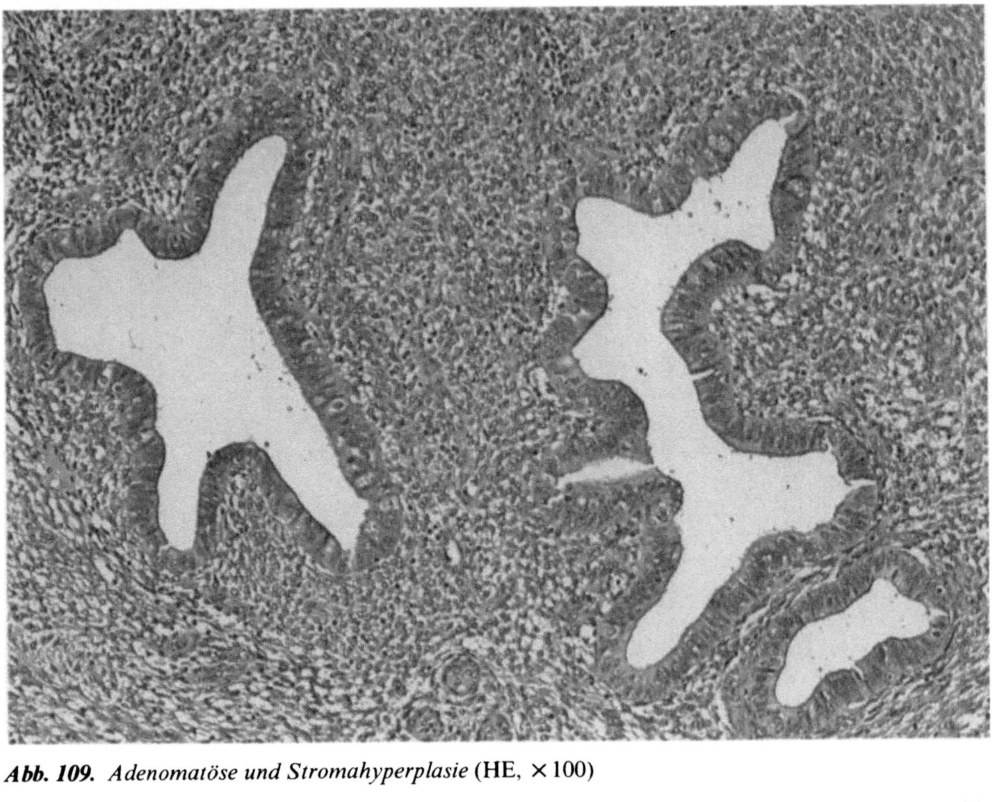

Abb. 109. *Adenomatöse und Stromahyperplasie* (HE, ×100)

Umschriebene Hyperplasie
(Abb. 110 und 111)

Diese unterscheidet sich von der diffusen Form nur durch ihre Begrenzung auf wenige Areale des Endometriums, welche sich meist in den basalen Anteilen befinden. Durch Wachstumsdruck werden diese Bezirke abgerundet und verdrängen die umgebenden normalen Drüsen an die Seite. In diesen Bezirken sind Drüsen und Stroma hyperplastisch und undifferenziert. Bemerkenswert ist v.a. die dichte Lagerung der Stromazellen in diesen Arealen (Abb. 111). Umschriebene Hyperplasien werden mit der Menstruation nicht abgestoßen, sondern durch regenerierendes Endometrium zur Oberfläche verschoben. Aus ihnen entstehen in nachfolgenden Zyklen endometriale Polypen.

Morphologische Differentialdiagnose: Werden isolierte Areale einer umschriebenen Hyperplasie im Abradat gefunden, so müssen diese von Polypen unterschieden werden. Polypen werden i.allg. von Oberflächenepithel überzogen, welches der umschriebenen Hyperplasie fehlt.

Klinische Korrelation und Differentialdiagnose:

- Umschriebene Ansprechbarkeit des Endometriums auf Östrogene, während das umgebende Endometrium die Östrogenrezeptoren eingebüßt hat;
- umschriebener Verlust an Progesteronrezeptoren mit normalem Rezeptorgehalt im umgebenden Endometrium.

Die Unterscheidung ist möglich durch Beurteilung des Funktionsstatus des umgebenden Endometriums.

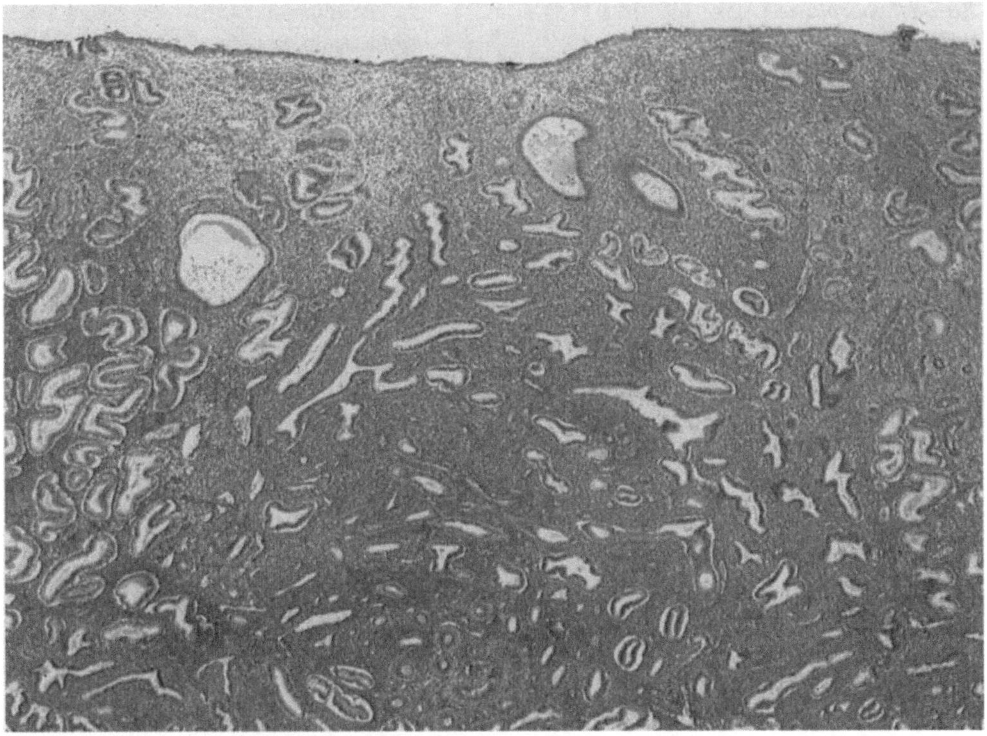

Abb. 110. *Umschriebene Hyperplasie* (HE, ×25)

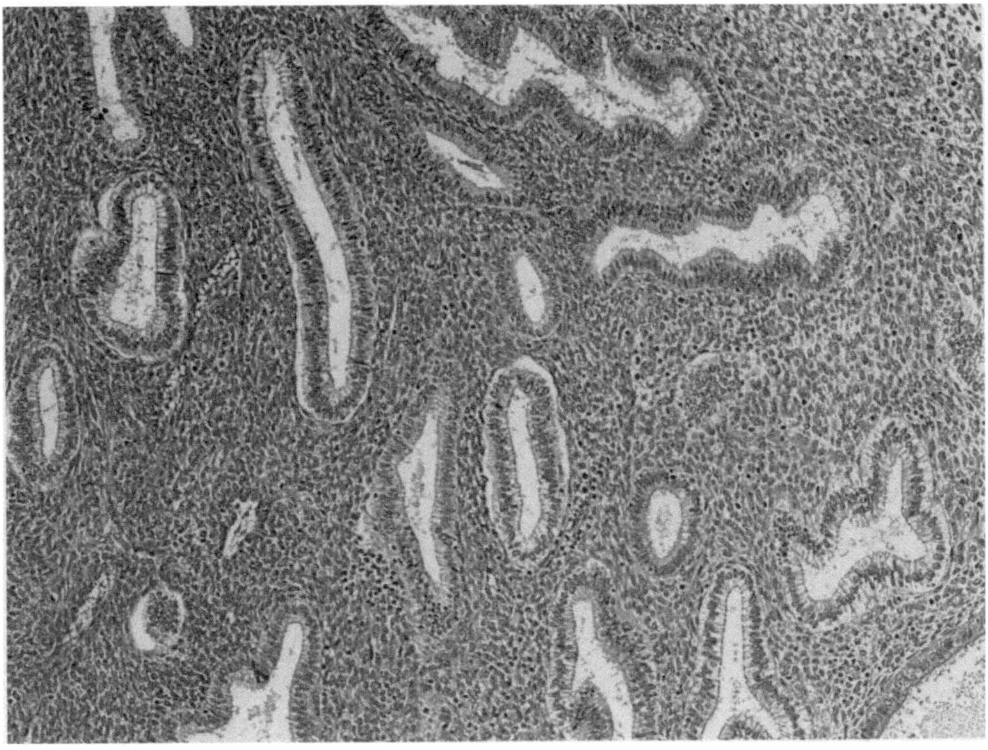

Abb. 111. *Umschriebene Hyperplasie* (HE, × 100)

Basalishyperplasie (Abb. 112 und 113)

Die Basalishyperplasie zeigt die gleiche Struktur wie die umschriebene Hyperplasie. Sie kann sich diffus (Abb. 112) oder umschrieben (Abb. 113) entwickeln. Die diffuse Form ist das Vorstadium der glandulär-zystischen Hyperplasie. Sie kann noch von normal proliferierendem oder sezernierendem Endometrium überzogen sein, welches nach oben abgestoßen wird. Die umschriebene Form ist als Vorstadium von Endometriumpolypen aufzufassen.

Die **klinische Korrelation** ist die gleiche wie bei der umschriebenen Hyperplasie.

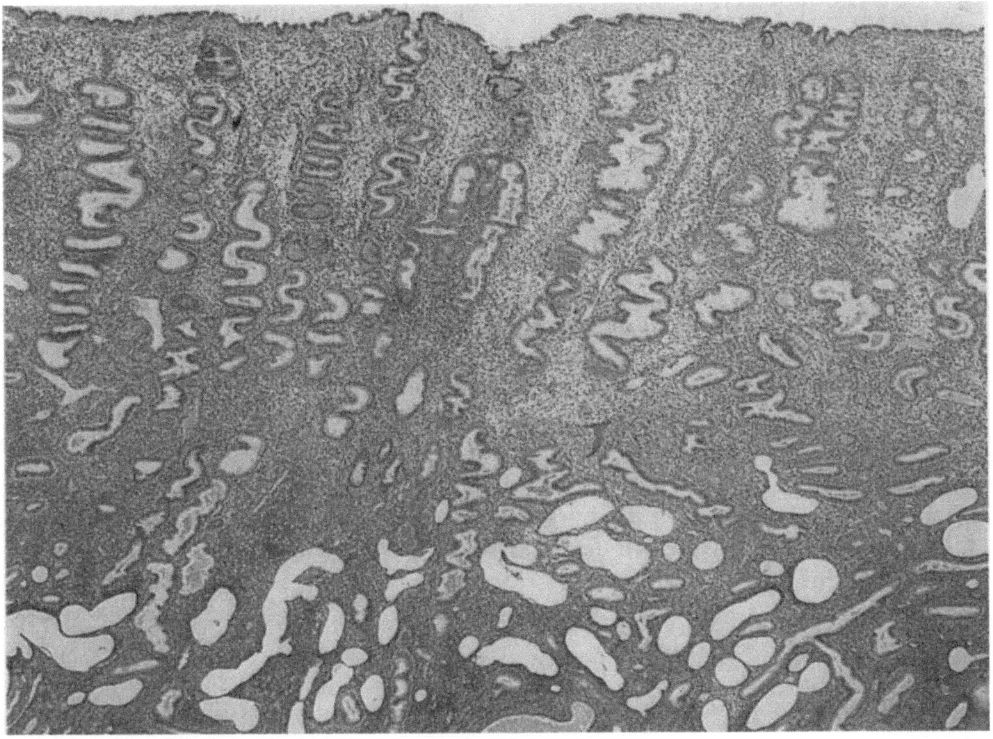

Abb. 112. *Basalishyperplasie, diffus* (HE, ×25)

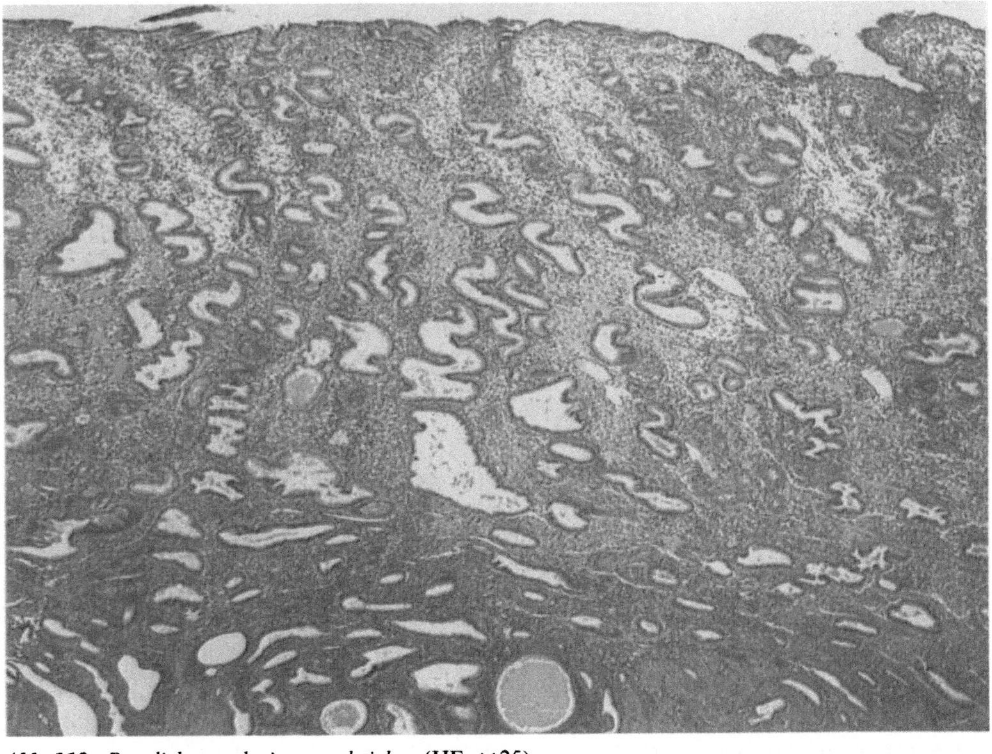

Abb. 113. *Basalishyperplasie, umschrieben* (HE, ×25)

Polypen (Abb. 114–118)

Die endometrialen Polypen sind als umschriebene Hyperplasien anzusehen. Sie haben zunächst eine breite Basis (Abb. 114). Wenn das umgebende Endometrium durch wiederholte Menstruationen abgestoßen wird, entwickelt sich ein dünner Stiel (Abb. 115). Entsprechend der Drüsenstruktur werden drüsige (Abb. 114 und 116), drüsig-zystische (Abb. 115 und 117), adenomatöse und fibrös-zystische Polypen unterschieden. Die drüsigen Polypen ähneln dem normalen Endometrium, lassen sich aber an ihrem refraktären Verhalten gegenüber den zyklischen Veränderungen erkennen, weiterhin auch an ihrem faserreichen Stroma, welches bei van-Gieson-Färbung besonders deutlich wird (Abb. 116 und 118). Die drüsig-zystischen und die adenomatösen Polypen unterscheiden sich von der glandulär-zystischen und der adenomatösen Hyperplasie nur durch ihre polypöse Form und ihr faserreiches Stroma. Die fibrösen Polypen sind Rückbildungsformen glandulärer Polypen und finden sich meist nach der Menopause. Sie können atrophische oder zystisch atrophische Drüsen enthalten.

Morphologische Differentialdiagnose: Eine Abgrenzung ist erforderlich vom papillären Zystadenofibrom (s. S. 198). Ohne Anwendung einer Bindegewebsfärbung können Polypen oder Teile von ihnen im Abradat zuweilen nur schwer erkannt werden.

Die **klinische Korrelation** ist die gleiche wie bei der umschriebenen Hyperplasie (s. S. 100).

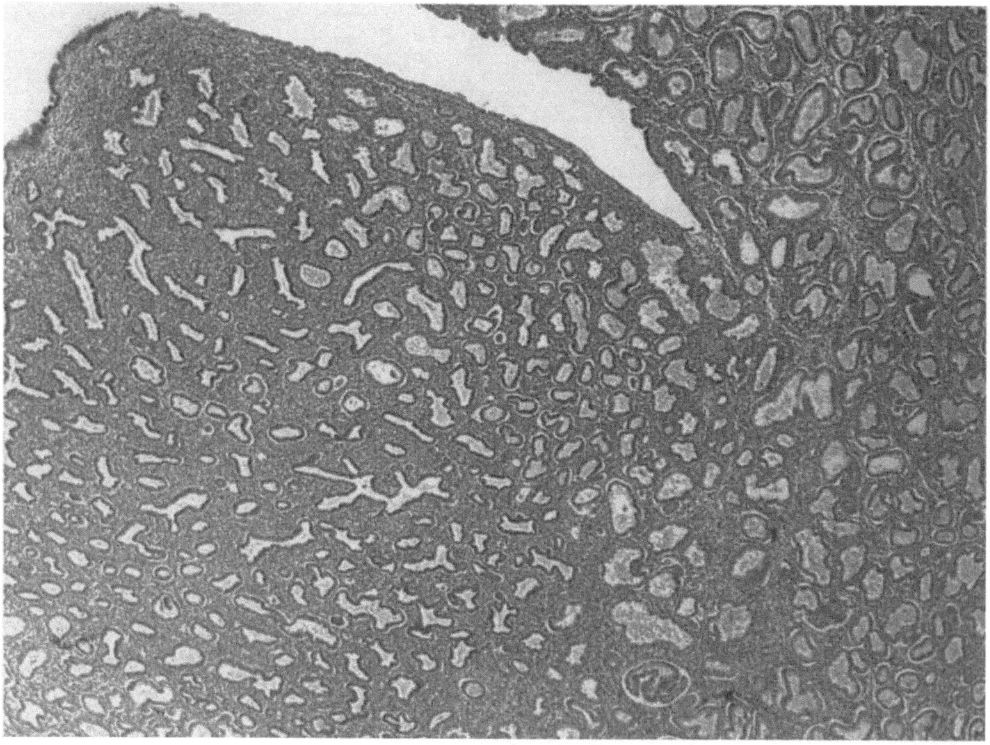

Abb. 114. *Endometriumpolyp, glandulärer Typ* (HE, ×25)

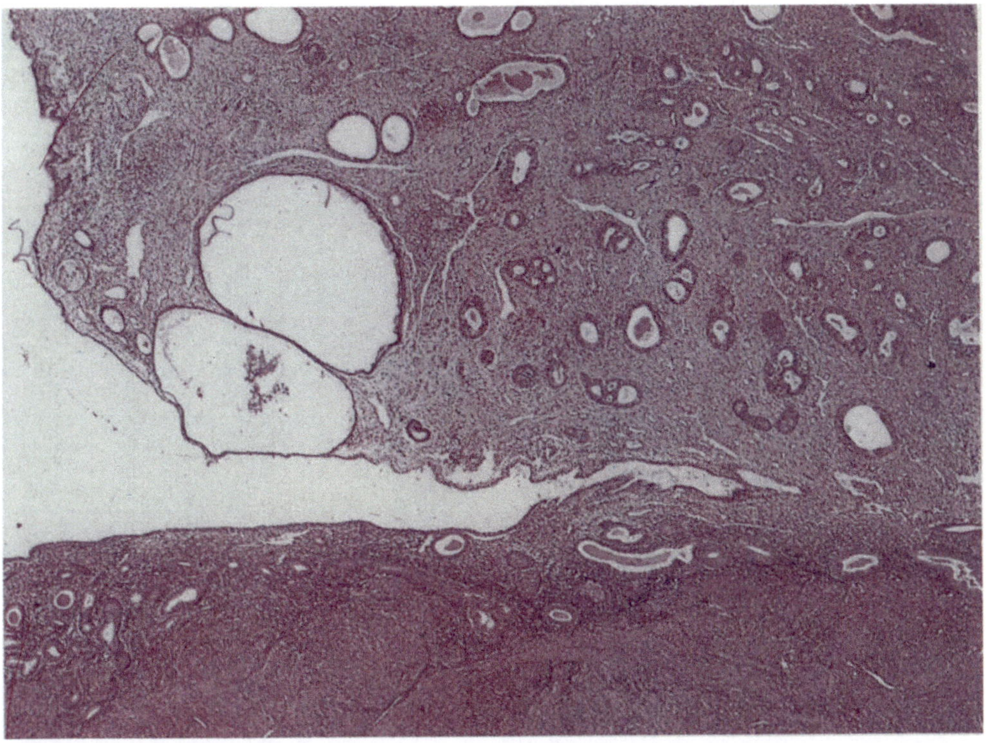

Abb. 115. *Endometriumpolyp, glandulär-zystischer Typ* (HE, ×25)

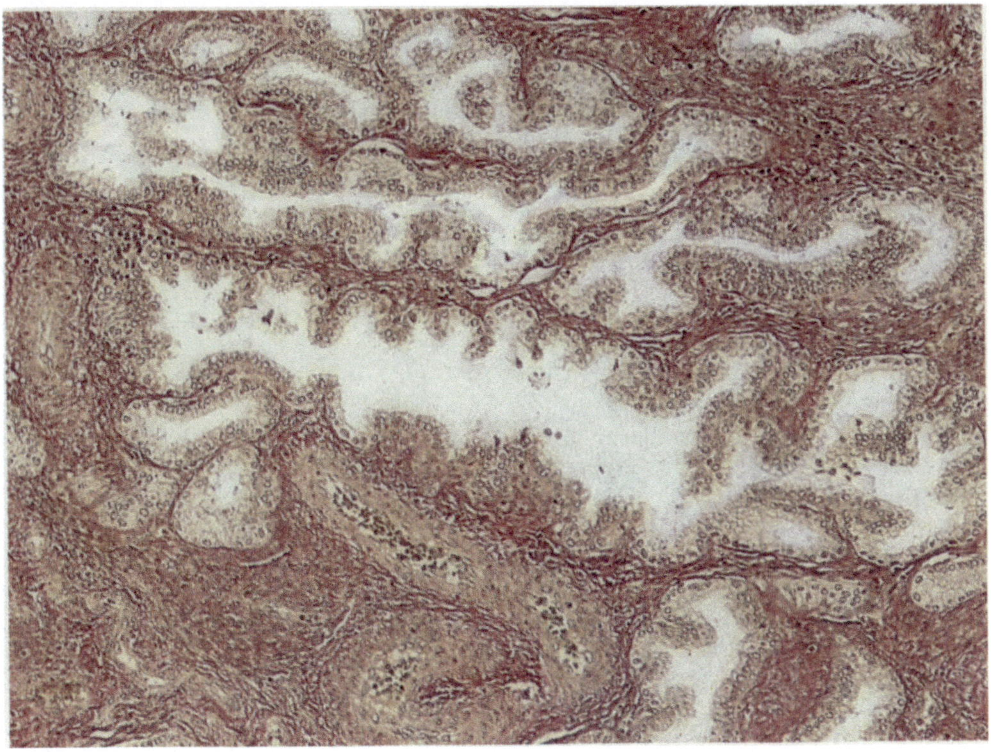

Abb. 116. *Endometriumpolyp, glandulärer Typ* (van-Gieson-Färbung, ×100)

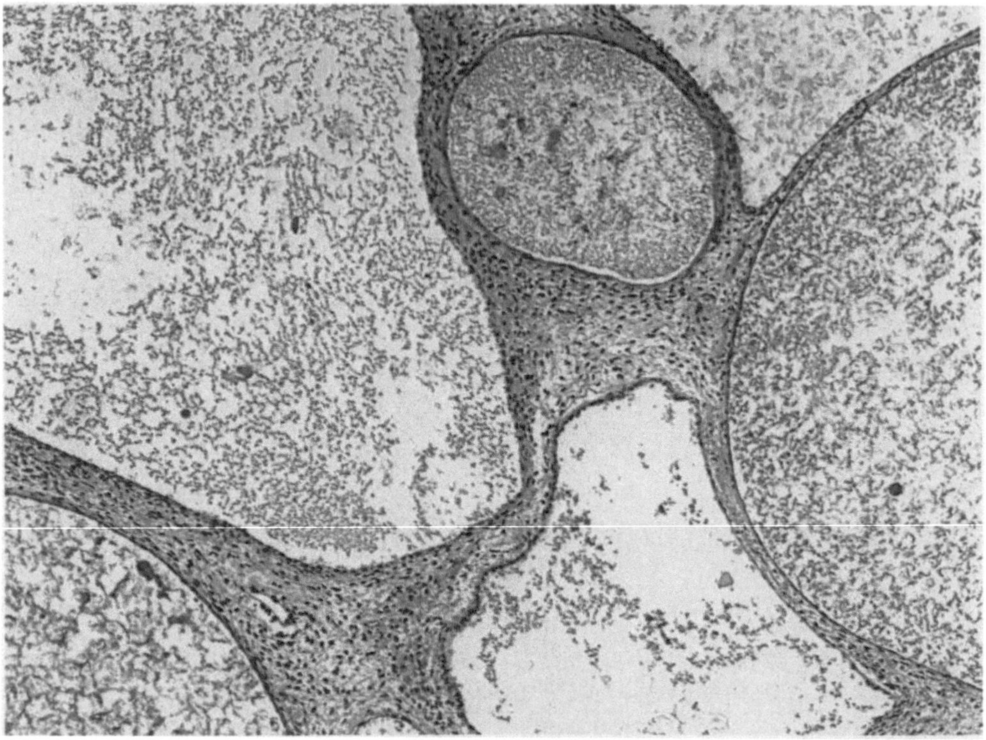

Abb. 117. *Endometriumpolyp, glandulär-zystischer Typ* (HE, ×100)

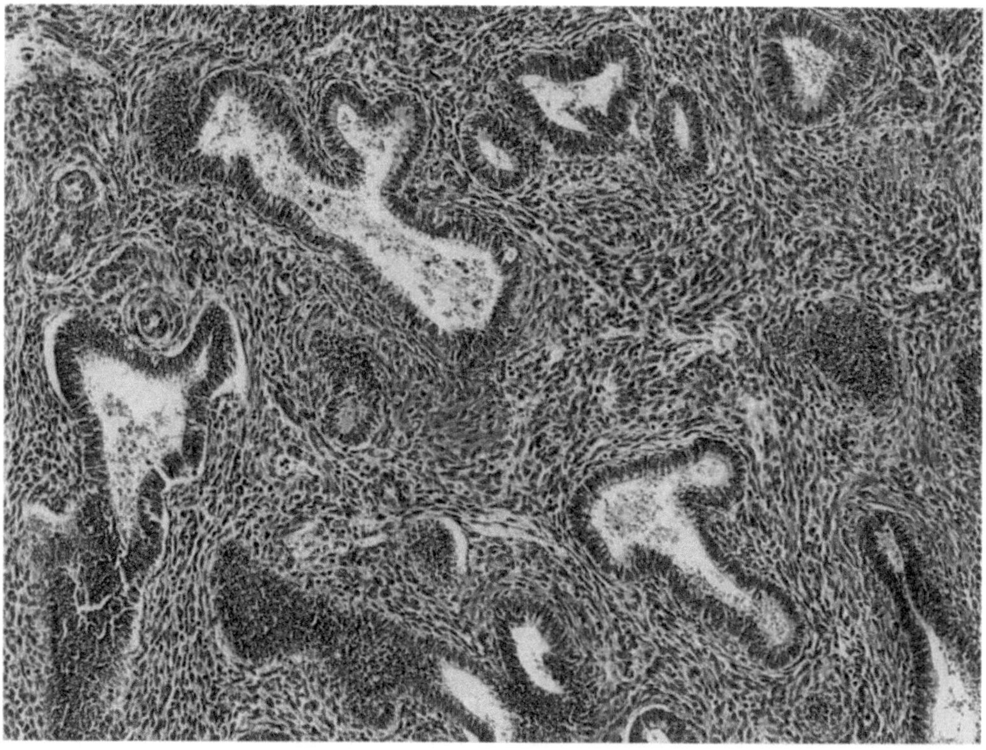

Abb. 118. *Endometriumpolyp, fibrös-zystischer Typ* (van-Gieson-Färbung, ×100)

Ovulatorische Funktionsstörungen

Unterwertige Sekretionsphase

Diese Funktionsstörung ist häufig Ursache einer Infertilität und entsteht auf dem Boden einer Corpus-luteum-Insuffizienz. Entsprechend dem Schweregrad der Insuffizienz, welche zentral oder ovariell bedingt sein kann, sind die histologischen Abweichungen unterschiedlich stark ausgeprägt. Da der Behandlungserfolg bei dieser Infertilitätsursache wesentlich von der Genauigkeit der Diagnose abhängt, kommt der präzisen Differenzierung zwischen den verschiedenen Formen der unterwertigen Sekretionsphase eine vorrangige Bedeutung zu (Gigon et al. 1970; Dallenbach-Hellweg 1984).

Unterwertige Sekretionsphase mit dissoziierter Reifungsverzögerung (Abb. 119–121)

Bei dieser häufigsten Variante sind die Endometriumdrüsen unterschiedlich angeordnet, nur schwach geschlängelt und zeigen große Schwankungen in der Differenzierung des auskleidenden Epithels. Dazu besteht eine Dissoziation in der Entwicklung zwischen Drüsen und umgebendem Stroma.

Die Abrasio stammt vom 27. Tag eines menstruellen Zyklus. Nur wenige Drüsen entsprechen annähernd dem klinischen Zyklustag. Andere schwach geschlängelte Drüsen werden von wenig differenziertem Epithel ausgekleidet, welches noch längliche chromatinreiche Kerne in spärlichem Zytoplasma enthält oder abgerundete Kerne mit einzelnen basalen Vakuolen im Zytoplasma aufweist. Die Sekretion in das Drüsenlumen hat teilweise gerade erst begonnen, in anderen Drüsen ist sie fortgeschritten oder bereits eingedickt. Dementsprechend sind die Drüsenlumina unterschiedlich weit. Einige Drüsen verlaufen gerade, sind eng und werden von noch undifferenziertem proliferierendem Epithel ausgekleidet. Die Stromazellen sind entweder spindelförmig und wenig differenziert oder großzellig und durch fokales Ödem voneinander getrennt. Gelegentlich finden sich kleine hämorrhagische Nekrosen. Die Spiralarterien sind klein und unterentwickelt, die Gesamthöhe des Endometriums schwankt leicht, das Oberflächenepithel ist hochzylindrisch. Der Gehalt an DNS, RNS, Glykogen und Mukopolysacchariden in Drüsen- und Stromazellen entspricht dem Differenzierungsgrad der Zellen – gemessen am normalen Zyklus – und schwankt daher ebenfalls herdförmig (Hughes et al. 1964; Ancla et al. 1967; Gore u. Gordon 1974).

Klinische Korrelation:

- Unterwertige Sekretionsphase aufgrund einer ovariell oder zentral bedingten Corpus-luteum-Insuffizienz: unvollständige Luteinisierung und Progesteronsynthese der Granulosazellen oder Unterdrückung der Progesteronsekretion durch Hyperprolaktinämie;
- unterwertige Sekretionsphase bedingt durch umschriebene endometriale Progesteronrezeptordefekte;
- unregelmäßige Sekretion aufgrund einer klimakterischen Störung der Corpus-luteum-Funktion.

Eine differentialdiagnostische Unterscheidung ist möglich bei genauer Kenntnis des menstruellen Zyklustages sowie der Serumspiegel für FSH, LH und Prolaktin.

Unterwertige Sekretionsphase mit koordinierter echter Reifungsverzögerung

Da diese Variante praktisch identisch ist mit einer beginnenden normalen Sekretionsphase, obwohl die Abrasio am Ende eines menstruellen Zyklus erfolgte, kann die histologische Diagnose nur bei genauer Kenntnis des Zyklustages gestellt werden. Die histologischen Einzelheiten dieser Veränderung können aus den Abb. 8 und 9 entnommen werden; Diese würden einer unterwertigen Sekretionsphase mit koordinierter echter Reifungsverzögerung entsprechen, wenn das Abradat nicht am 16., sondern am 26., 27. oder 28. Zyklustag entnommen worden wäre. Gelegentlich war die vorausgegangene Proliferation unterwertig; in diesen Fällen bleiben die Drüsen klein und eng. Demzufolge entwickeln sich auch nur sehr kleine basale Sekretvakuolen in der zweiten Zyklushälfte, und auch die Stromazellen bleiben klein und undifferenziert.

Klinische Korrelation:

- Unterwertige Sekretionsphase mir koordinierter echter Reifungsverzögerung aufgrund einer zentralen Funktionsstörung mit unzureichender Stimulation der Granulosazellen oder einer ovariell bedingten Störung mit fehlerhafter Entwicklung des Follikels oder auch auf dem Boden eines diffusen Progesteronrezeptordefekts im Endometrium;
- normale Sekretionsphase am 16. Tag eines menstruellen Zyklus (2. Tag nach der Ovulation);
- Frühveränderungen nach Sequentialtherapie zur Ovulationshemmung (s. S. 142).

Die differentialdiagnostische Unterscheidung zwischen dem 1. und 2. Punkt kann durch genaue Bestimmung des Zyklustages erfolgen; die Ursachen der Insuffizienz lassen sich durch Messung der Plasmaspiegel von FSH und LH erkennen.

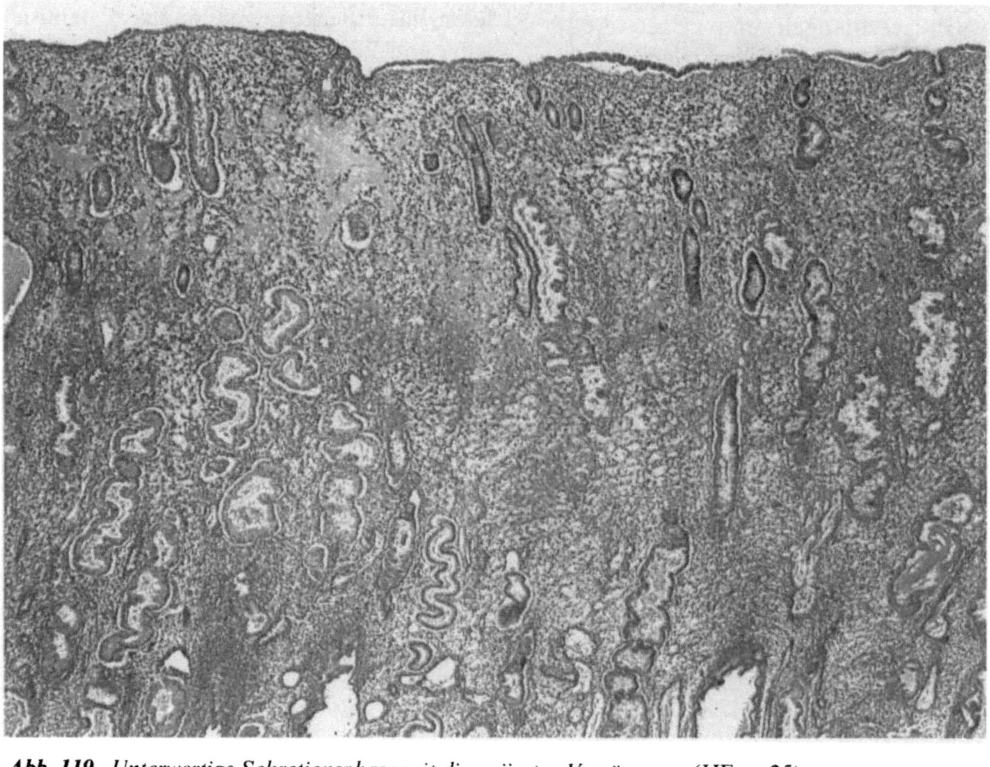

Abb. 119. *Unterwertige Sekretionsphase mit dissoziierter Verzögerung* (HE, ×25)

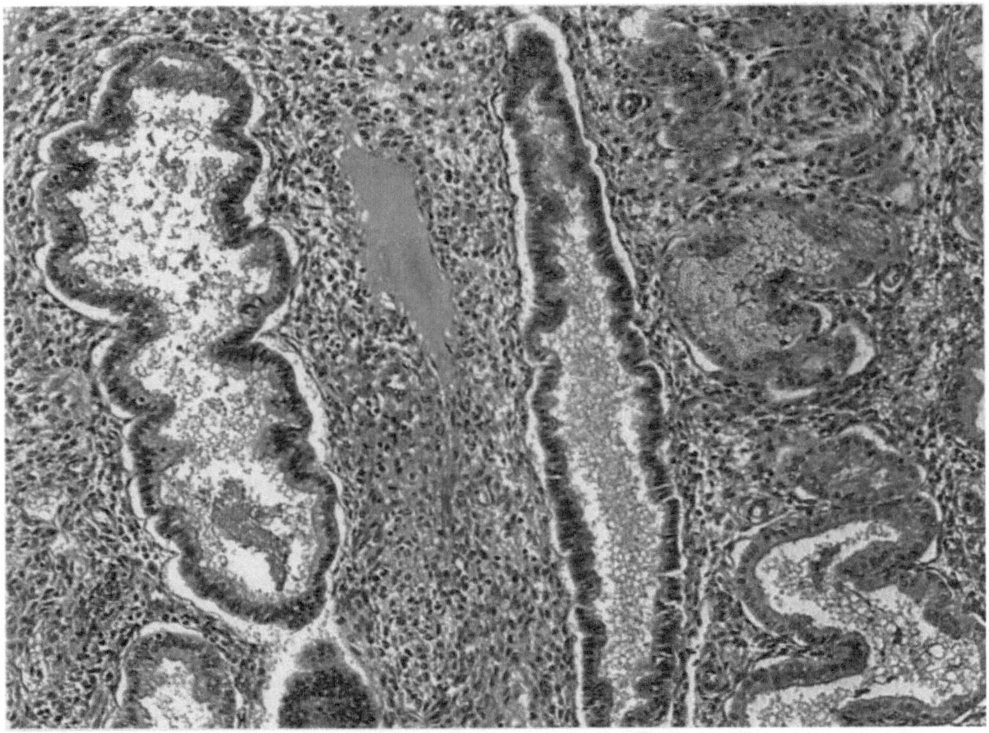

Abb. 120. *Unterwertige Sekretionsphase mit dissoziierter Verzögerung* (HE, ×100)

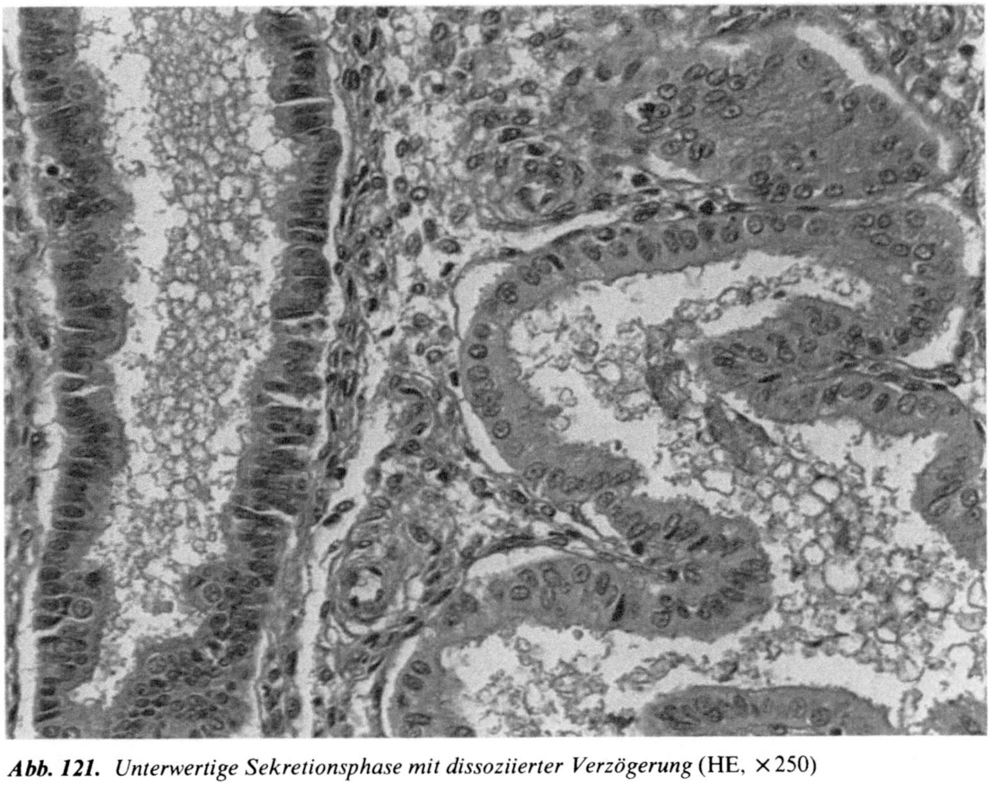

Abb. 121. *Unterwertige Sekretionsphase mit dissoziierter Verzögerung* (HE, ×250)

Unterwertige Sekretionsphase mit koordinierter scheinbarer Reifungsverzögerung (Abb. 122–124)

Auch dieses Abradat wurde am 27. Tag eines menstruellen Zyklus entnommen. Der Funktionsstörung ging eine Follikelpersistenz mit unregelmäßiger Proliferation und verspäteter Ovulation voraus: Die durch die Ovulation ausgelösten sekretorischen Umwandlungen sind daher nur scheinbar verzögert, nicht verzögert bezogen auf den Zeitpunkt der Ovulation. Die Gesamthöhe des Endometriums ist erheblich, aber unregelmäßig. Einige Drüsen sind zystisch ausgeweitet, andere eng und nur gelegentlich leicht geschlängelt. Das Drüsenepithel zeigt beginnende Sekretionserscheinungen mit basalen Glykogenvakuolen und abgerundete Kerne entsprechend dem 2. Tag nach einer Ovulation in einer normalen Sekretionsphase. Größe und Ausdehnung der basalen Sekretvakuolen variieren nur leicht. Ihre Entwicklung ist ausgeprägter in den nicht zystisch erweiterten Drüsen. Die Stromazellen sind spindelförmig oder großzellig und durch fokales Ödem voneinander getrennt. Spiralarterien sind erkennbar, jedoch herdförmig unterentwickelt.

Klinische Korrelation:

- Unterwertige Sekretionsphase mit koordinierter scheinbarer Reifungsverzögerung auf dem Boden einer zentral bedingten LH-Unterstimulation, z. B. einer Hyperprolaktinämie mit verspätetem LH-Gipfel nach Follikelpersistenz mit Überproduktion von Östrogen;
- unregelmäßige Proliferation in der Postmenopause mit sporadischen Luteinisierungen innerhalb einer Follikelzyste oder im Anschluß an zugeführtes Gestagen in kleinen Dosen.

Die differentialdiagnostische Unterscheidung ist möglich, wenn das Alter der Patientin, die Menstruationanamnese sowie ggf. eine erfolgte Hormonzufuhr bekannt sind. Sie wird unterstützt durch zusätzliche Messung der Plasmaspiegel von LH, FSH und Prolaktin.

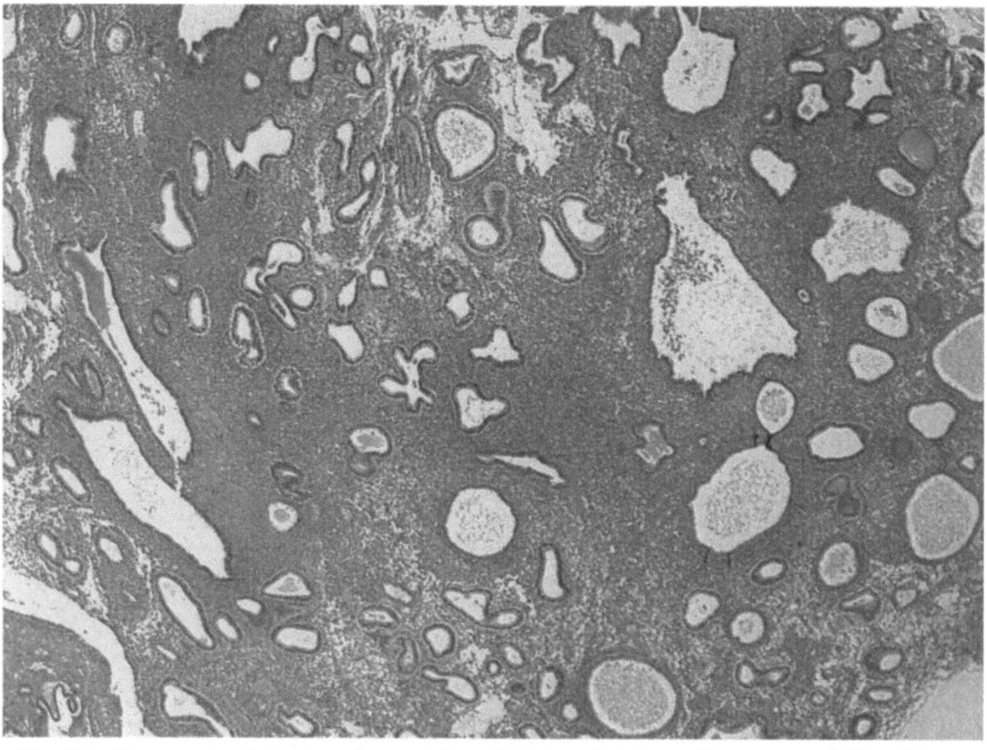

Abb. 122. *Unterwertige Sekretionsphase mit koordinierter scheinbarer Verzögerung* (HE, ×25)

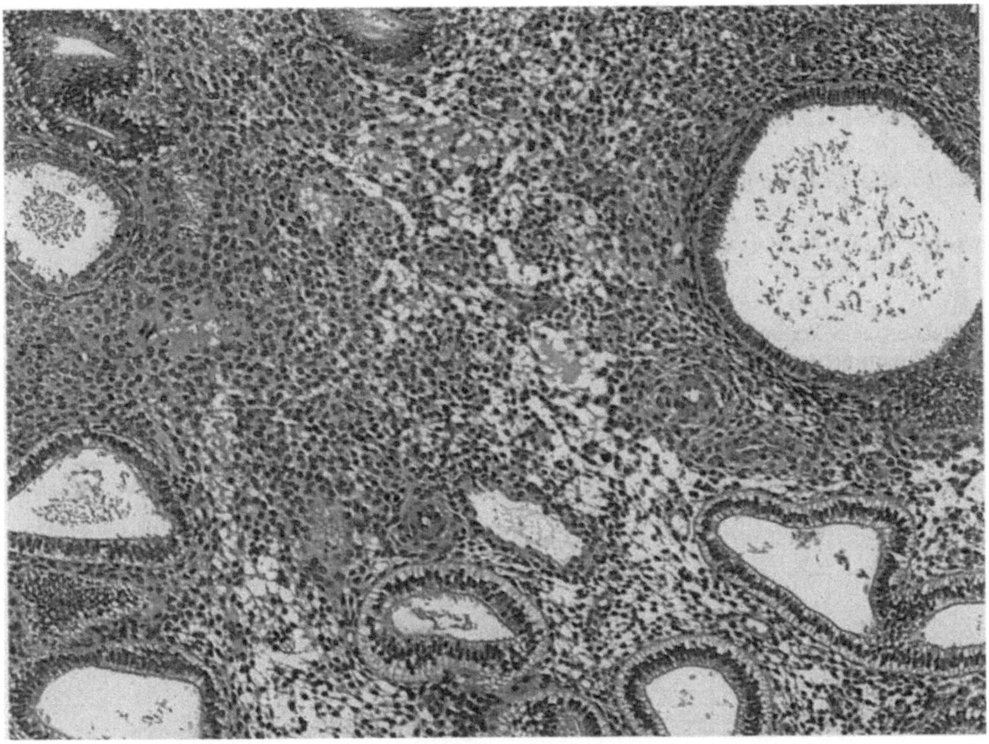

Abb. 123. *Unterwertige Sekretionsphase mit koordinierter scheinbarer Verzögerung* (HE, ×100)

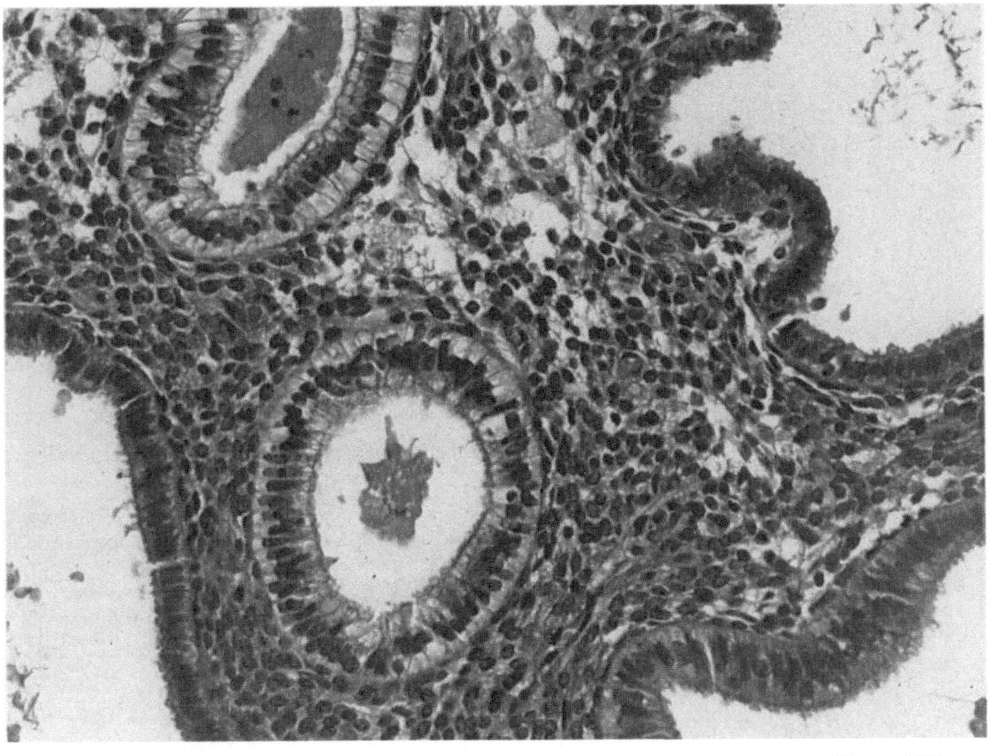

Abb. 124. *Unterwertige Sekretionsphase mit koordinierter scheinbarer Verzögerung* (HE, ×250)

Tabelle 2. Funktionsstörungen des Endometriums bei Infertilität

Morphologie	Mögliche Ursachen
Atrophie	– Funktionslose Ovarien (zentral oder ovariell bedingt) – Refraktäres Endometrium
Unterwertige Proliferation	– Follikelinsuffizienz (zentral oder ovariell bedingt) – Anovulatorischer Zyklus
Unregelmäßige Proliferation oder Hyperplasie	– Follikelpersistenz – Gehäufte anovulatorische Zyklen (polyzystische Ovarien) – Endometrium Progesteron-refraktär
Unterwertige Sekretion 1. mit koordinierter Verzögerung 2. mit dissoziierter Verzögerung	– Corpus-luteum-Insuffizienz (zentral oder ovariell bedingt) – Relative Corpus-luteum-Insuffizienz durch hohe endogene Östrogenspiegel
Abortive Sekretion	Nicht ovulierender insuffizienter Follikel mit sporadischer Luteinisierung
Starre Sekretion	Meist exogene Gestagenstimulation bei Anovulation
Asynchroner Zyklus	Zentrale Regulationsstörung (direkt oder indirekt über negative Rückkoppelung)

*Verzögerte **Abstoßung*** (Abb. 125–134)

Bei diesem Krankheitsbild entwickelt sich das Corpus luteum regelrecht, bildet sich aber nicht zur rechten Zeit zurück, sondern produziert weiter Progesteron. Die Progesteronsekretion sinkt erst verspätet und auch verlangsamt ab. Demzufolge ist auch die Rückbildung des Endometriums protrahiert und dessen Abstoßung verlängert und unregelmäßig.

Frühstadium (Abb. 125–128)

Man erkennt umschriebene hämorrhagische Dissoziationen (Abb. 125) und zwischen ihnen erhaltene Drüsen mit sternförmigen Lumina durch ausgedehnte Schrumpfung ohne Gewebsauflösung (Abb. 126 und 127). Die Kerne der Drüsenepithelien sind kondensiert und chromatinreich, ihr Zytoplasma ist noch reichlich und blaß. Das umgebende erhaltene Stroma besteht aus dicht gelagerten, geschrumpften, jedoch noch runden Stromazellen und endometrialen Körnchenzellen, welche noch ihre Relaxingranula enthalten. Folglich ist das Retikulumfasernetzwerk noch intakt (Abb. 128) und demzufolge eine Dissoziation des Stromas und der Drüsen nicht erfolgt (Dallenbach-Hellweg u. Bornebusch 1970). Die Spiralarterien sind nicht zurückgebildet und oft thrombosiert, was sich u. a. auf dem Boden der verlängerten Blutung erklärt.

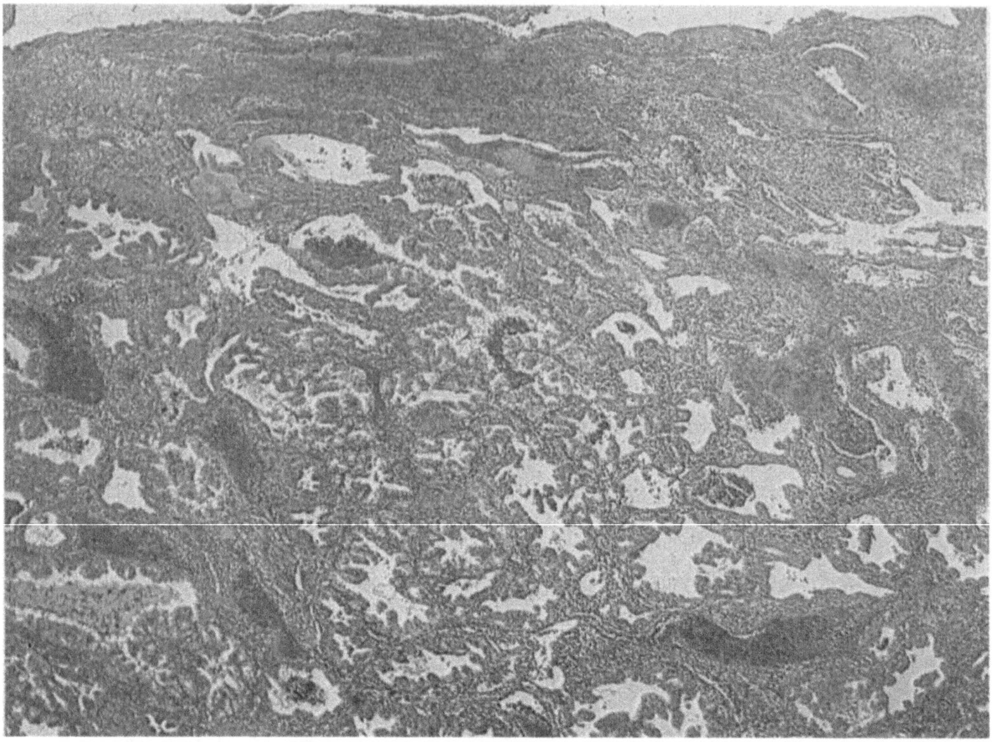

Abb. 125. *Verzögerte Abstoßung, Frühstadium* (HE, ×25)

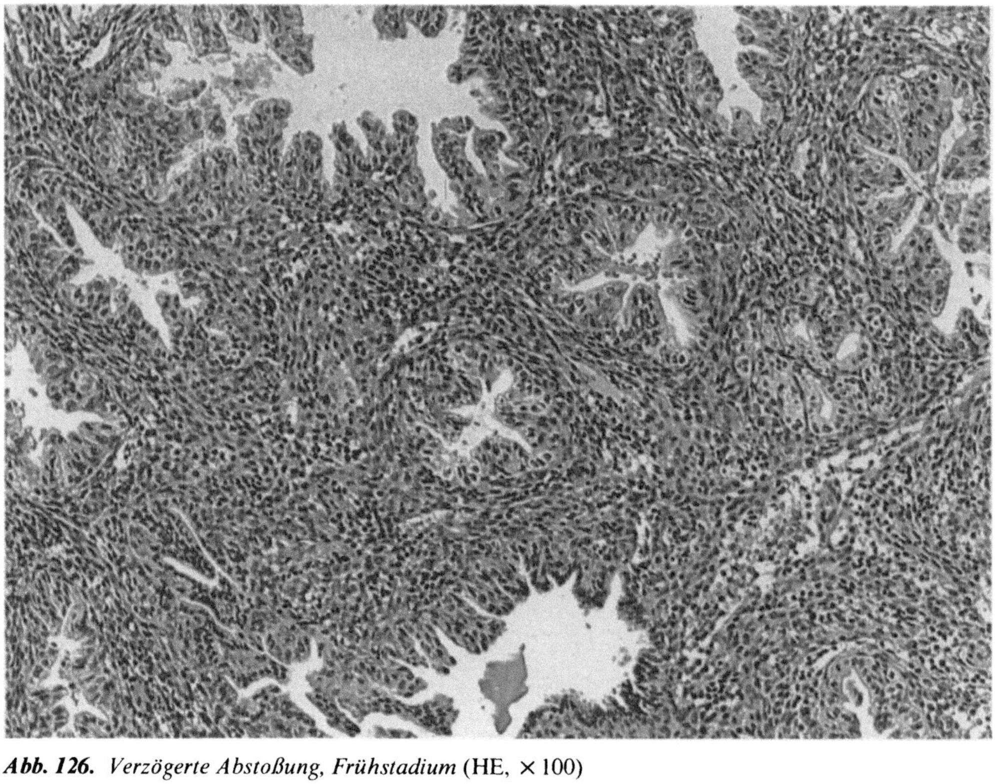

Abb. 126. *Verzögerte Abstoßung, Frühstadium* (HE, × 100)

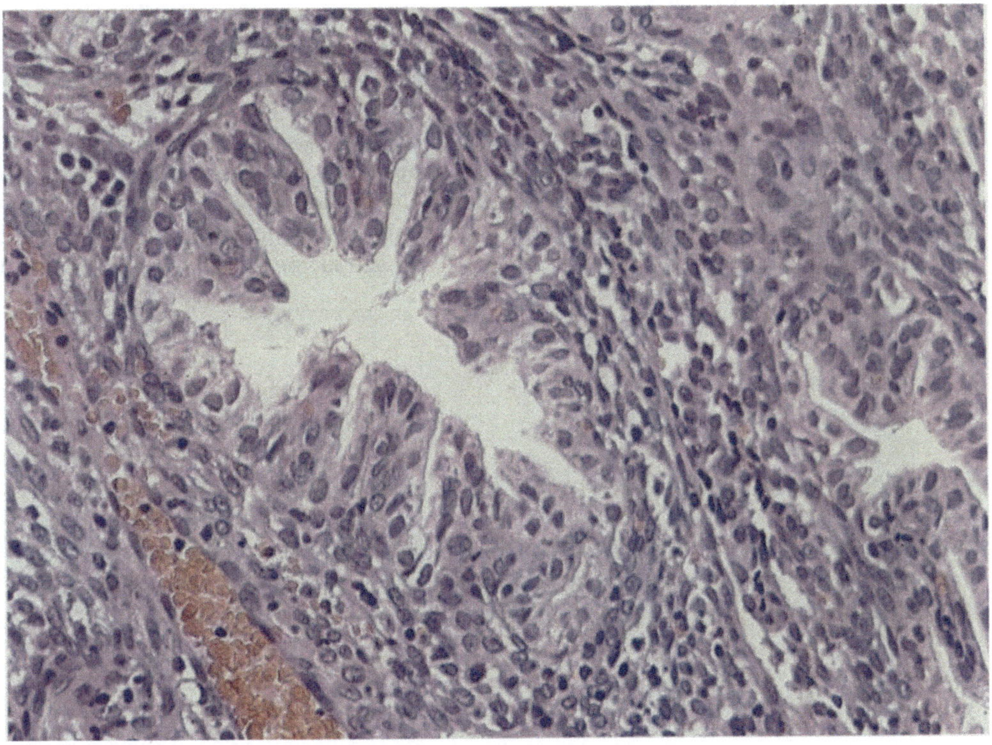

Abb. 127. *Verzögerte Abstoßung, Frühstadium* (HE, ×250)

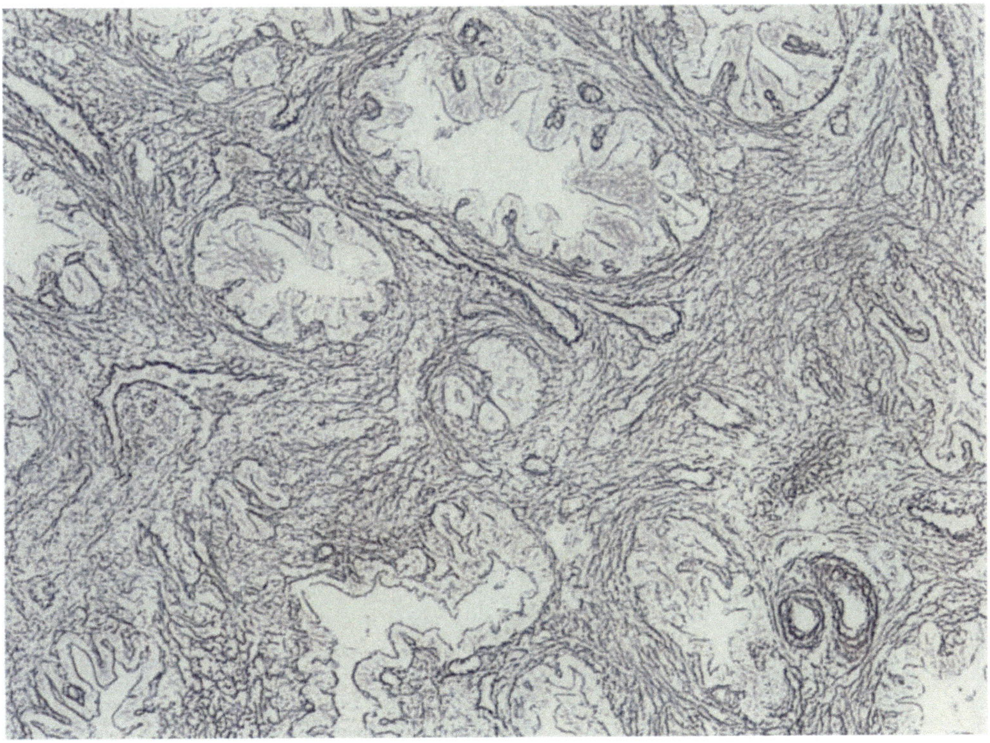

Abb. 128. *Verzögerte Abstoßung, Frühstadium, Retikulumfaserdarstellung* (×100)

Spätstadium (Abb. 129–131)

Größere Bezirke des Endometriums sind jetzt dissoziiert und befinden sich in hämorrhagischer Nekrose (Abb. 129). Die dazwischenliegenden Regionen sind jedoch noch intakt. Ihre Drüsen sind weiter zurückgebildet, und ihre ursprüngliche Sternform ist jetzt weniger ausgeprägt, aber noch erkennbar.

Die Kerne der Drüsenepithelien sind stark geschrumpft und chromatindicht, das Zytoplasma ist spärlich geworden. Tiefer liegende Drüsen zeigen zuweilen bereits regenerative oder frühe proliferative Veränderungen und werden in den neuen Zyklus mit einbezogen. Das sehr zelldichte Stroma besteht aus spindelförmigen kleinen Zellen (Abb. 130 und 131).

Arias-Stella-Phänomen (Abb. 132–134)

In einigen Bezirken haben sich die Drüsenepithelien stark vergrößert und enthalten chromatindichte, grotesk verformte Kerne in depolarisierter Stellung innerhalb eines klaren Zytoplasmas. Diese eigentümliche Veränderung (Arias-Stella 1954) geht mit hohen Gonadotropinspiegeln einher, die durch Anwesenheit noch vitaler Trophoblastzellen aufrecht erhalten bleiben (Abb. 133 und 134). Das Stroma enthält gelgentlich leukozytäre Infiltrate (Abb. 134) und verhält sich im übrigen wie bei der verzögerten Abstoßung ohne Arias-Stella-Phänomen.

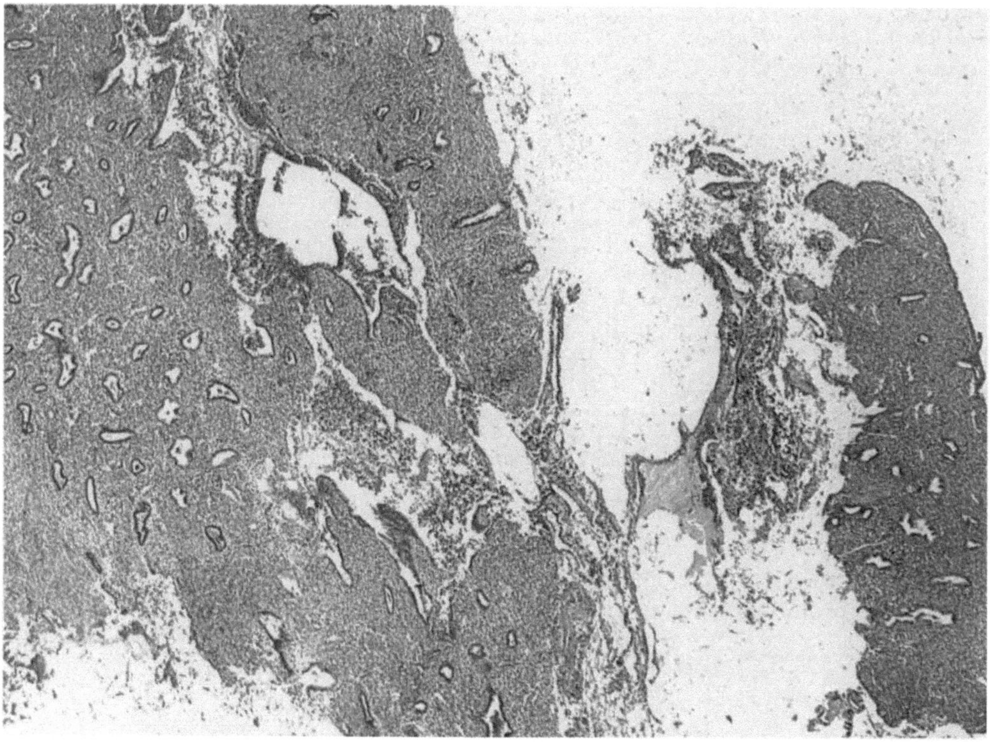

Abb. 129. *Verzögerte Abstoßung, Spätstadium* (HE, ×25)

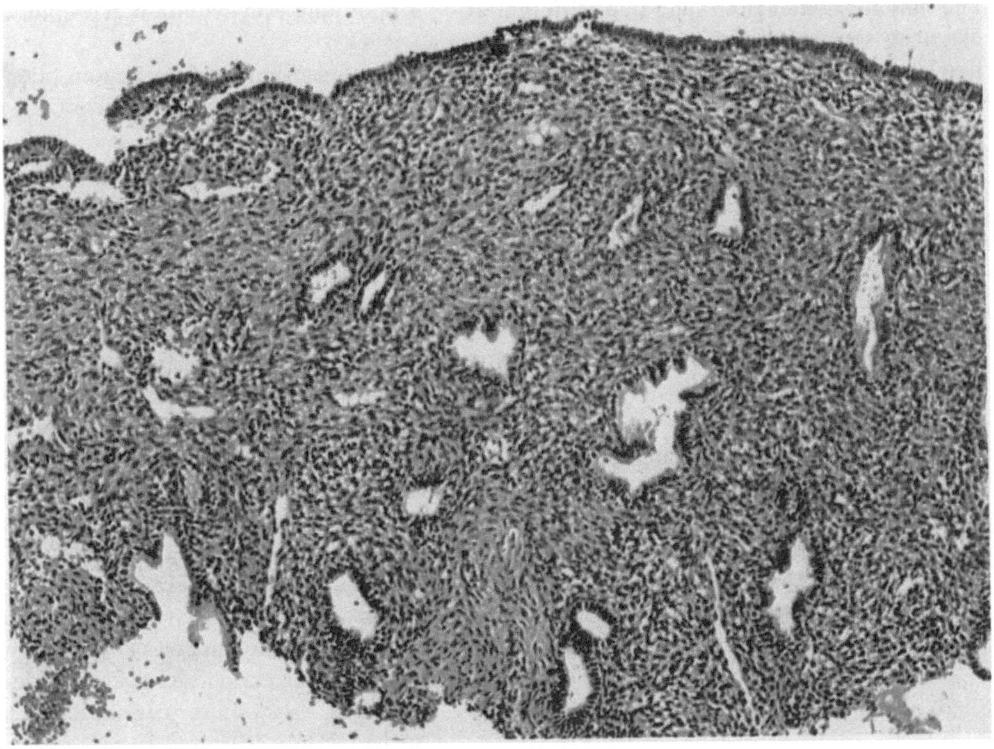

Abb. 130. *Verzögerte Abstoßung, Spätstadium* (HE, ×100)

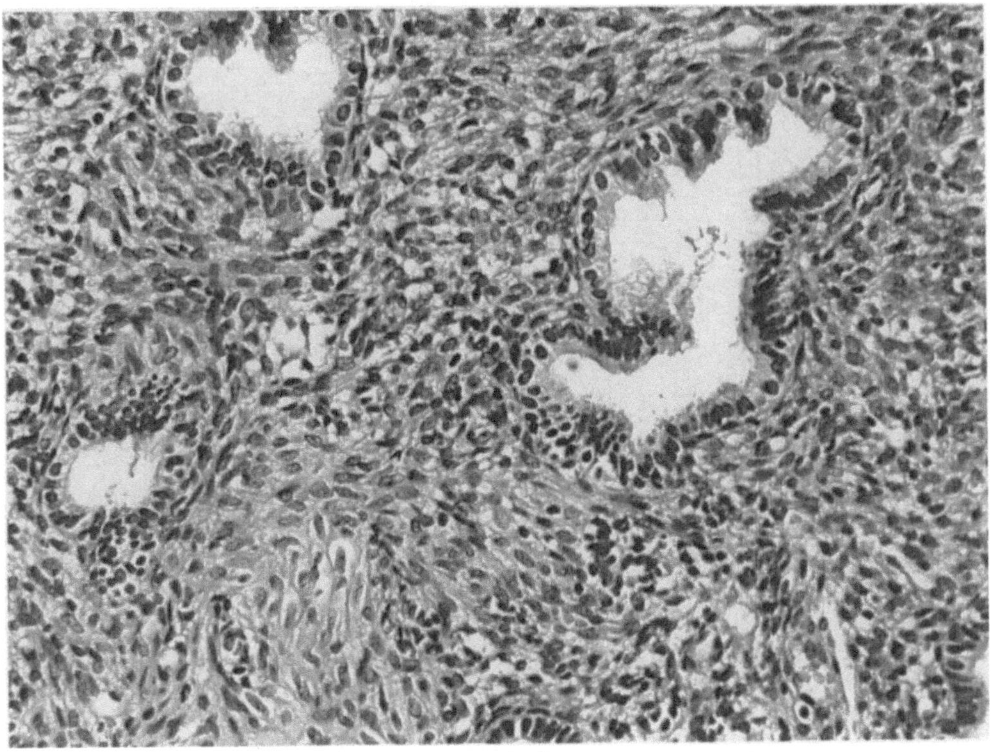

Abb. 131. *Verzögerte Abstoßung, Spätstadium* (HE, ×250)

Die **histologische Erkennung und Differentialdiagnose** der verzögerten Abstoßung ist für den Unerfahrenen nicht leicht. Charakteristisch ist das bunte Durcheinander von Endometriumfragmenten in verschiedenen Stadien der Rückbildung und Dissoziation. Die Veränderung muß morphologisch von einer regressiven glandulär-zystischen Hyperplasie in Abbruchblutung nach sekretorischer Umwandlung unterschieden werden: Hier ist ein Teil der Drüsen noch zystisch ausgeweitet, und sternförmige Drüsen sind nur vereinzelt vorhanden.

Klinische Korrelation und Differentialdiagnose:

- Corpus-luteum-Persistenz bei Hyperstimulation durch plazentares Gonadotropin (bei intra- oder extrauteriner Gravidität und bereits abgestorbenem Fetus, oder bei Blasenmole mit Bildung multipler Corpus-luteum-Zysten) oder Hypophysengonadotropin (während der ersten postpartalen oder postabortalen Menstruation oder im Klimakterium);
- spontane Polyovulationen (Pepler u. Fouche 1968);
- Gestagentherapie vor Beginn oder während der Menstruation (Holmstrom u. McLennan 1947).

Die differentialdiagnostische Unterscheidung ist möglich und von klinischer Bedeutung, v.a. zwischen der verzögerten Abstoßung bei Hyperstimulation durch Plazentareste und derjenigen ohne Gravidität: Ein positives Arias-Stella-Phänomen kann als Beweis für eine kürzlich abgestorbene intra- oder extrauterine Gravidität gelten, auch wenn Plazentareste im Abradat nicht mehr aufzufinden sind. Der Nachweis einer Endometritis oder hyalinisierter Arteriolen kann die weitere Differenzierung zwischen intra- und extrauteriner Gravidität unterstützen, während Reste nekrotischer Decidua bei beiden Veränderungen zu finden sind. Läßt sich eine vorausgegangene Gravidität ausschließen, so helfen genaue klinische Angaben bei der Deutung der der verzögerten Abstoßung zugrundeliegenden Ursache.

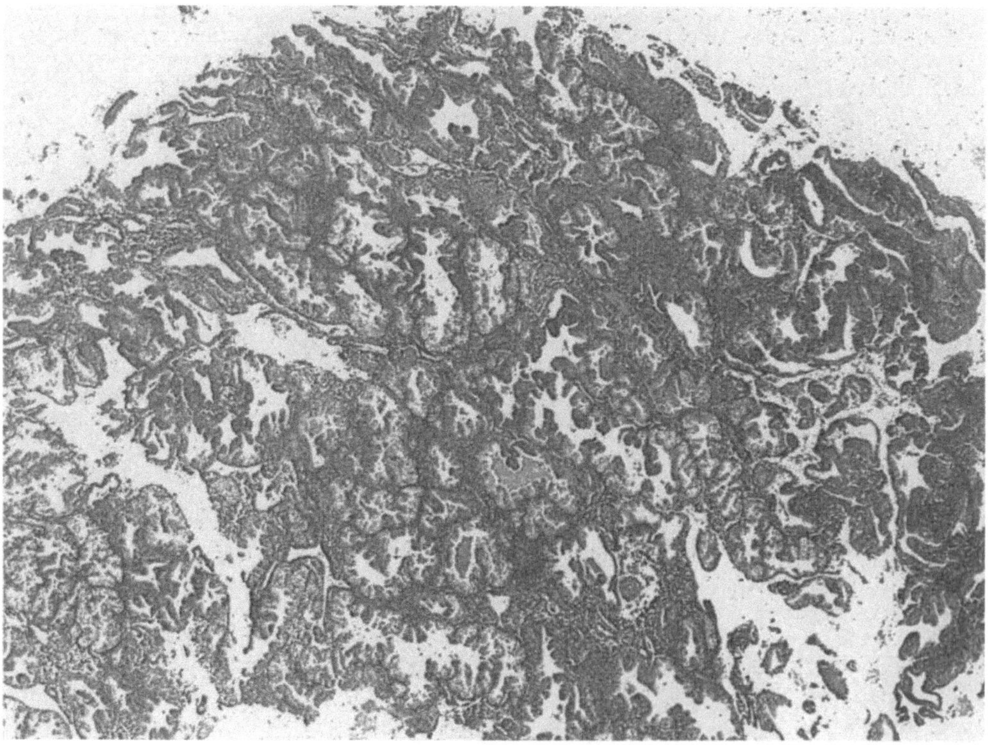

Abb. 132. *Verzögerte Abstoßung mit Arias-Stella-Phänomen* (HE, ×25)

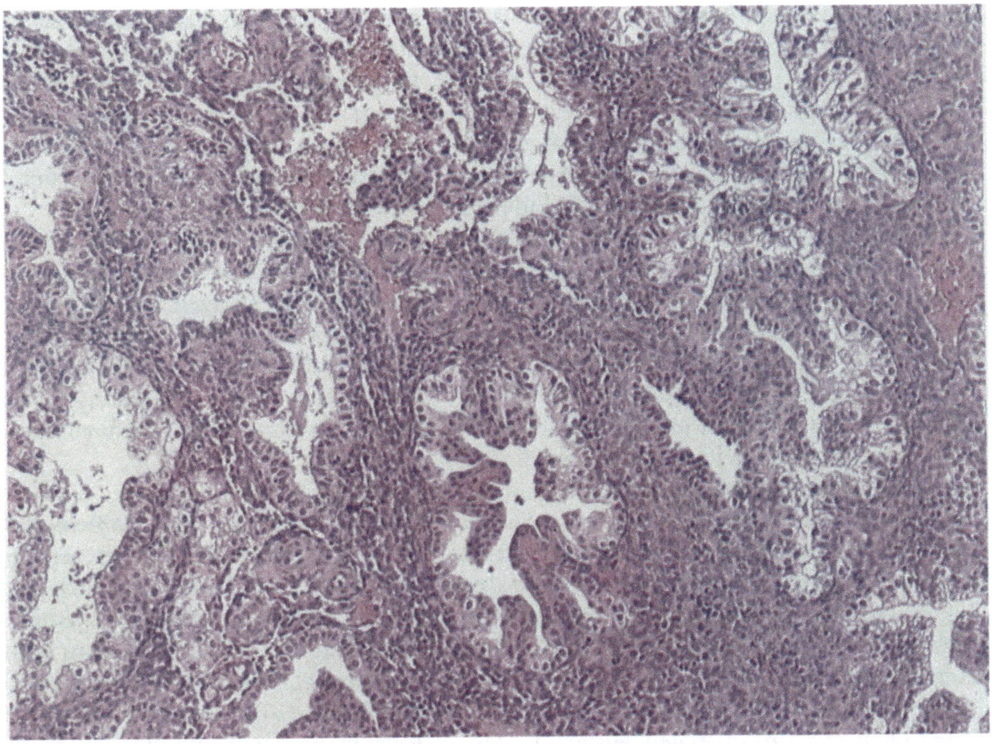

Abb. 133. *Verzögerte Abstoßung mit Arias-Stella-Phänomen* (HE, ×100)

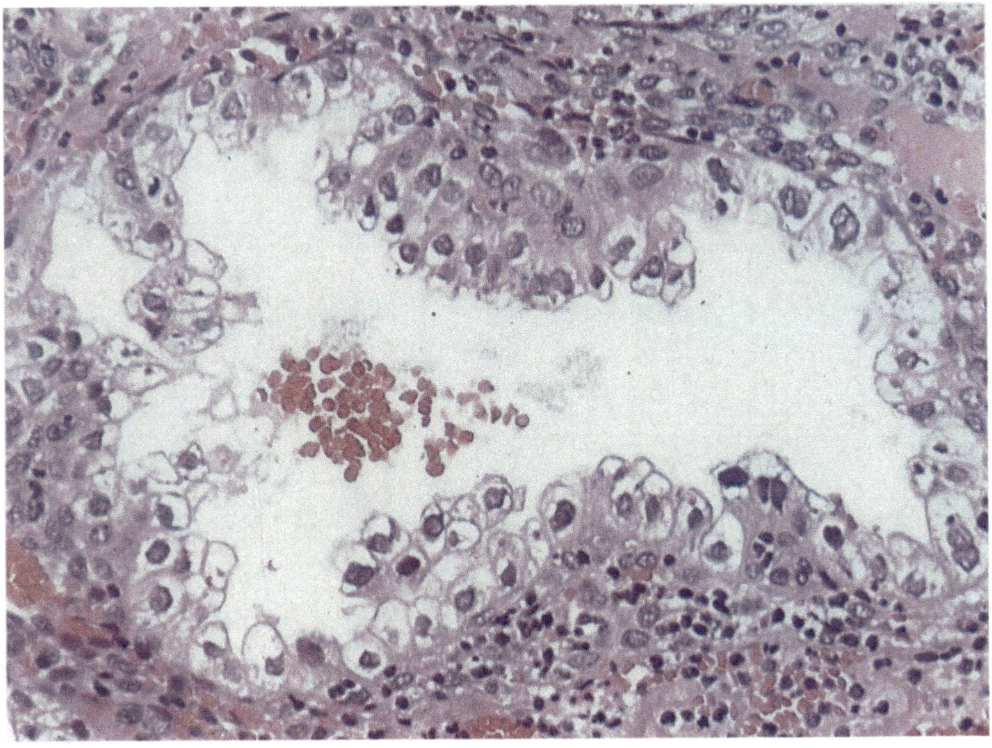

Abb. 134. *Verzögerte Abstoßung mit Arias-Stella-Phänomen* (HE, ×250)

Dysmenorrhoea membranacea
(Abb. 135 und 136)

Das morphologische Substrat zu dieser klinischen Diagnose sind membranartige Ausgüsse einer mehr oder weniger gut erhaltenen Decidua oder eines dezidual umgewandelten Endometriums, welche in nicht dissoziiertem Zustand aus dem Uteruscavum ausgestoßen wurden. Die Demarkationslinie ist durch eine hämorrhagische Nekrosezone klar erkennbar (Abb. 135). Die Endometriumdrüsen sind mehr oder weniger stark geschlängelt und von niedrig kubischen Zellen mit rundlichen Kernen in spärlichem Zytoplasma ausgekleidet. Die Drüsenlumina sind eng oder auch ausgeweitet und lassen keine Sekretansammlungen erkennen. Das reichliche endometriale Stroma besteht aus prädezidualen oder dezidualen Zellen (Abb. 129). Gelegentlich finden sich auch über die Demarkationslinie hinaus entzündliche Infiltrate.

Morphologische Differentialdiagnose: Die Unterscheidung zwischen einer Dysmenorrhoea membranacea als Folge eines intra- oder extrauterinen Abortes und einer durch Corpusluteum-Persistenz ohne Schwangerschaft ausgelösten Dysmenorrhoea membranacea kann schwer sein, wenn Plazentareste oder ein Arias-Stella-Phänomen fehlen, da eine anhaltende Progesteronstimulation die endometrialen Stromazellen zu dezidualen Zellen umwandeln kann, welche sich von denen einer Schwangerschaft nicht mehr unterscheiden (Spechter 1953).
Eine differentialdiagnostische Abgrenzung ist jedoch möglich, wenn die Endometriumdrüsen nicht geschlängelt und eng sind und von atrophischem Epithel ausgekleidet werden: Eine derartige starre Sekretion, die sich ebenfalls in Form eines Deciduazylinders ablösen kann, kommt nach Gestagentherapie vor (Abb. 149).

Klinische Deutung und Differentialdiagnose: Sie ist die gleiche wie bei der verzögerten Abstoßung (s. S. 118). Ein Deciduazylinder kann in einem Stück ausgestoßen werden, wenn die Auflösung der Retikulumfasern infolge einer Nichtausschüttung von Relaxin aus den endometrialen Körnchenzellen unterbleibt. Das Relaxin wird bei anhaltender Progesteronsekretion oder während einer Gestagentherapie in den Körnchenzellen zurückgehalten. Die Deciduazylinder werden im Augenblick der Unterbrechung der Gestagentherapie ausgestoßen („hormonelle Kürretage").

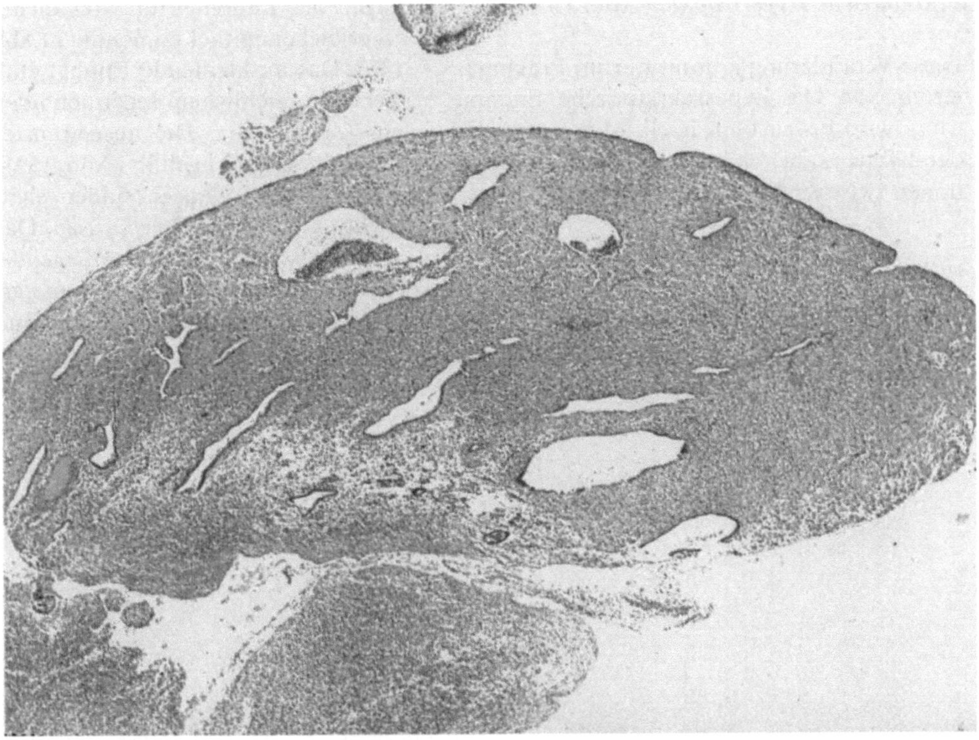

Abb. 135. *Dysmenorrhoea membranacea* (HE, ×25)

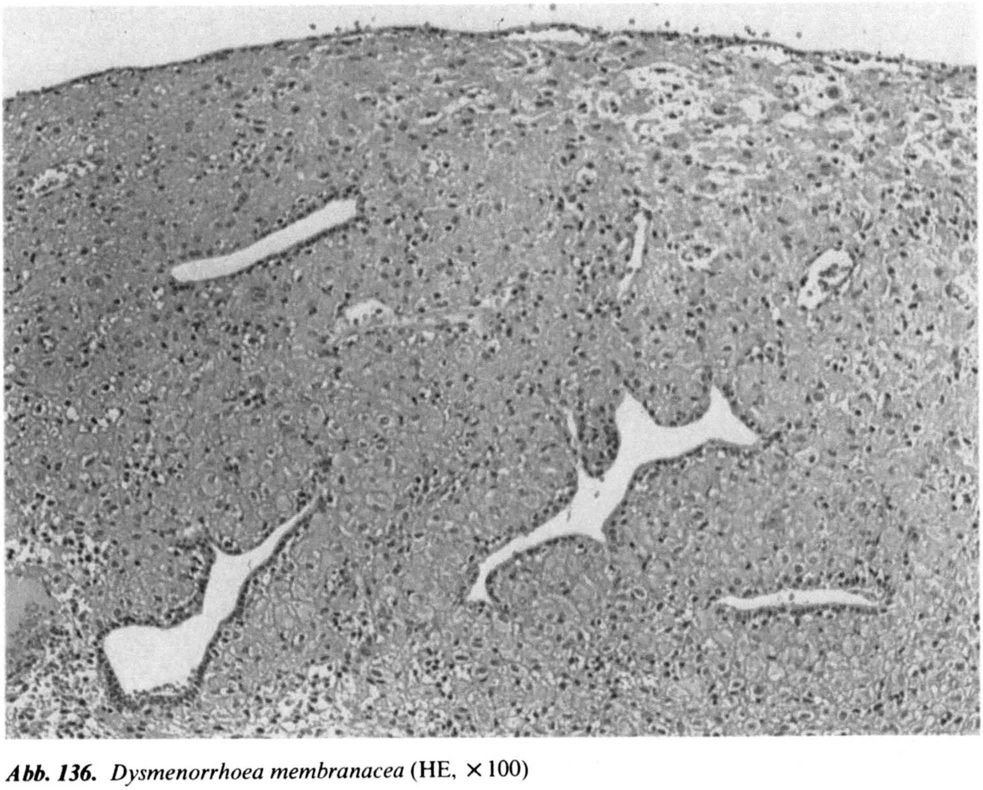

Abb. 136. *Dysmenorrhoea membranacea* (HE, ×100)

Sekretorische Hypertrophie (Abb. 137–142)

Diese Veränderung kommt nur im Präklimakterium vor. Das hypersekretorische Endometrium wird bis zu 1 cm hoch. Man unterscheidet 2 Typen, aber es kommen auch Kombinationen zwischen beiden vor.

Glandulärer Typ (Abb. 137–139)

Dieser weist dicht gelagerte stark geschlängelte hypersezernierende Drüsen auf, welche alle Lagen des Endometriums bis dicht unter das Oberflächenepithel einnehmen (Abb. 137 und 138). Das auskleidende Epithel enthält runde Kerne in reichlichem sezernierendem, oft klarem Zytoplasma. Die ausgefransten Lumina sind mit Sekret angefüllt (Abb. 139). Zwischen diesen großen Drüsen finden sich Gruppen leicht unterentwickelter Drüsen. Das spärliche Stroma besteht aus dichtliegenden großen runden prädezidualen Zellen und endometrialen Körnchenzellen. Spiralarterien sind prominent.

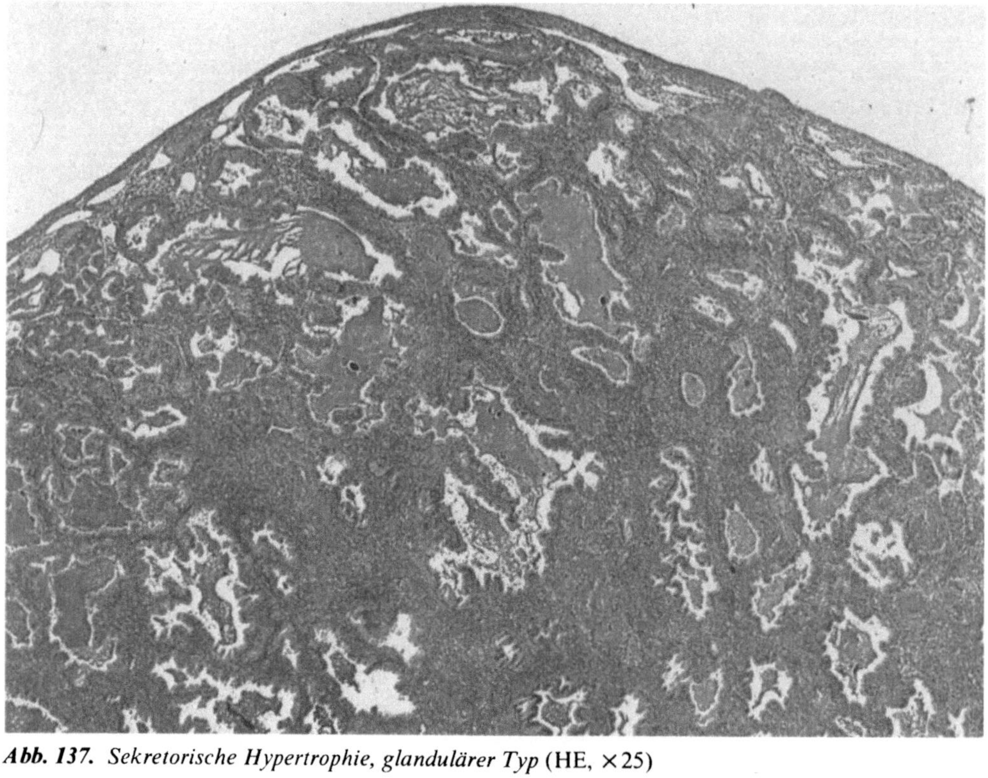

Abb. 137. *Sekretorische Hypertrophie, glandulärer Typ* (HE, ×25)

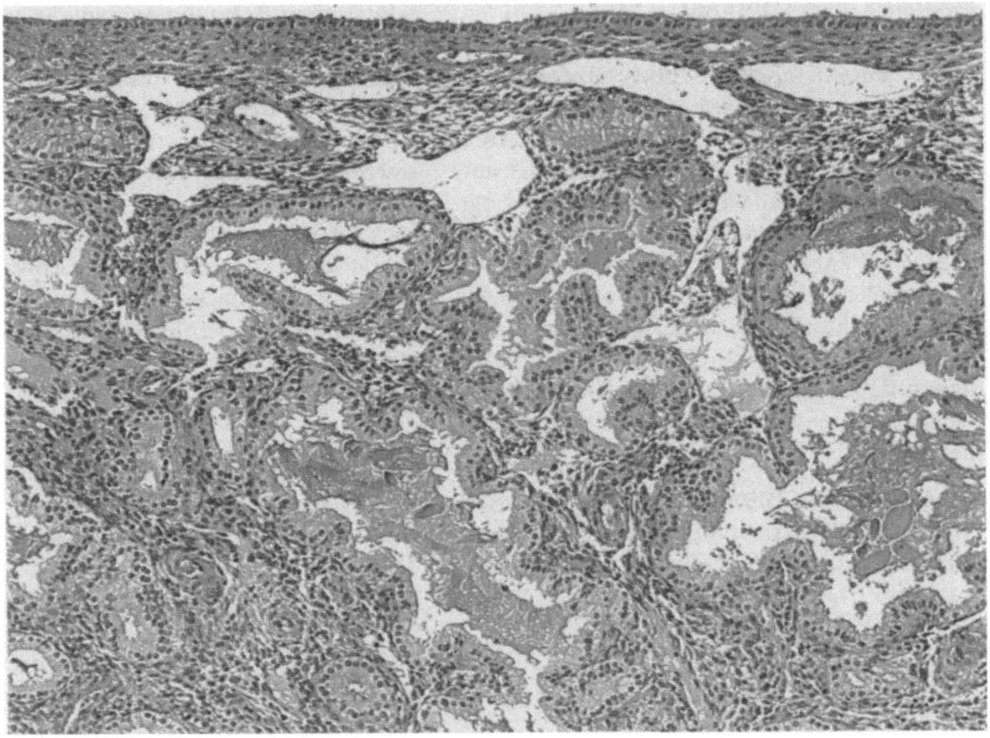

Abb. 138. *Sekretorische Hypertrophie, glandulärer Typ* (HE, ×100)

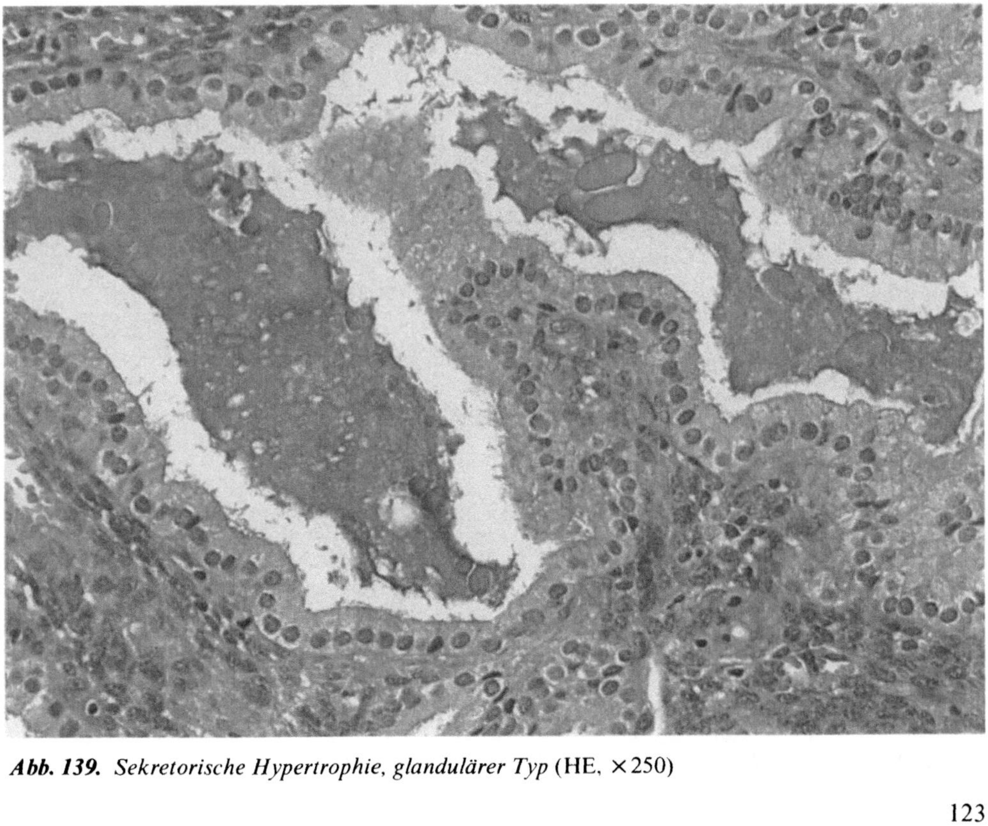

Abb. 139. *Sekretorische Hypertrophie, glandulärer Typ* (HE, ×250)

Dezidualer Typ (Abb. 140–142)

Dieser enthält ebenfalls hoch sezernierende Endometriumdrüsen wie der glanduläre Typ (Abb. 141), aber diese sind in größeren Arealen durch ein gut erhaltenes prädezidual umgewandeltes Stroma weit auseinandergedrängt. Das Stroma ist reich an endometrialen Körnchenzellen (Abb. 142). Im Gegensatz zum prämenstruellen Endometrium ist das kompakte Stroma nicht auf die obere Lage des Endometriums beschränkt, sondern herdförmig über alle Lagen verteilt (Abb. 140). Dazwischen kommen umschriebene Ödemansammlungen vor.

Morphologische Differentialdiagnose: Die sekretorische Hypertrophie muß von der dezidualen Umwandlung bei der frühen Implantation einer Intrauteringravidität unterschieden werden, ebenso von der dezidualen Umwandlung bei einer Extrauteringravidität. Das Abrasionsmaterial muß daher sorgfältig auf Trophoblasten oder junge Plazentarzotten durchsucht werden. Ein umschriebenes Arias-Stella-Phänomen spricht ebenfalls eher für eine Schwangerschaft als Ursache der Hypersekretion, kann jedoch abgeschwächt auch unter Überstimulation mit Hypophysengonadotropin entstehen. Fehlen diese Zeichen, so sind klinische Angaben in der Beurteilung der Differentialdiagnose erforderlich.

Klinische Korrelation: Klimakterische Überfunktion des Corpus luteum, möglicherweise durch überschießende Produktion von Hypophysengonadotropin.

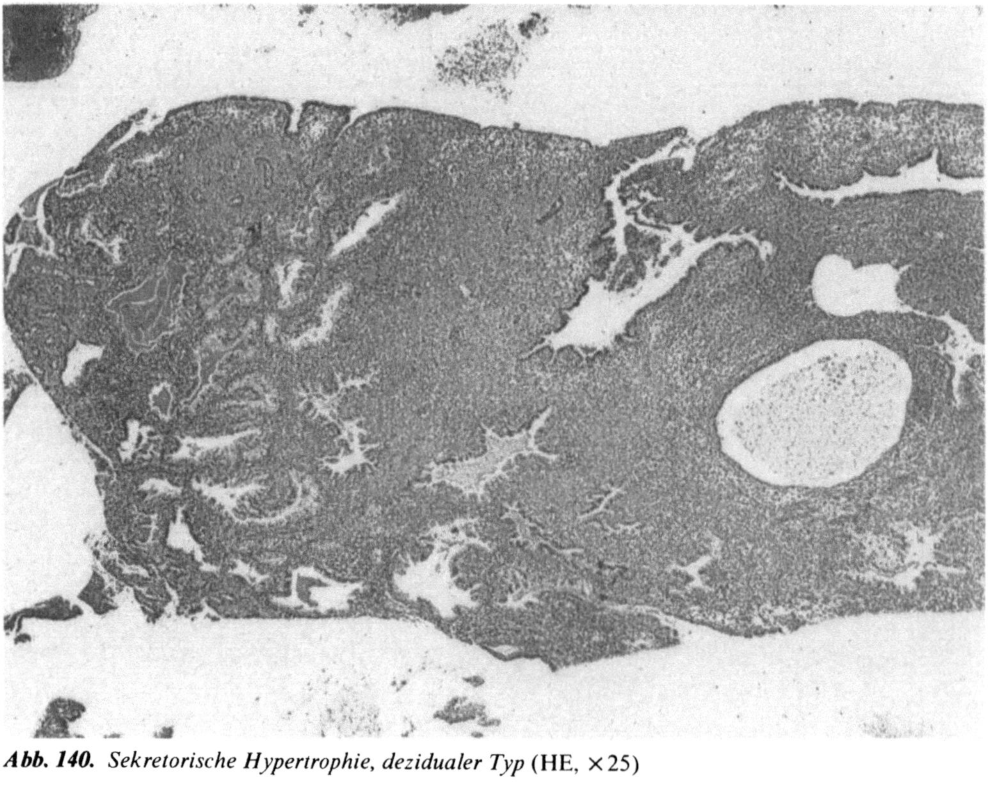

Abb. 140. *Sekretorische Hypertrophie, dezidualer Typ* (HE, ×25)

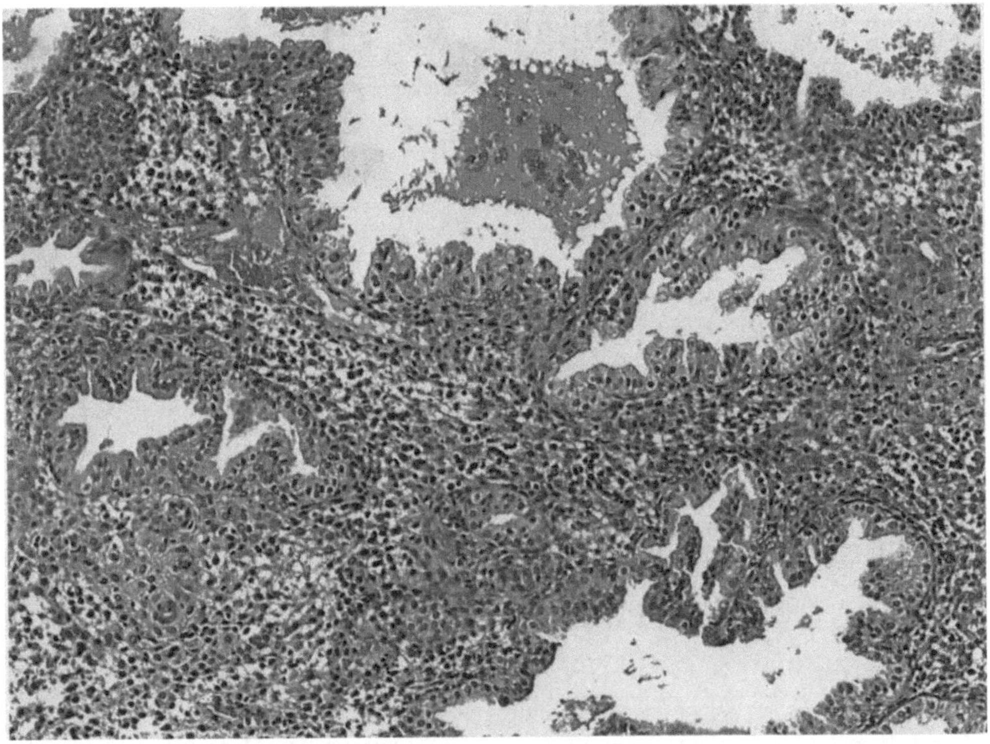

Abb. 141. *Sekretorische Hypertrophie, dezidualer Typ* (HE, × 100)

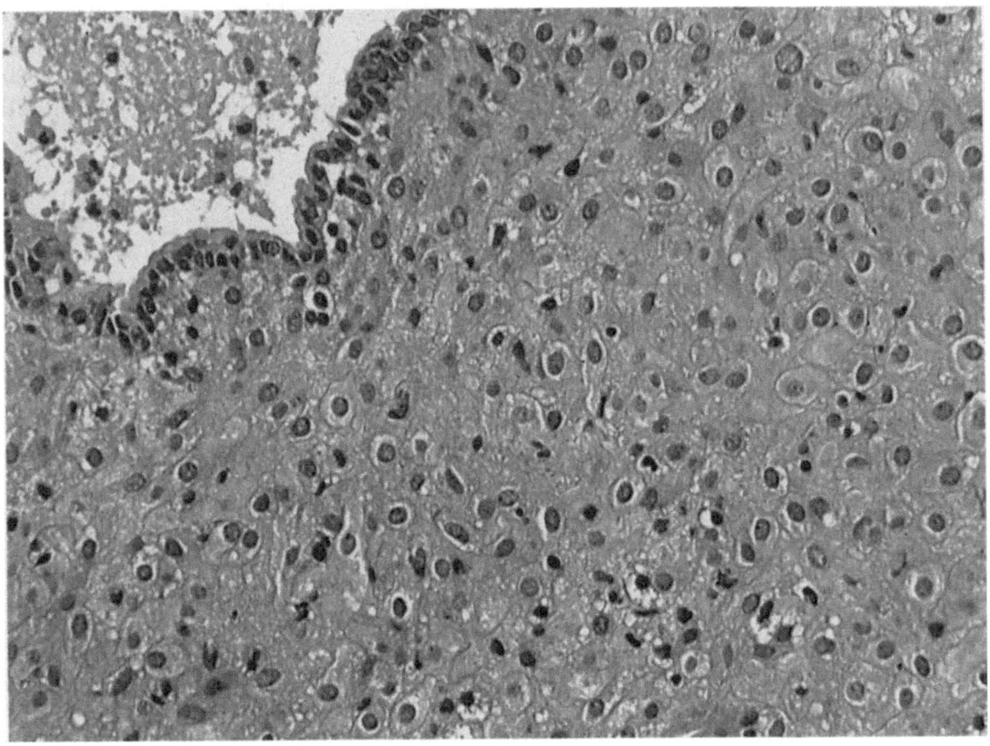

Abb. 142. *Sekretorische Hypertrophie, dezidualer Typ* (HE, × 250)

Iatrogene Veränderungen

Nach Hormontherapie

Die meisten synthetischen Hormone sind hoch wirksame Substanzen; ihre Target-Zellen reagieren bereits auf niedrige Konzentrationen in kürzester Zeit mit charakteristischen Veränderungen, welche sich oft von denen der natürlichen Hormone unterscheiden.

Durch Östrogene ausgelöste Hyperplasie
(Abb. 143–147)

Reaktionen auf synthetische Östrogene schwanken individuell und in Abhängigkeit vom Alter der Patientin (Hempel et al. 1977). Bei längerer Verabreichung kleiner Dosen von Östradiol (20–100 ☆g täglich) entwickeln sich verschiedene Stadien der endometrialen Hyperplasie.

Bei Frauen im reproduktiven Alter
(Abb. 143 und 144)

Hier ist die Hyperplasie oft umschrieben (Abb. 143), die Drüsen sind in diesen Bereichen adenomatös gewuchert und von mehrreihigem bis mehrschichtigem Epithel ausgekleidet (Abb. 144). Ihre Kerne sind länglich und chromatinreich, gelegentlich auch leicht abgerundet. Das Zytoplasma ist eosinophil und enthält vereinzelt kleine Vakuolen. Umschriebene Plattenepithelmetaplasien kommen häufig vor. Das Stroma ist spärlich geworden und kann in einigen Bezirken ganz fehlen. Mitosen sind im Drüsenepithel häufig. Demgegenüber sind die Stromazellen inaktiv.

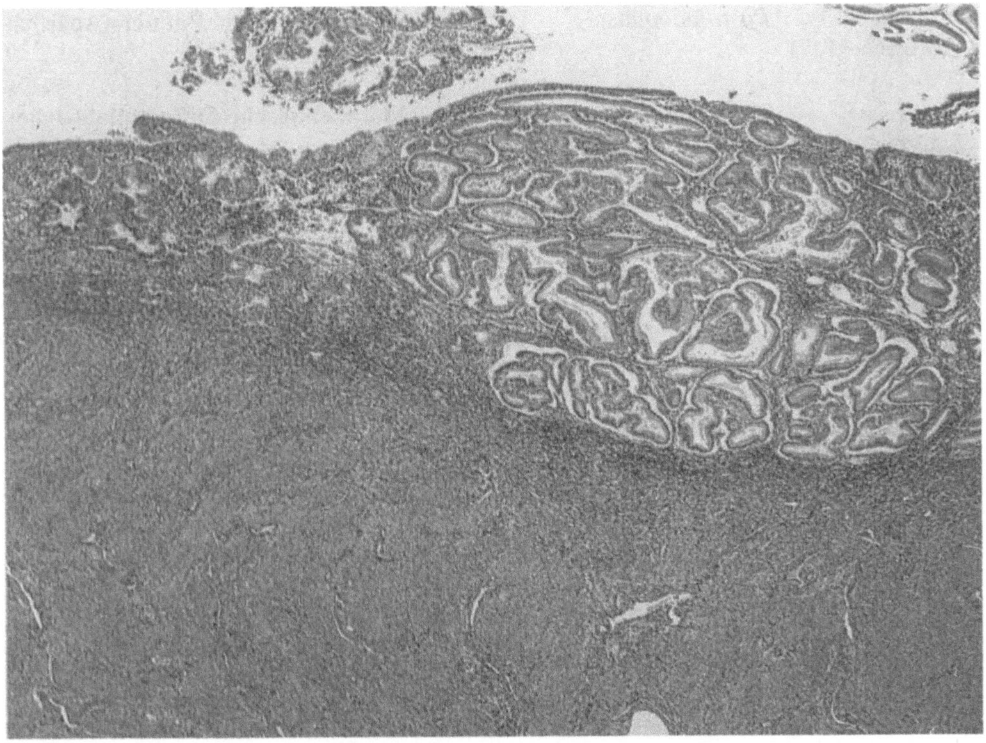

Abb. 143. *Östrogeninduzierte Hyperplasie im reproduktiven Alter* (HE, ×25)

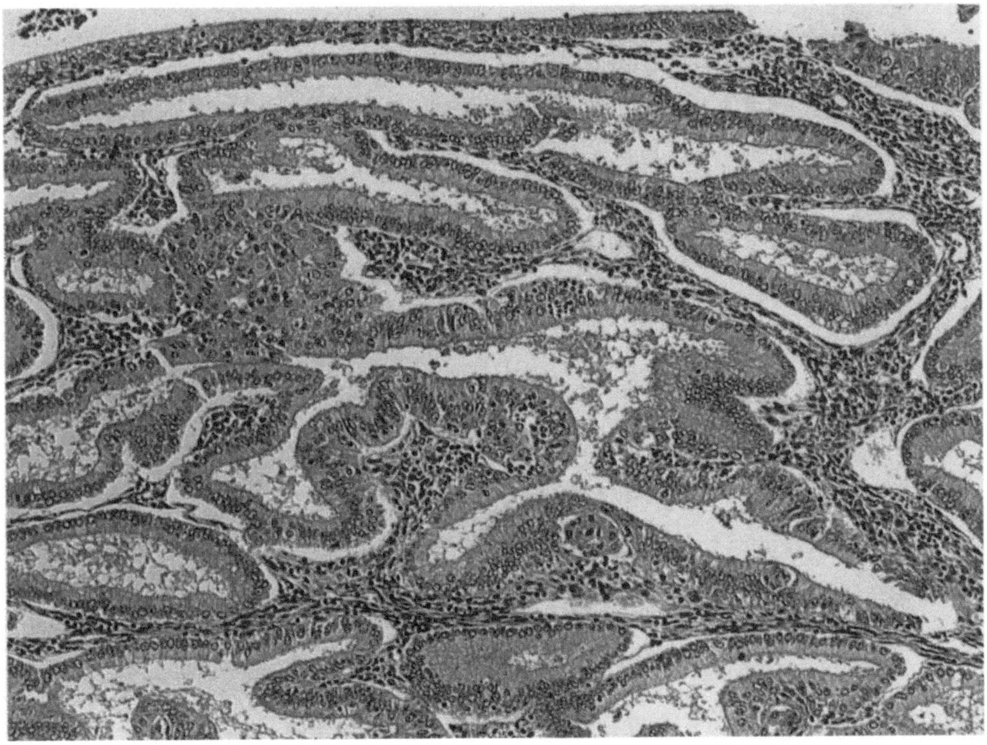

Abb. 144. *Östrogeninduzierte Hyperplasie im reproduktiven Alter* (HE, ×100)

Bei Frauen in der Postmenopause
(Abb. 145–147)

Zahlreiche Drüsen sind zystisch ausgeweitet (Abb. 145). Das auskleidende Epithel schwankt von Drüse zu Drüse (Abb. 147): Es kann mehrreihig oder mehrschichtig sein. Die Kerne sind groß, rund oder länglich, blaß oder chromatinreich und depolarisiert, Mitosen sind häufig. Das Zytoplasma der Drüsenepithelien ist meist spärlich und basophil, kann aber auch eosinophil oder klar sein, wobei die ganze Zelle aufgeblasen erscheint. Das spärlich erhaltene Stroma ist undifferenziert, dicht oder herdförmig ödematös und kann Gruppen endometrialer Schaumzellen enthalten, welche Östrogenabbauprodukte speichern. Spiralarterien sind äußerst spärlich oder fehlen ganz.

Morphologische Differentialdiagnose: Im Gegensatz zu den endogen ausgelösten Hyperplasien entstehen die exogen hervorgerufenen oft multizentrisch oder unter Polypenbildung und zeigen ausgeprägte Schwankungen in der Struktur von Drüse zu Drüse. Charakteristisch sind außerdem zahlreiche Plattenepithelknötchen. Diffuse Hyperplasien kommen zwar unter exogener Stimulation auch vor, aber sehr viel seltener als bei endogen bedingten Hyperplasien.

Klinische Korrelation und Differentialdiagnose:
- Langzeittherapie mit Östrogenen;
- endogener Hyperöstrogenismus.

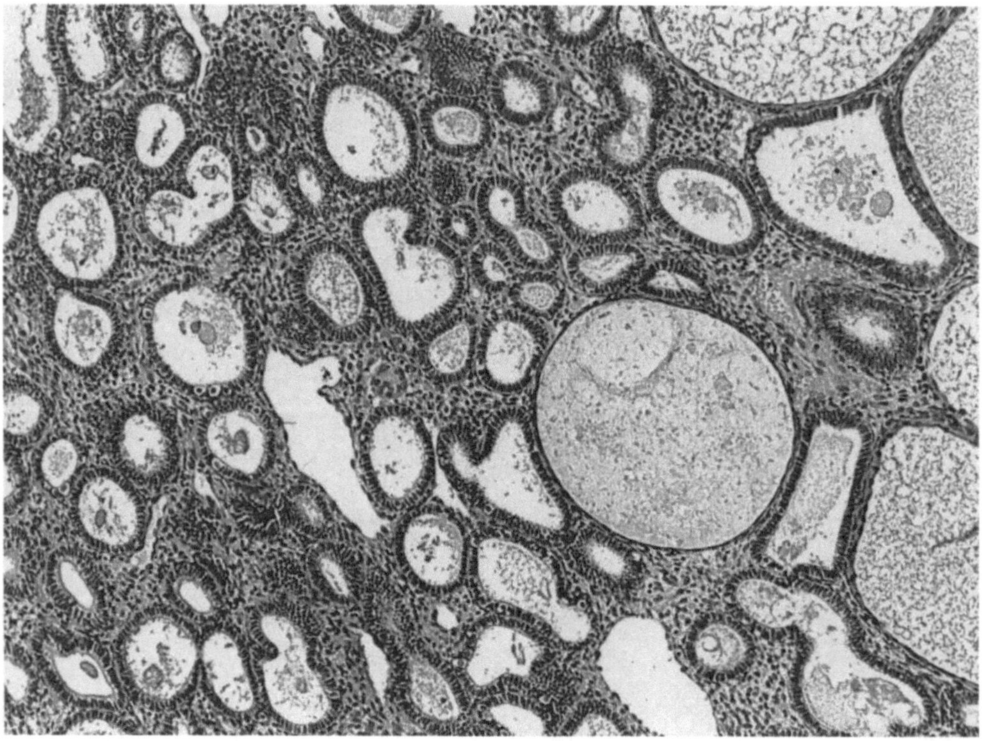

Abb. 145. *Östrogeninduzierte Hyperplasie nach der Menopause* (HE, ×100)

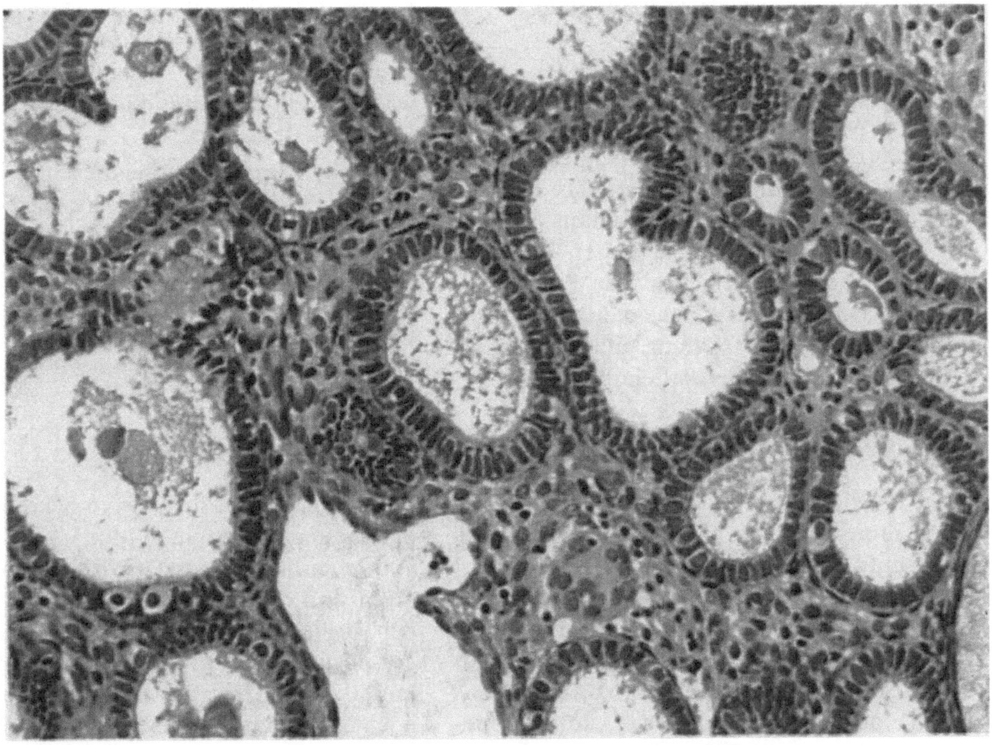

Abb. 146. *Östrogeninduzierte Hyperplasie nach der Menopause* (HE, ×250)

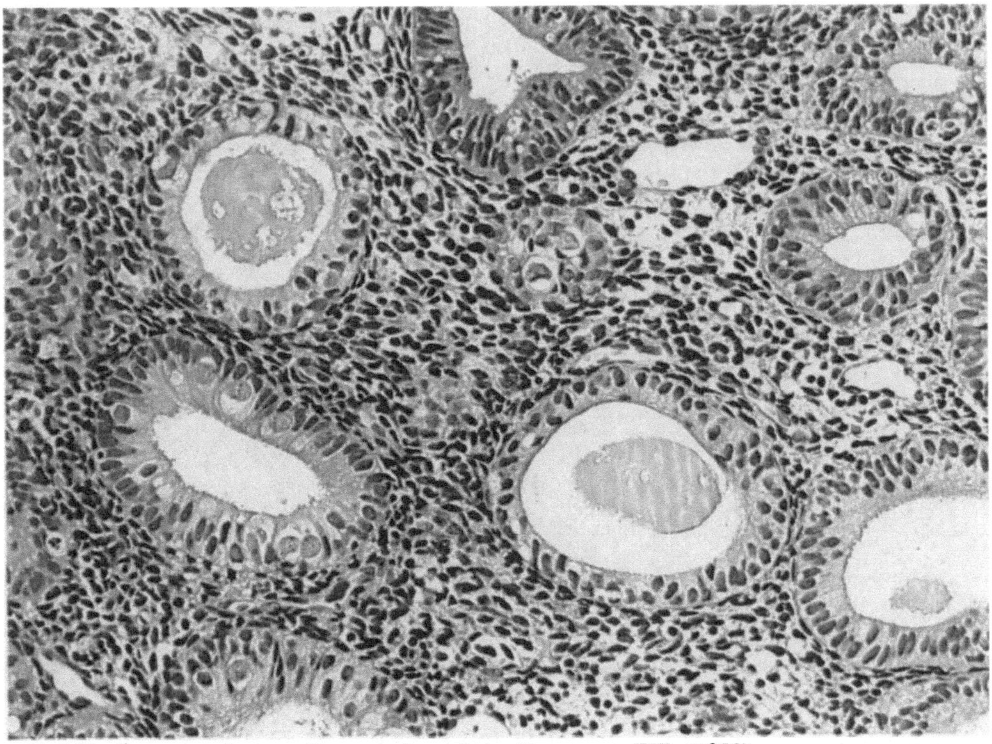

Abb. 147. *Östrogeninduzierte Hyperplasie nach der Menopause* (HE, ×250)

Durch Gestagene ausgelöste Rückbildung (Abb. 148–152)

Die synthetischen Gestagene unterscheiden sich sowohl chemisch als auch metabolisch vom natürlichen Progesteron. Aufgrund ihrer vergleichsweise hohen Potenz ist ihre Auswirkung auf die Target-Zellen weitaus stärker. Die Intensität der morphologischen Veränderungen hängt nicht nur von der Potenz des Gestagens ab, sondern auch von der Dosis, der Länge der Verabreichung und der hormonellen Ausgangslage der Patientin.

Starre Sekretion (Abb. 148 und 149)

Diese entwickelt sich nach 3monatiger Gestagentherapie, nachdem ein Rückkopplungsmechanismus die Sekretion von FSH verhindert hat, so daß eine Proliferation der endometrialen Drüsen nicht erfolgen konnte. Demzufolge sind die Drüsen spärlich, eng und von atrophischem Epithel ausgekleidet, während das Stroma dezidualisiert und reich an endometrialen Körnchenzellen ist. Das Ausbleiben der Sekretion ist durch die vorausgegangene Unterdrückung der Proliferation bedingt, während das Stroma einen sehr deutlichen Gestageneffekt zeigt.

Klinische Korrelation: Bei diesem Bild kommt ausschließlich die Zufuhr synthetischer Gestagene in Betracht (reines Gestagenpräparat oder Kombinationspräparat mit niedrig dosiertem Östrogen, wie z. B. in den oralen Kontrazeptiva). Eine endogene Veränderung, die zur starren Sekretion führen könnte, ist nicht bekannt.

Fibröse Atrophie (Abb. 150)

Diese entsteht aus der starren Sekretion, wenn die Gestagentherapie 6 Monate oder länger kontinuierlich fortgesetzt wird. In diesem Stadium sind die Drüsen vollständig verschwunden, das Stroma besteht nur aus wenigen Lagen kleiner und undifferenzierter spindelförmiger Zellen. Nur das Oberflächenepithel ist noch deutlich proliferiert.

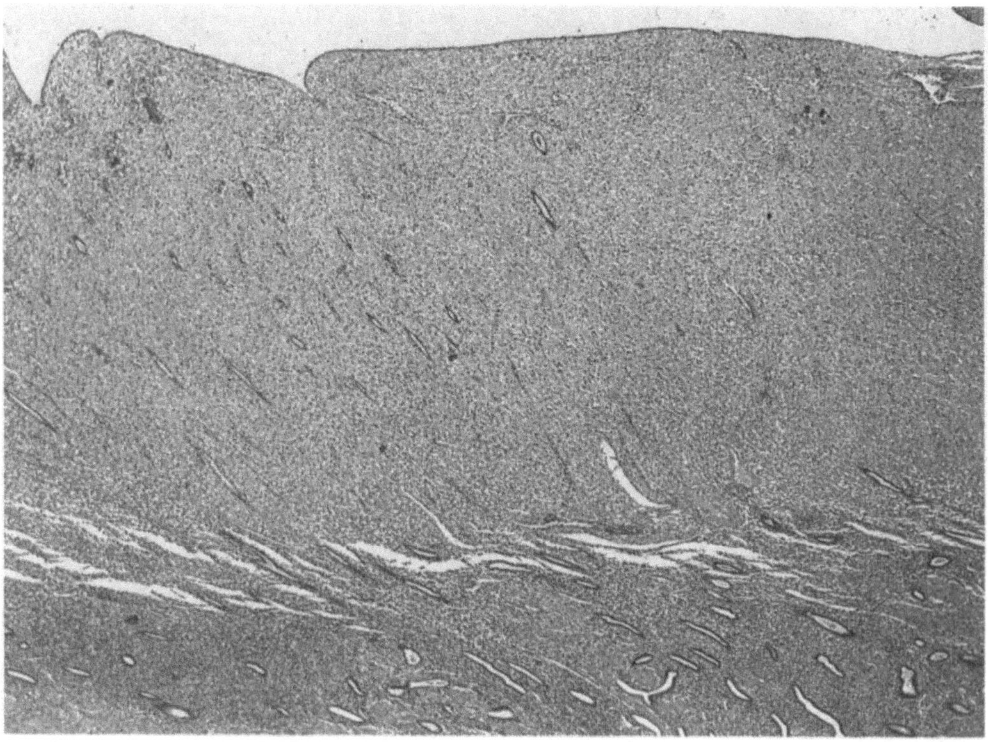

Abb. 148. *Starre Sekretion nach Gestagentherapie* (HE, ×25)

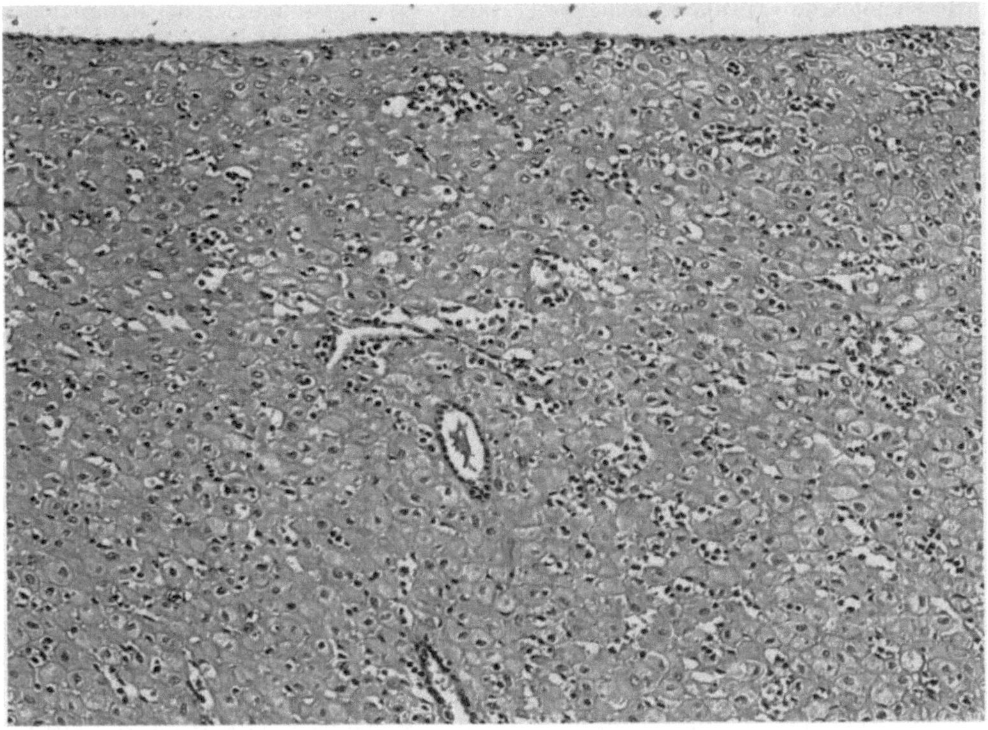
Abb. 149. *Starre Sekretion nach Gestagentherapie* (HE, ×100)

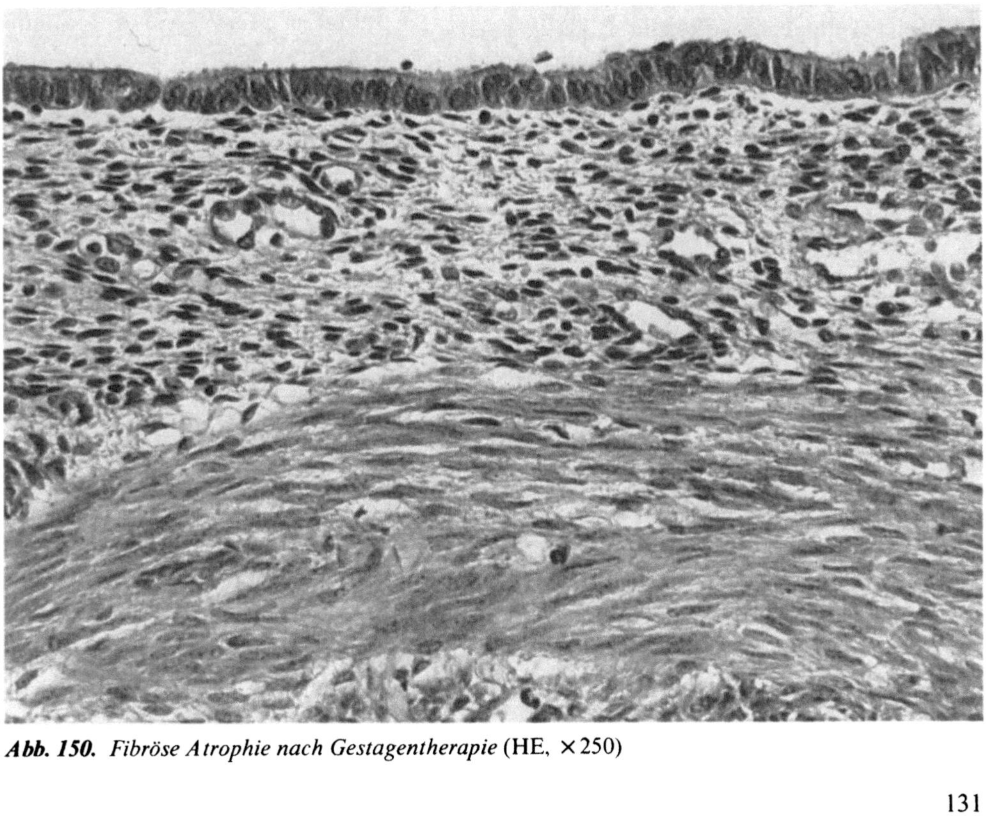
Abb. 150. *Fibröse Atrophie nach Gestagentherapie* (HE, ×250)

Morphologische Differentialdiagnose: Eine endogen bedingte Atrophie des Endometriums ist selten so ausgeprägt wie diejenige nach Langzeitbehandlung mit Gestagenen. Eine Druckatrophie ist immer fokal (vgl. Abb. 69).

Klinische Korrelation und Differentialdiagnose:

- Langzeittherapie mit synthetischen Gestagenen;
- vollständiges Versiegen der Ovarialfunktion im Greisenalter oder nach doppelseitiger Ovarektomie;
- hormonrefraktäres Endometrium;
- Druckatrophie.

Die differentialdiagnostische Unterscheidung ist möglich, wenn die klinische Anamnese hinzugezogen wird.

Gestagentherapie der adenomatösen Hyperplasie oder des Adenokarzinoms
(Abb. 151 und 152)

Hierbei wird das vor der Behandlung kräftig proliferierte Drüsenepithel mehr oder weniger vollständig sekretorisch umgewandelt. Die Kerne runden sich ab, die Mitosen werden gestoppt (Nordqvist 1964), das Zytoplasma zeigt frühe, fortgeschrittene oder abortive Sekretionserscheinungen (John et al. 1974). Demgegenüber bleibt das spärliche Stroma so gut wie unverändert. Da die Gestagentherapie einem erheblich höheren endogenen Östrogenspiegel entgegenwirken muß als in einem normalen Zyklus, wird das Stadium der starren Sekretion erst nach sehr viel höheren Gestagendosen erreicht (150–250 mg täglich), welche über 6–12 Monate oder sogar länger verabreicht werden müssen (Kistner 1959; Kistner et al. 1965; Eichner u. Abellera 1971). Während eine adenomatöse Hyperplasie nach Langzeitbehandlung mit hohen Dosen von Gestagen vollständig verschwinden kann, läßt sich bei einem invasiven Karzinom immer nur ein Wachstumsstillstand erreichen.

Klinische Korrelation und Differentialdiagnose:

- Gestagentherapie einer adenomatösen Hyperplasie oder eines Adenokarzinoms;
- endogene Produktion von Progesteron, z. B. Spontanovulationen bei jungen Frauen mit adenomatöser Hyperplasie;
- sekretorischer Typ des Adenokarzinoms (vgl. Abb. 203–205).

Die differentialdiagnostische Unterscheidung ist nur unter Hinzuziehung der klinischen Anamnese möglich.

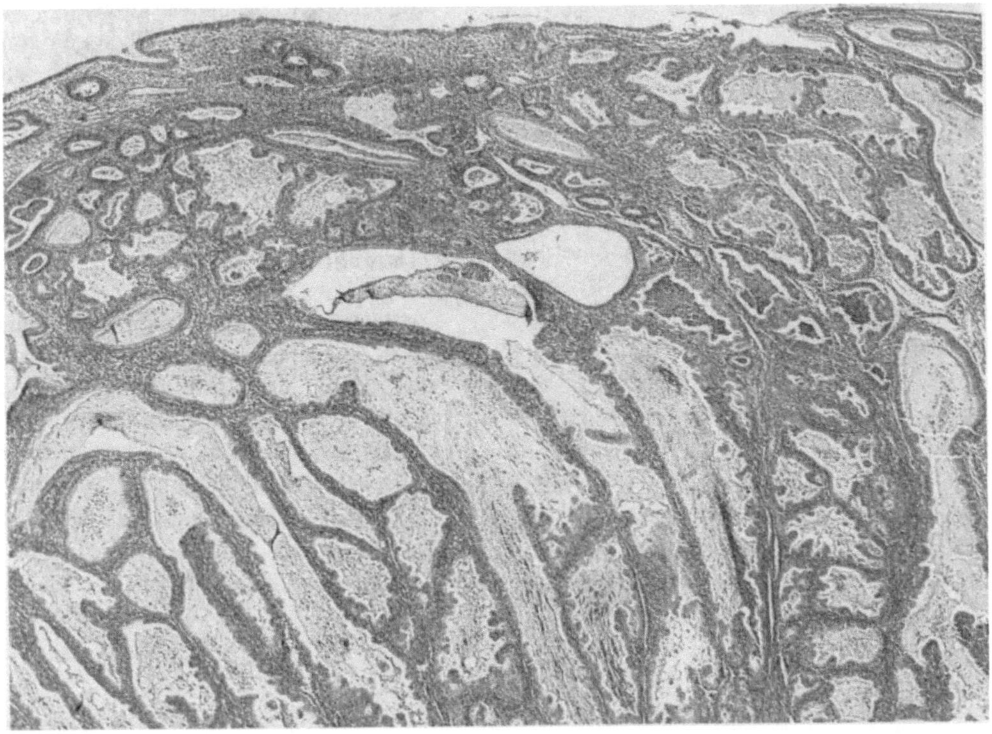

Abb. 151. *Unvollständige sekretorische Umwandlung nach Gestagentherapie einer adenomatösen Hyperplasie* (HE, ×25)

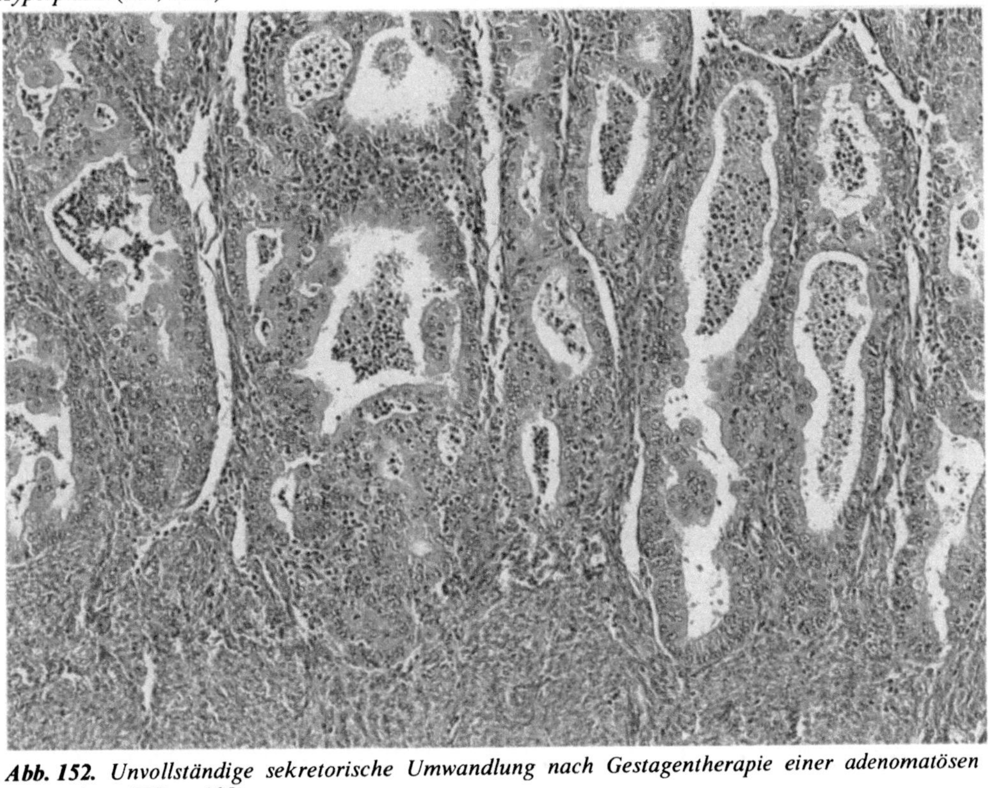

Abb. 152. *Unvollständige sekretorische Umwandlung nach Gestagentherapie einer adenomatösen Hyperplasie* (HE, ×100)

Kombinationstherapie (Abb. 153–165)

Die Kombinationswirkung beider Hormone ist das genaue Resultat von Dosis und Potenz jedes einzelnen verabreichten Hormons und der hormonellen Ausgangslage der Patientin. Orale Kontrazeptiva als die häufigsten Kombinationspräparate haben meist eine überwiegende Gestagenwirkung, welche zur abortiven Sekretion führt.

Abortive Sekretion (Abb. 153–155)

Die Endometriumdrüsen sind zahlenmäßig vermindert, eng, gerade verlaufend und von niedrigem Epithel mit kleinen, runden chromatindichten Kernen in spärlichem eosinophilem Zytoplasma ausgekleidet. Nur vereinzelt kommen kleine Glykogenvakuolen im Zytoplasma vor, welche jedoch nicht einer Ovulation entsprechen (Abb. 155). Die Proteinsynthese ist reduziert (Verhagen u. Themann 1970; Toth et al. 1972). Die Stromazellen sind meist spindelförmig, unvollständig differenziert und durch Ödem voneinander getrennt.

Klinische Korrelation und Differentialdiagnose:

- Kombinierte Hormontherapie mit Überwiegen der Gestagenkomponente wie bei den meisten oralen Kontrazeptiva;
- sporadische Luteinisierung in einem insuffizienten Follikel (vgl. Abb. 76 und 77).

Die differentialdiagnostische Unterscheidung ist manchmal nur bei Hinzuziehen der klinischen Anamnese möglich.

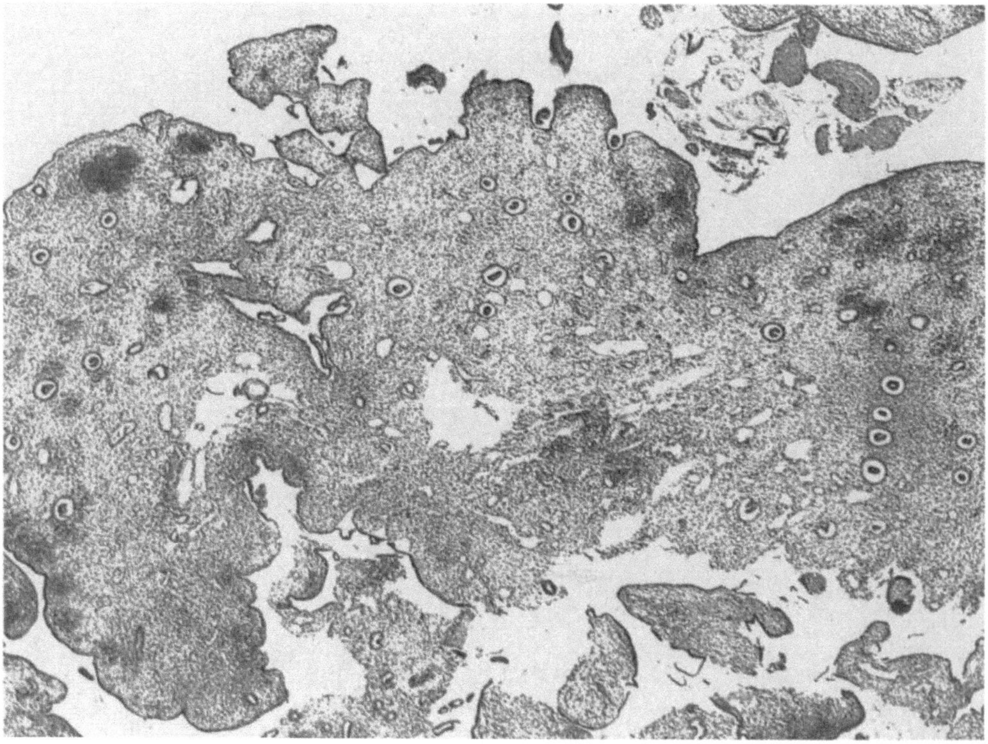

Abb. 153. *Abortive Sekretion nach Kombinationstherapie* (HE, ×25)

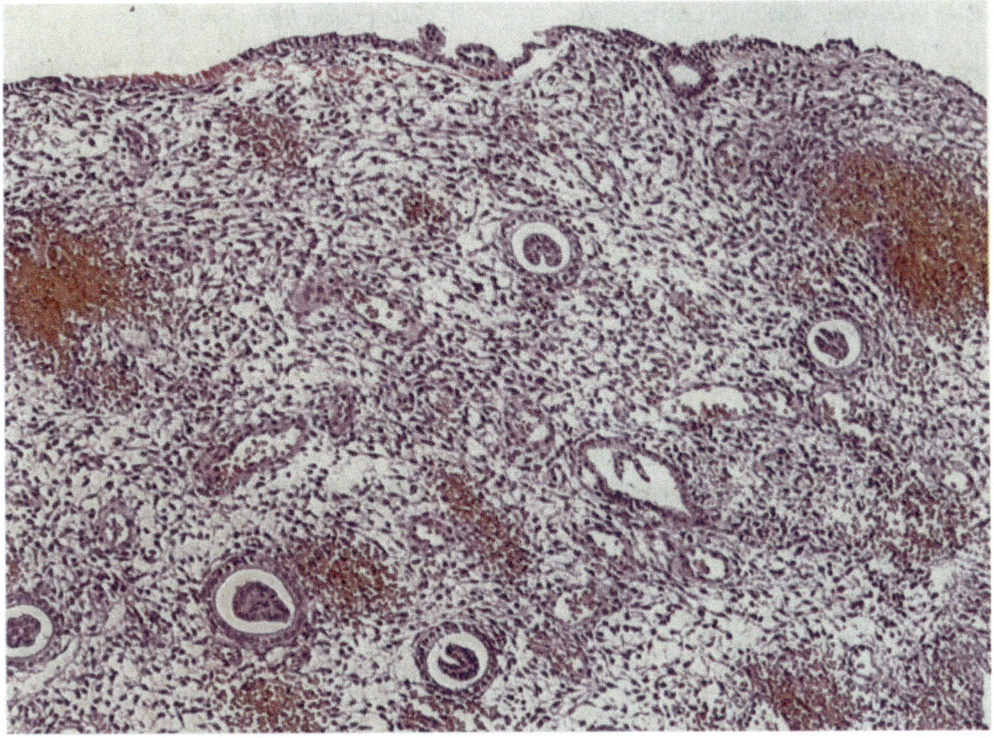

Abb. 154. *Abortive Sekretion nach Kombinationstherapie* (HE, ×100)

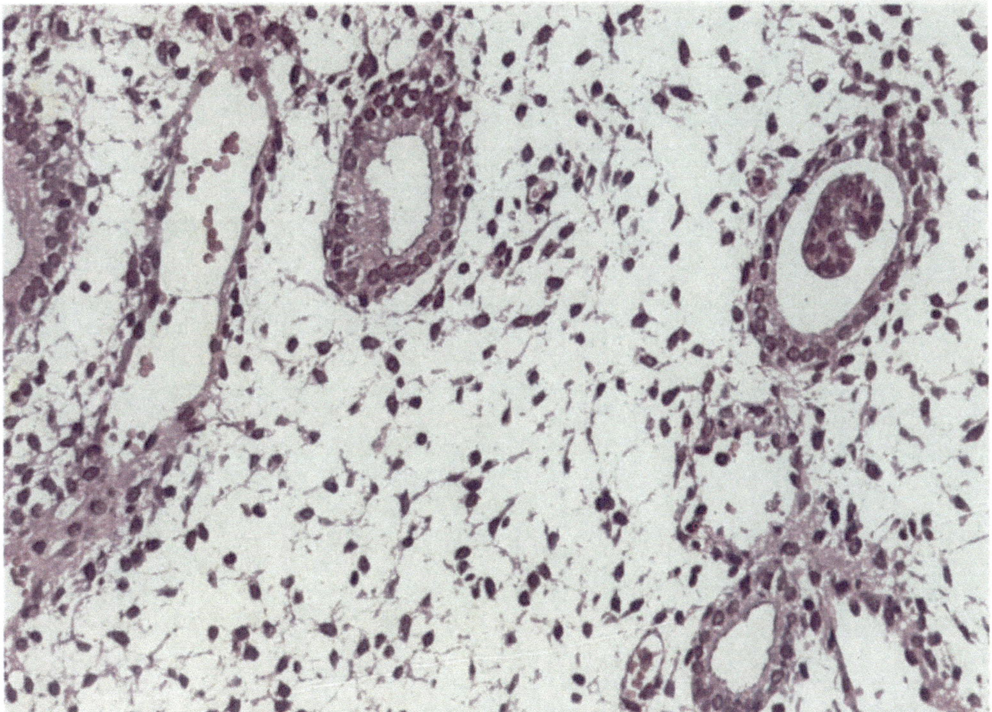

Abb. 155. *Abortive Sekretion nach Kombinationstherapie* (HE, ×250)

Unregelmäßige Atrophie (Abb. 156)

Diese entwickelt sich aus der abortiven Sekretion, wenn die Hormontherapie kontinuierlich über viele Monate erfolgt. Dabei werden einzelne Gruppen von Drüsen sehr eng und atrophisch, bis sie schließlich vollständig verschwinden, während benachbarte Drüsen noch abortiv sezernieren. Das undifferenzierte Stroma ist herdförmig dicht, die Gesamthöhe des Endometriums ist stark vermindert, die Oberfläche unregelmäßig.

Klinische Korrelation: Die unregelmäßige Atrophie ist charakteristisch für die Langzeittherapie mit hormonellen Kombinationspräparaten. Die sehr seltenen endogenen Ursachen (z. B. plötzliche Unterbrechung der Östrogensekretion nach unregelmäßiger Proliferation) müssen durch die klinische Anamnese ausgeschlossen werden.

Durchbruchblutung

Eine Durchbruchblutung (Abb. 157 und 158) entwickelt sich aufgrund umschriebener Retikulumfaserauflösungen auf dem Boden des herdförmig unterschiedlichen Hormondefizits infolge der unzureichenden Blutzufuhr. Spiralarterien sind nicht entwickelt. Kleine, zuweilen dilatierte Kapillaren können jedoch auch bei unvollständiger Stromadifferenzierung entstehen (Ober 1966, 1977). Der herdförmig unterschiedliche Hormonabfall löst fokale rundliche Blutungen aus, welche für den artifiziellen Zyklus charakteristisch sind.

Klinische Korrelation: Die runden umschriebenen Hämorrhagien in einem atrophischen Endometrium sind charakteristisch für die Durchbruchblutung unter Hormontherapie. Anovulatorische Entzugsblutungen aus endogener Ursache sind mehr diffus (vgl. Abb. 78 und 79).

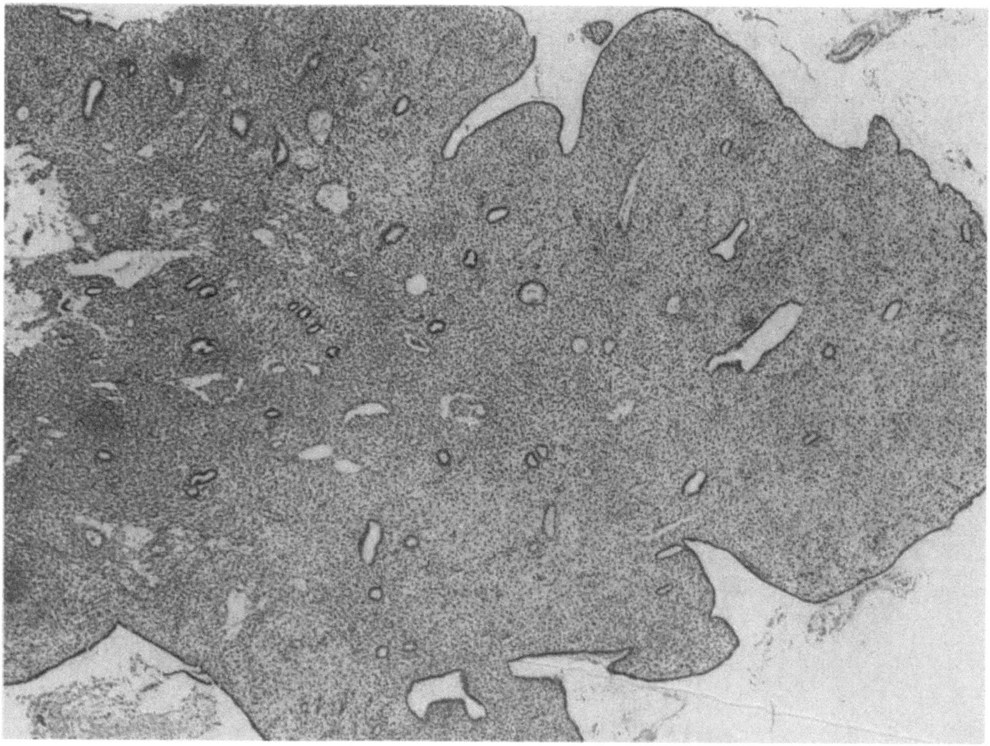

Abb. 156. *Unregelmäßige Atrophie nach Kombinationstherapie* (HE, ×25)

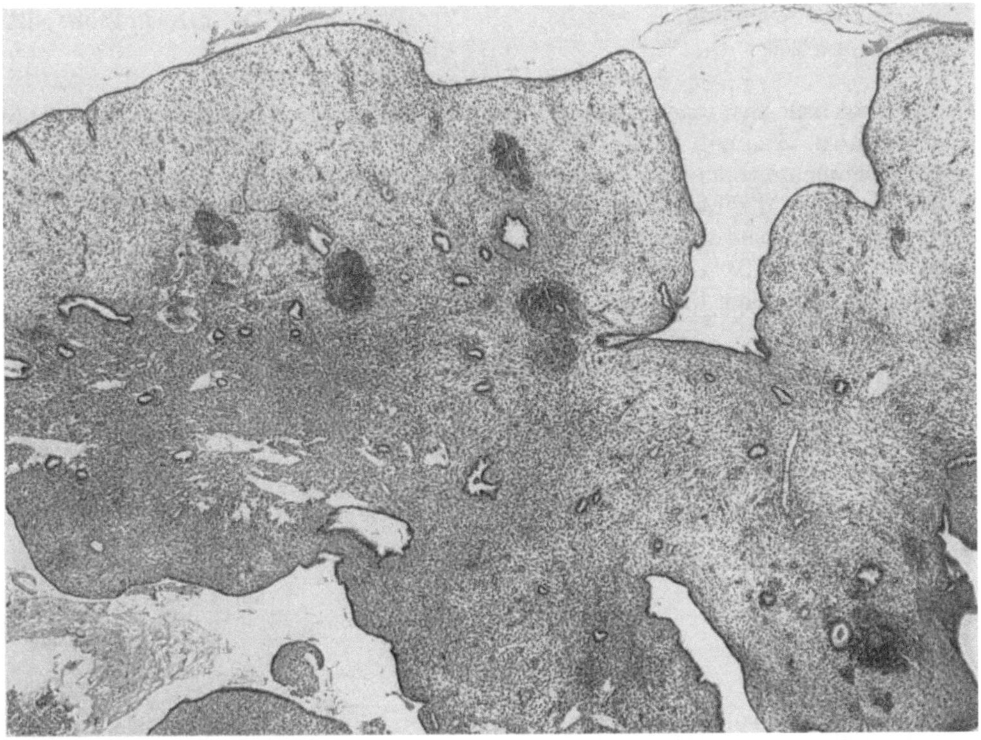

Abb. 157. *Durchbruchblutung* (HE, ×25)

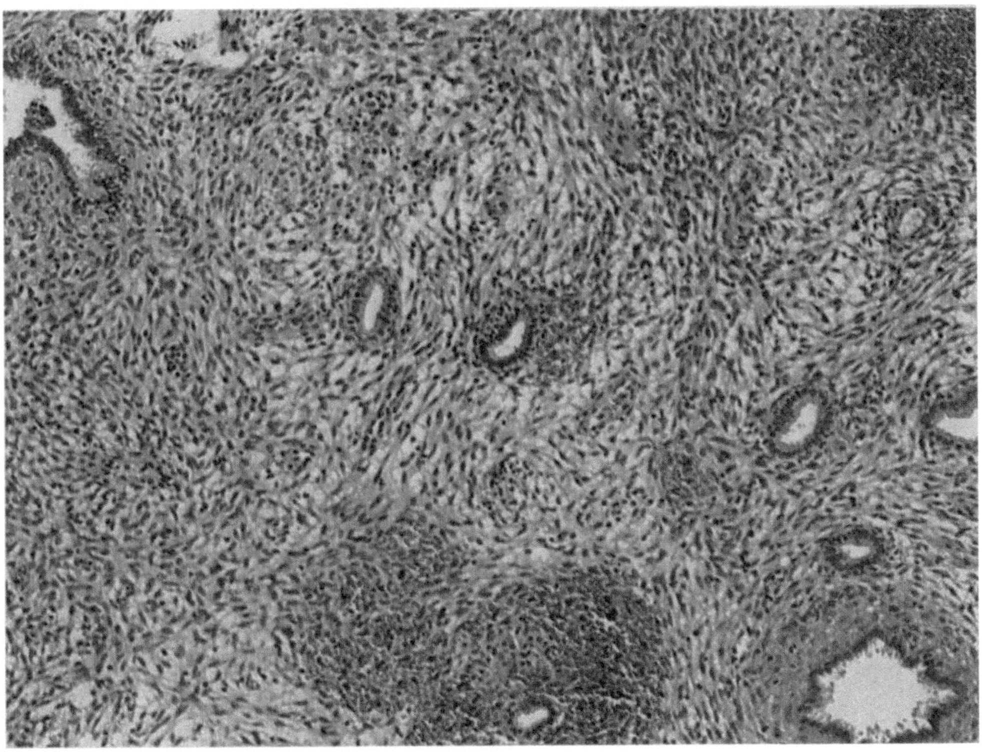

Abb. 158. *Durchbruchblutung* (HE, ×100)

Unregelmäßige Regeneration
(Abb. 159 und 160)

Diese entwickelt sich nach Absetzen oraler Kontrazeptiva. Während einige Drüsen atrophisch bleiben, regenerieren andere wie in einem normalen Zyklus, wobei jedoch ihre Form und Lage schwanken. Das Stroma ist zelldicht, das Oberflächenepithel herdförmig kubisch, in anderen Arealen zylindrisch (Abb. 160). Die Gesamthöhe ist unregelmäßig.

Klinische Korrelation und Differentialdiagnose:

- Absetzen einer Hormontherapie;
- Wiedereinsetzen der zyklischen Funktion nach Abort oder Geburt.

Die differentialdiagnostische Unterscheidung ist bei Kenntnis der klinischen Anamnese möglich.

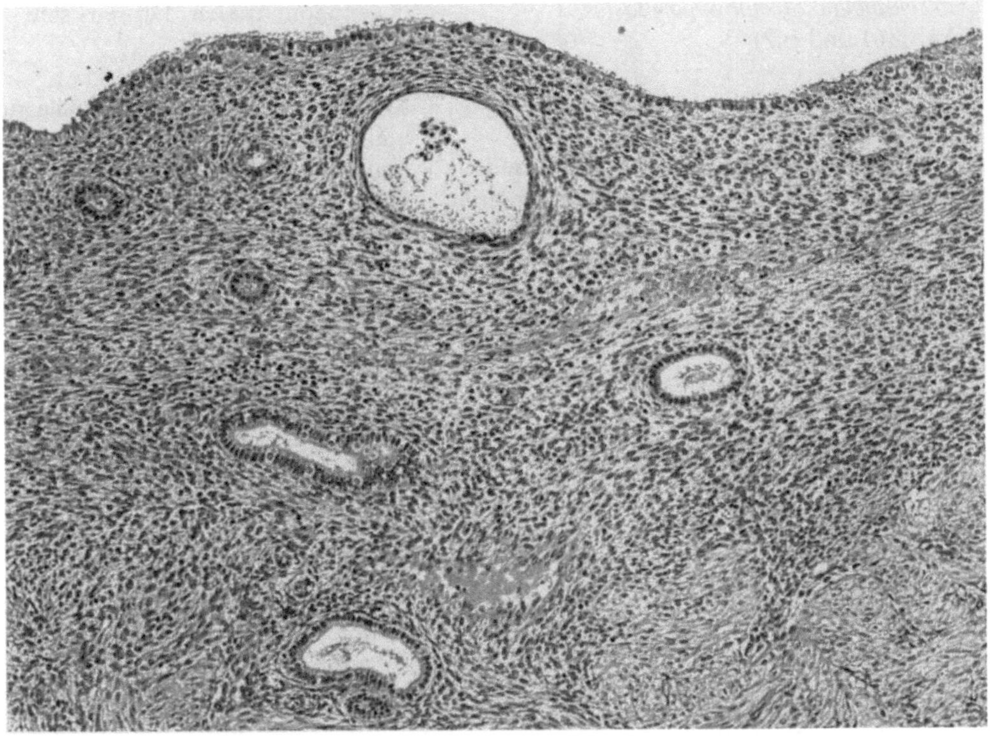

Abb. 159. *Unregelmäßige Regeneration nach Einnahme von Ovulationshemmern* (HE, ×100)

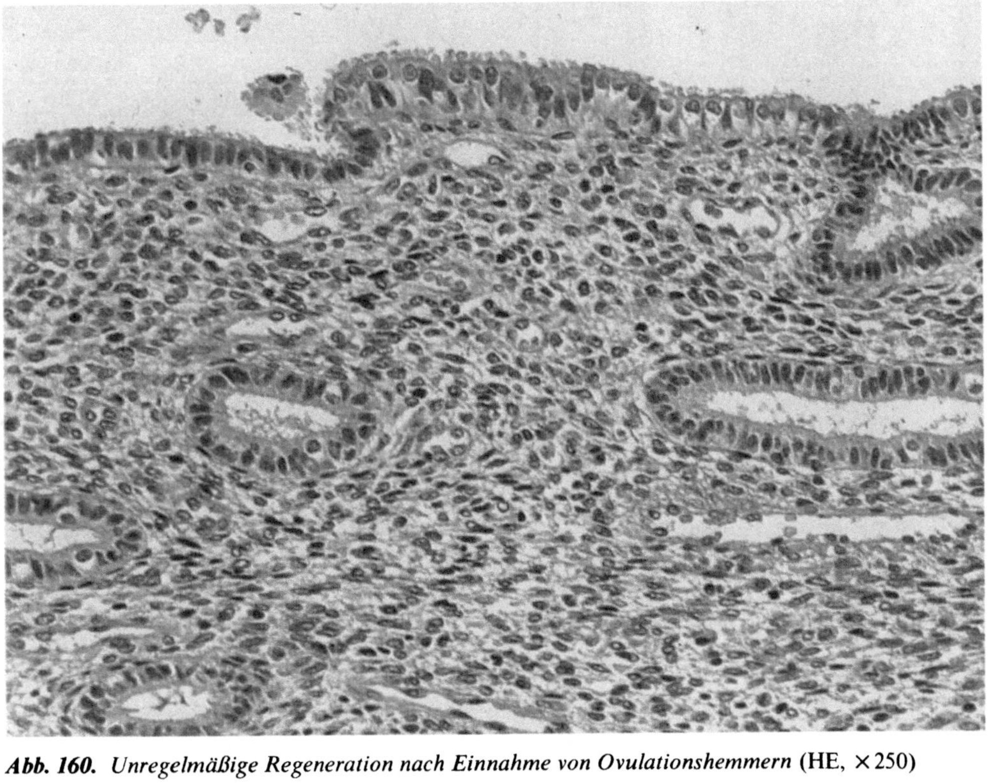

Abb. 160. *Unregelmäßige Regeneration nach Einnahme von Ovulationshemmern* (HE, ×250)

Umschriebene Stromahyperplasie
(Abb. 161 und 162)

Diese Veränderung ist eine sehr seltene individuelle Reaktion auf die Zufuhr kombinierter Hormone. In diesen Herden haben die Stromazellen vergrößerte hyperchromatische Kerne und werden von stark vermehrten Retikulumfasern umgeben. Zahl und Struktur der endometrialen Drüsen sind in diesen Arealen unverändert.

Morphologische Differentialdiagnose: Die umschriebene iatrogene Stromahyperplasie muß differentialdiagnostisch von der ebenfalls seltenen präsarkomatösen Stromahyperplasie (Stromaknoten) unterschieden werden: Hier handelt es sich um eine diffuse Proliferation der Stromazellen bei Abnahme der Drüsenzahl (vgl. S. 190).

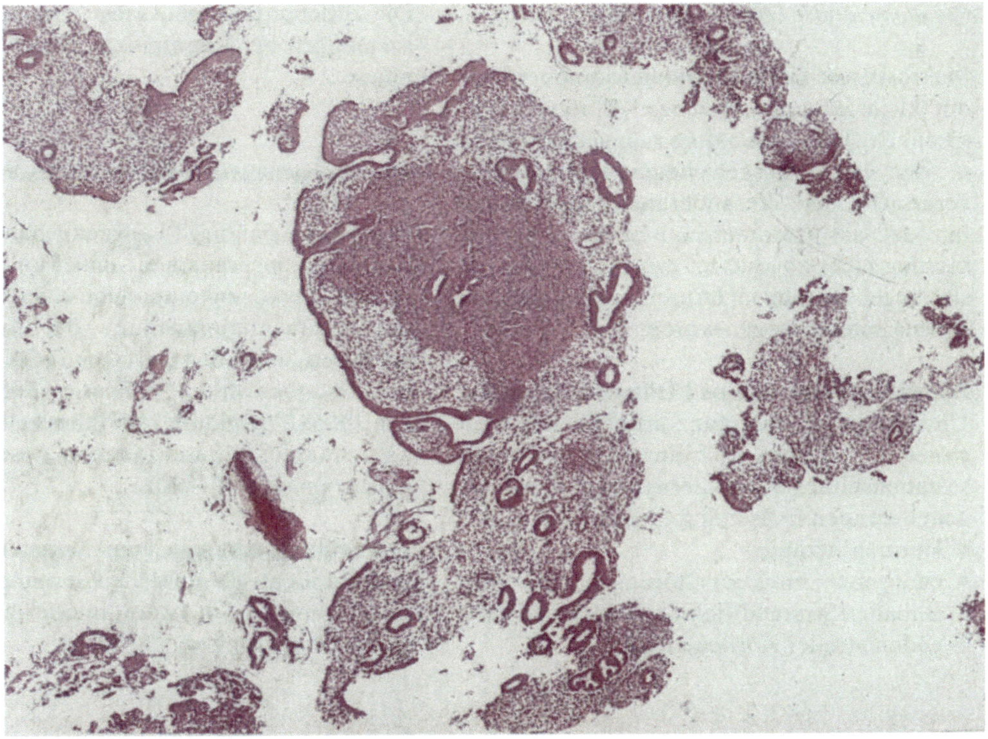

Abb. 161. *Umschriebene Stromahyperplasie* (HE, ×25)

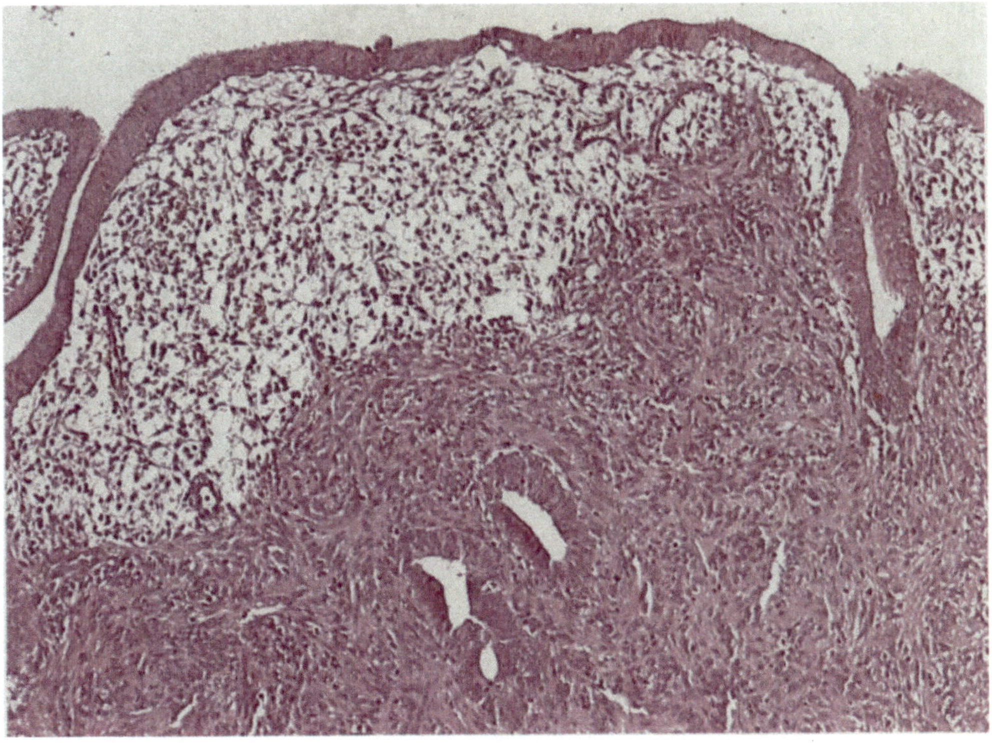

Abb. 162. *Umschriebene Stromahyperplasie* (HE, ×100)

Pseudomelanose (Abb. 163–165)

Makroskopisch ist die Endometriumoberfläche mit kleinsten grau-schwarzen Pünktchen gesprenkelt. Diese sind durch eingedicktes Blut in den leicht ausgeweiteten Drüsenlumina verursacht. Die Veränderung deutet darauf hin, daß das Endometrium bei der Abbruchblutung nicht abgestoßen wurde, und daß die sich regenerierenden Drüsen in den nächsten Zyklus miteinbezogen wurden.

Klinische Korrelation und Differentialdiagnose: Unvollständige oder ganz ausbleibende menstruelle Abstoßung mit Einpressen des Menstruationsblutes vom Uteruscavum in die regenerierenden Drüsen infolge von

- Hormontherapie,
- endogenen Funktionsstörungen, z. B. mangelhafter Stromadifferenzierung mit Fehlen endometrialer Körnchenzellen.

Die differentialdiagnostische Unterscheidung ist möglich bei Kenntnis der klinischen Anamnese.

Umschriebene adenomatöse Hyperplasie

Diese kann sich nach Langzeitbehandlung mit Kombinationspräparaten entwickeln, bei denen die Östrogenkomponente überwiegt, v. a. nach Sequentialpräparaten oder nach Verstoffwechselung der Gestagene in Substanzen mit Östrogenwirkung (Charles 1964; Henzl et al. 1964). Strukturell sind diese Herde identisch mit der diffusen adenomatösen Hyperplasie (vgl. Abb. 94–102).

Die **Frühveränderungen unter Sequentialtherapie** sind identisch mit denen der unterwertigen Sekretionsphase mit koordinierter echter Reifungsverzögerung (vgl. S. 108).

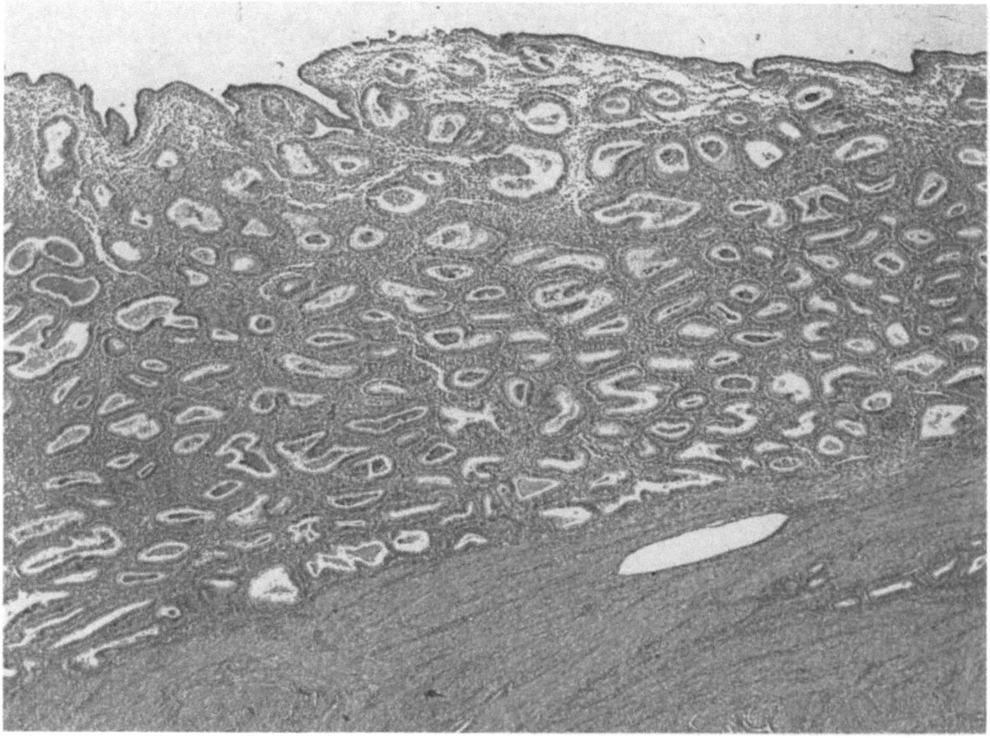

Abb. 163. *Pseudomelanose nach Einnahme von Ovulationshemmern* (HE, ×25)

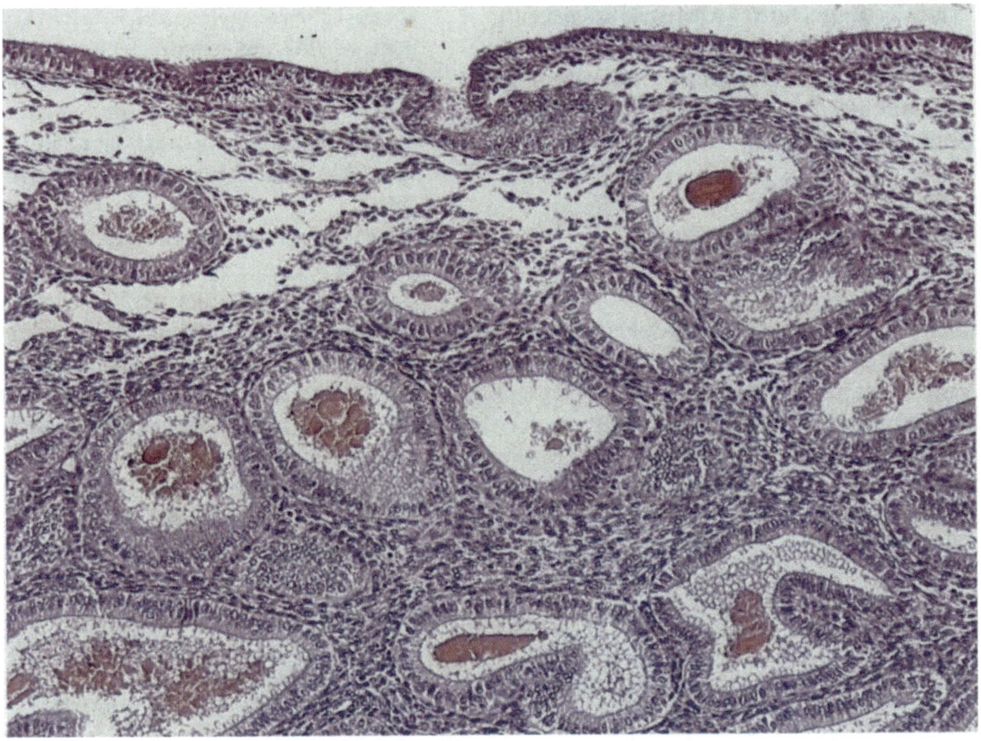

Abb. 164. *Pseudomelanose nach Einnahme von Ovulationshemmern* (HE, ×100)

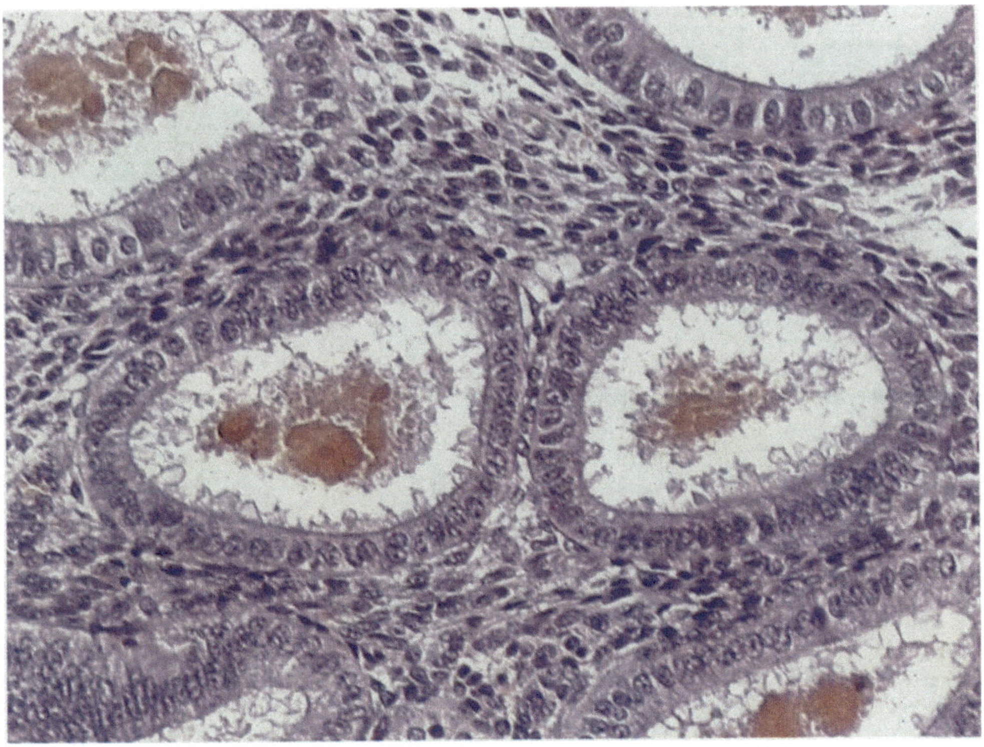

Abb. 165. *Pseudomelanose nach Einnahme von Ovulationshemmern* (HE, ×250)

Nach Einlage eines Intrauterinpessars

Die histologische Reaktion des Endometriums schwankt je nach Art des verwendeten Pessars. (siehe Skizze unten).

Mechanische Dezidualisierung

(Abb. 166 und 167)

Die rein mechanisch wirkenden Pessare führen durch Druck auf das Endometrium zu einer vorzeitigen Dezidualisierung des umgebenden Stromas, welche bereits kurz nach der Ovulation auftritt (Wynn 1968). Das Endometrium kann unmittelbar unter dem Pessar druckatrophisch werden und eine umschriebene Fibrose, gelegentlich auch Ulzerationen mit perifokalen entzündlichen Infiltraten zeigen (Abb. 166). Die Dezidualisierung ist auf kleine Herde begrenzt und wird von nicht dezidualisiertem Stroma umgeben, welches dem Menstruationstag entspricht (Abb. 167).

Morphologische Differentialdiagnose: Diese ist erforderlich von einer jungen Decidua bei intra- oder extrauteriner Gravidität. Die Unterscheidung ist möglich bei Kenntnis des einliegenden IUD oder bei gleichzeitigem Nachweis nicht dezidualisierten Endometriums, aus dem der fokale Charakter der Decidua hervorgeht. Eine starre Sekretion läßt sich aufgrund des Fehlens des Drüsenatrophie ausschließen (vgl. Abb. 148 und 149).

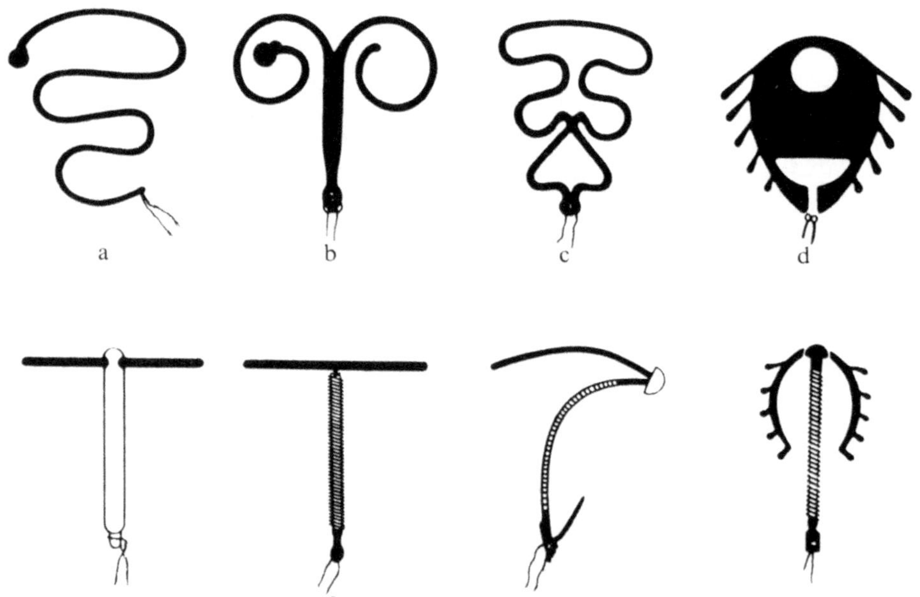

Die verschiedenen Generationen der Intrauterin-Pessare. *Obere Reihe:* Rein mechanisch wirkende: (a) Lippes-Schleife, (b) Saf-T-Coil, (c) Dana-Super, (d) Dalcon-Shield. *Untere Reihe:* Medikamentbeladene Formen: (e) gestagenhaltiges Biograviplan, (f) Kupfer-T (Gyne-T), (g) Kupfer-7 (Gravigard), (h) Multiload

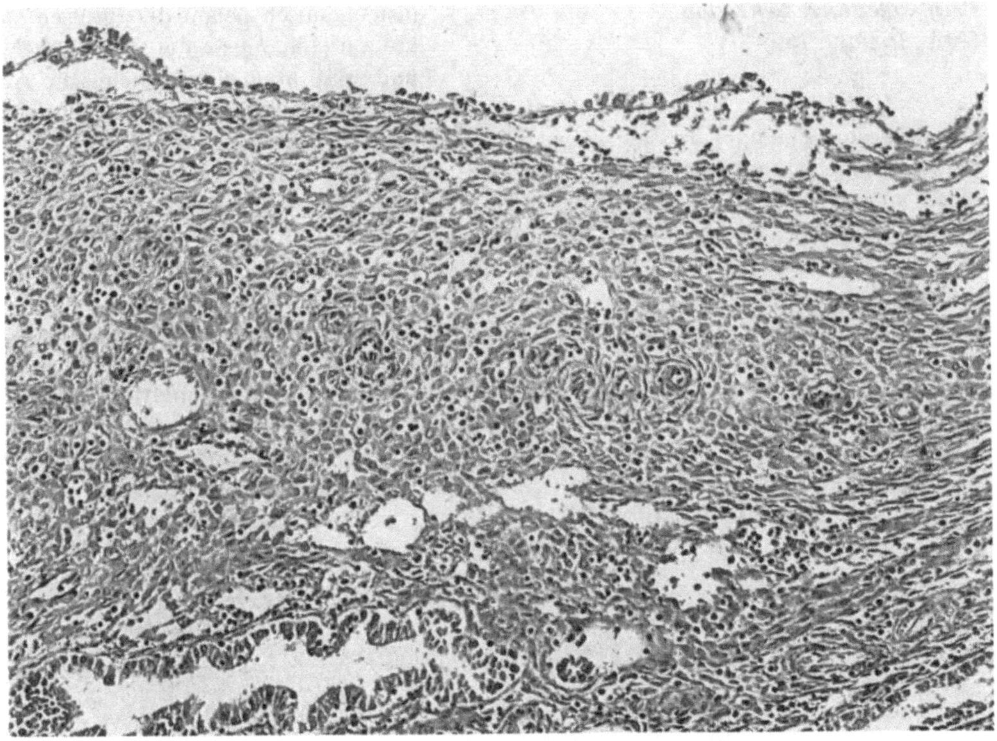

Abb. 166. *Mechanische Dezidualisierung nach Intrauterinpessar* (HE, ×100)

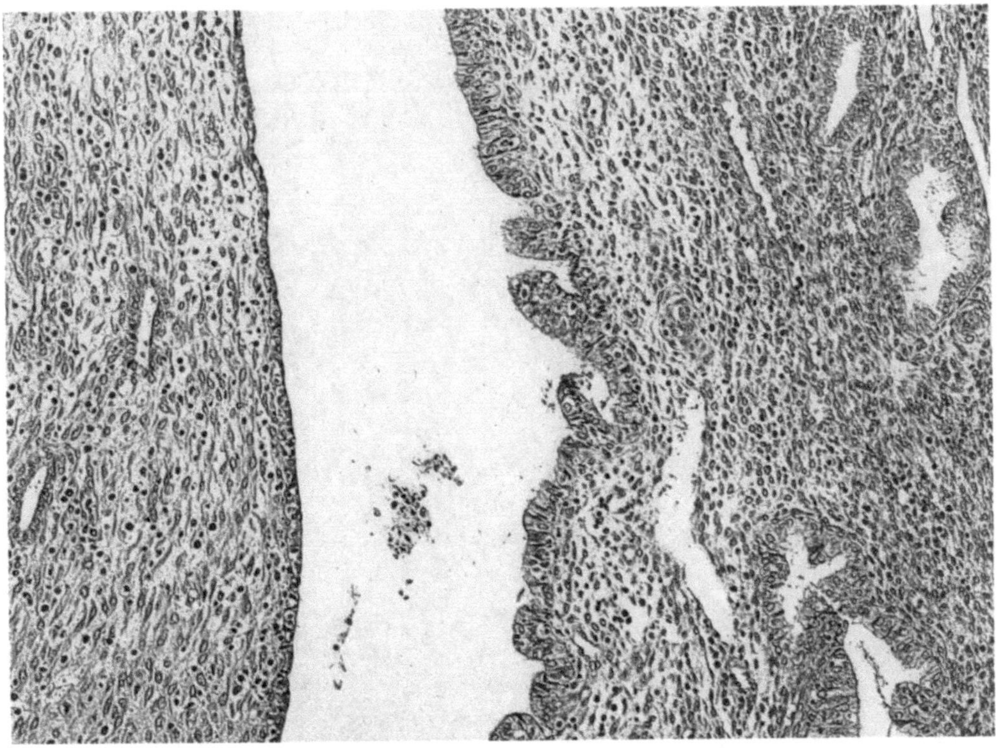

Abb. 167. *Mechanische Dezidualisierung (links) nach Intrauterinpessar* (HE, ×100)

Perifokale starre Sekretion
(Abb. 168 und 169)

Die progesteronhaltigen Pessare geben kleine Hormonmengen aus einem Depot in das Uteruscavum ab. Das Gestagen dringt in das oberflächliche Endometrium ein und stimuliert dieses parakrin. Die Diffusion endet mit scharfer horizontaler Linie, welche sich histologisch deutlich erkennen läßt (Abb. 168): Die oberflächlichen Lagen zeigen spärliche, enge atrophische Drüsen umgeben von dezidualisiertem Stroma (Abb. 169). Die Sinusoide sind zystisch ausgeweitet. Eindellungen der Oberfläche entsprechen den Auflagestellen des Pessars (Abb. 168). Diese perifokale starre Sekretion entspricht somit morphologisch und histochemisch genau der diffusen starren Sekretion (Johannisson et al. 1977; vgl. Abb. 148 und 149), aber ohne systemische Auswirkungen (Wan et al. 1977). Unter der dezidualisierten Schicht liegen unveränderte endometriale Drüsen- und Stromazellen, welche mit dem klinischen Zyklustag korrelieren.

Morphologische Differentialdiagnose: Diese ist möglich:

- von der starren Sekretion durch oral oder parenteral verabreichte Gestagene, welche das gesamte Endometrium befällt;
- von der mechanischen Dezidualisierung durch Pessar, Druck oder Trauma, welche zwar auch fokal begrenzt ist, aber einer normalen Decidua mit sezernierenden Drüsen entspricht.

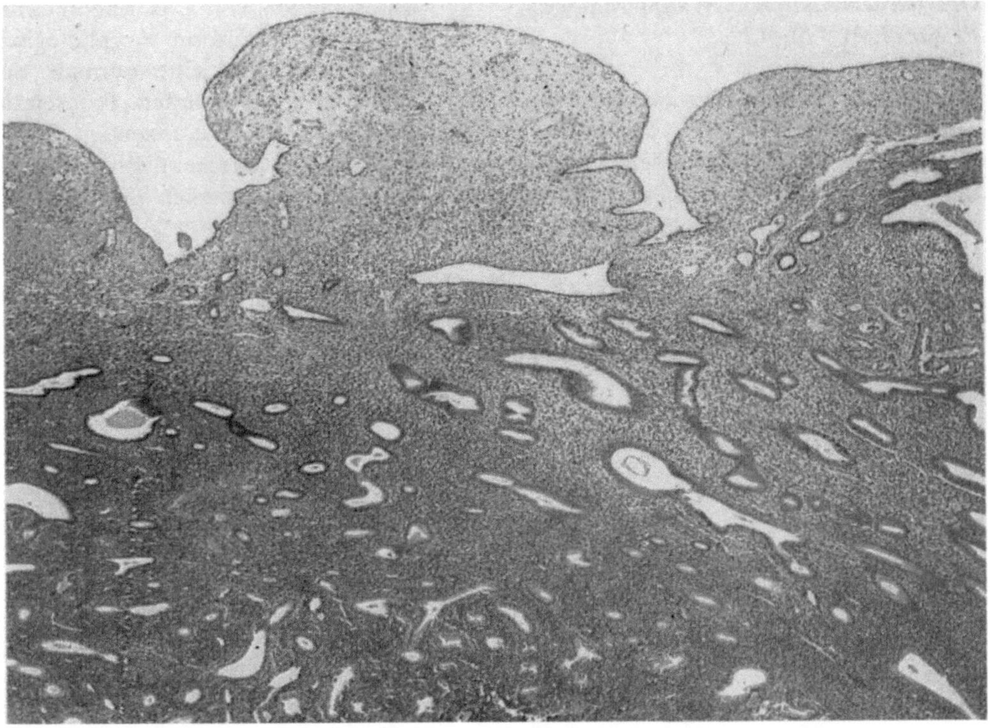

Abb. 168. *Perifokale starre Sekretion nach gestagenhaltigem Pessar* (HE, ×25)

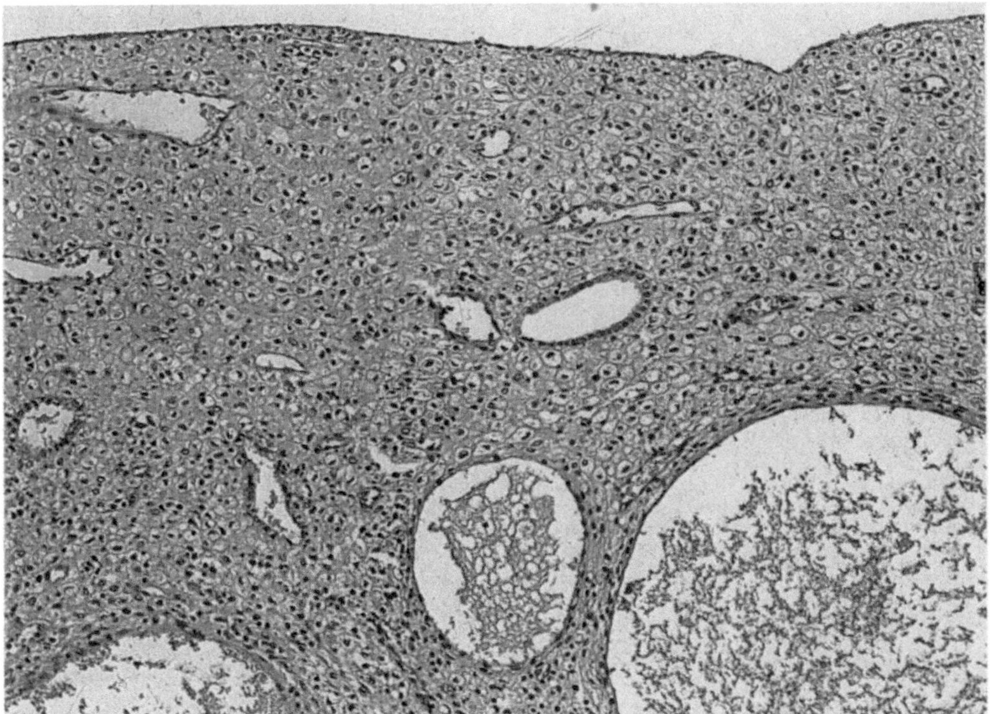

Abb. 169. *Perifokale starre Sekretion nach gestagenhaltigem Pessar* (HE, ×100)

Oberflächenreaktion nach kupferhaltigem Pessar (Abb. 170–172)

Die mit Kupferdraht umwickelten Pessare erzeugen regelmäßige Eindrücke auf der Endometriumoberfläche, welche dem Durchmesser des benutzten Drahtes entsprechen. In unmittelbarer Umgebung der Auflagestelle findet sich eine leichte Druckatrophie. Dabei bleibt das Oberflächenepithel meist intakt (Abb. 172). Entzündliche Veränderungen kommen i.a. nur bei gleichzeitig bestehender endometrialer Unterfunktion vor. Das Endometrium bleibt bei dieser Pessarform morphologisch unverändert und zeigt eine normale Sekretionsphase (Abb. 170) oder Proliferationsphase (Abb. 171). Die kontrazeptive Wirkung geht somit sehr wahrscheinlich auf biochemische Veränderungen zurück (Rosado et al. 1976; Wilson 1977).

Klinische Korrelation: Die regelmäßigen Eindellungen der Endometriumoberfläche sind charakteristisch für die Kupferpessare.

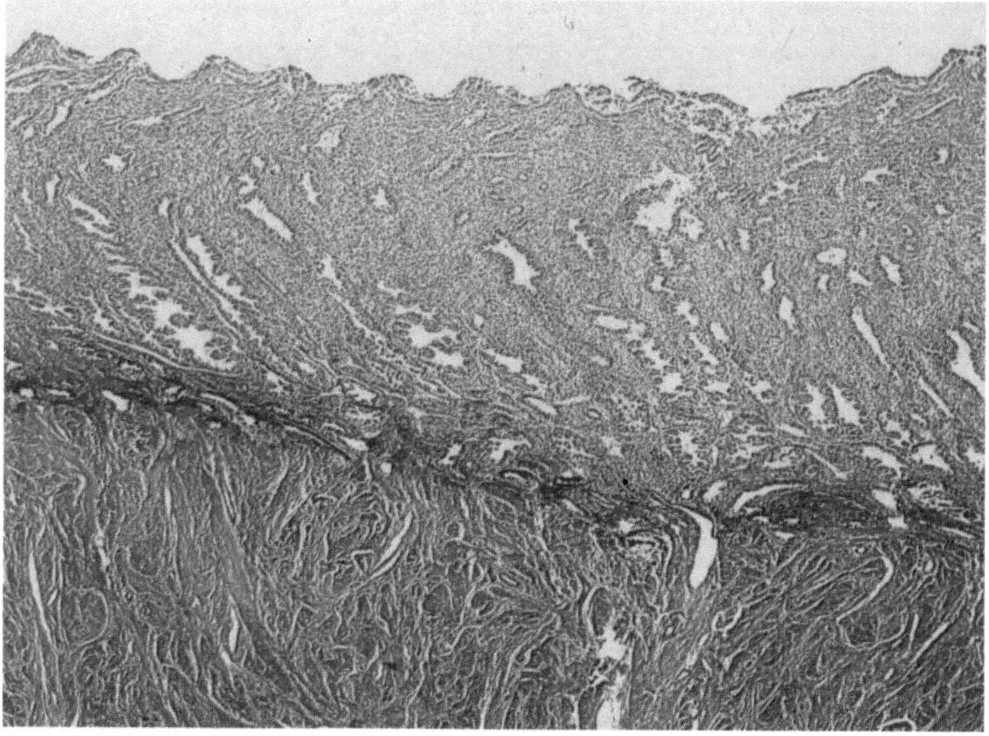

Abb. 170. *Oberflächenreaktion nach Kupferpessar* (HE, ×25)

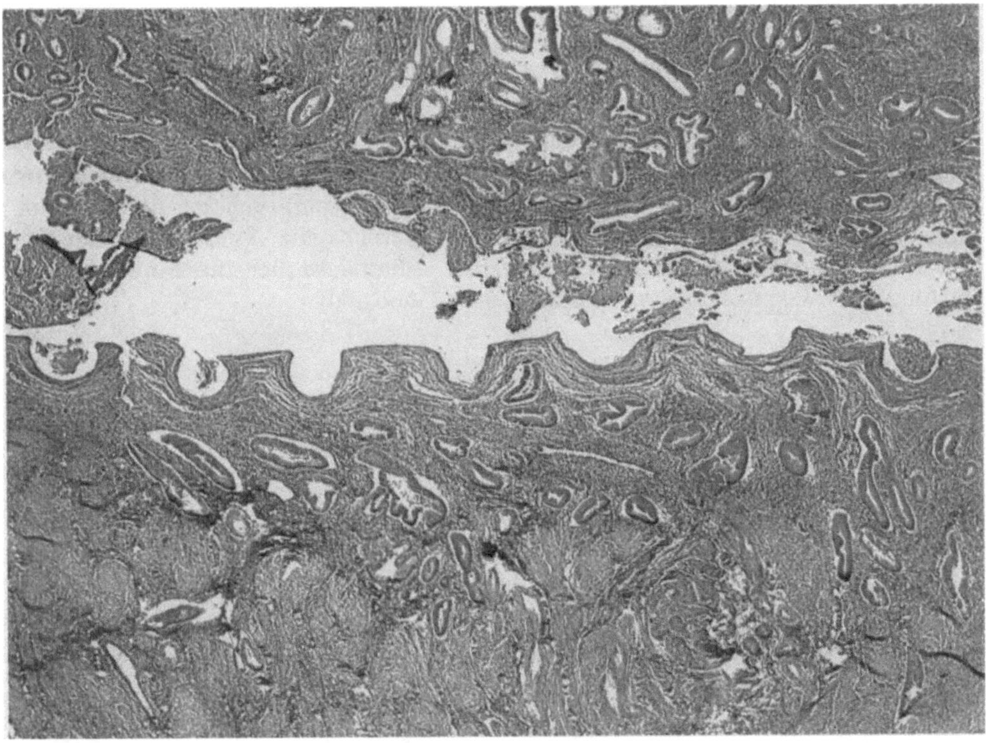

Abb. 171. *Oberflächenreaktion nach Kupferpessar* (HE, ×25)

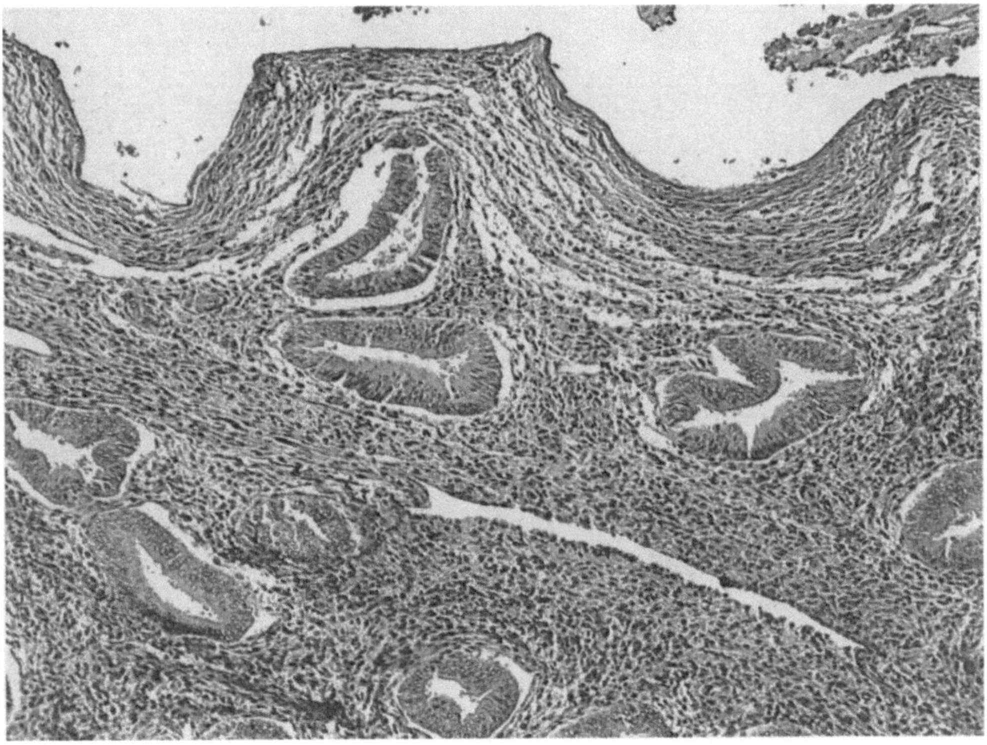

Abb. 172. *Oberflächenreaktion nach Kupferpessar* (HE, ×100)

Leukozyten im Drüsenlumen
(Abb. 173 und 174)

Diese deuten darauf hin, daß ein Kupferpessar eingelegen hat. Die Leukozyten sind vom Uteruscavum aus in die Drüsenöffnungen hereingedrückt (Abb. 173). Das Drüsenepithel selbst oder das umgebende Stroma zeigt keine entzündlichen Veränderungen. Auch das Oberflächenepithel ist intakt. Die Leukozytenansammlungen sind somit klinisch bedeutungslos.

Morphologische Differentialdiagnose: Eine Abgrenzung von der Endometritis ist erforderlich: Hier ist das Drüsenepithel von Entzündungszellen durchwandert (vgl. Abb. 179 und 180).

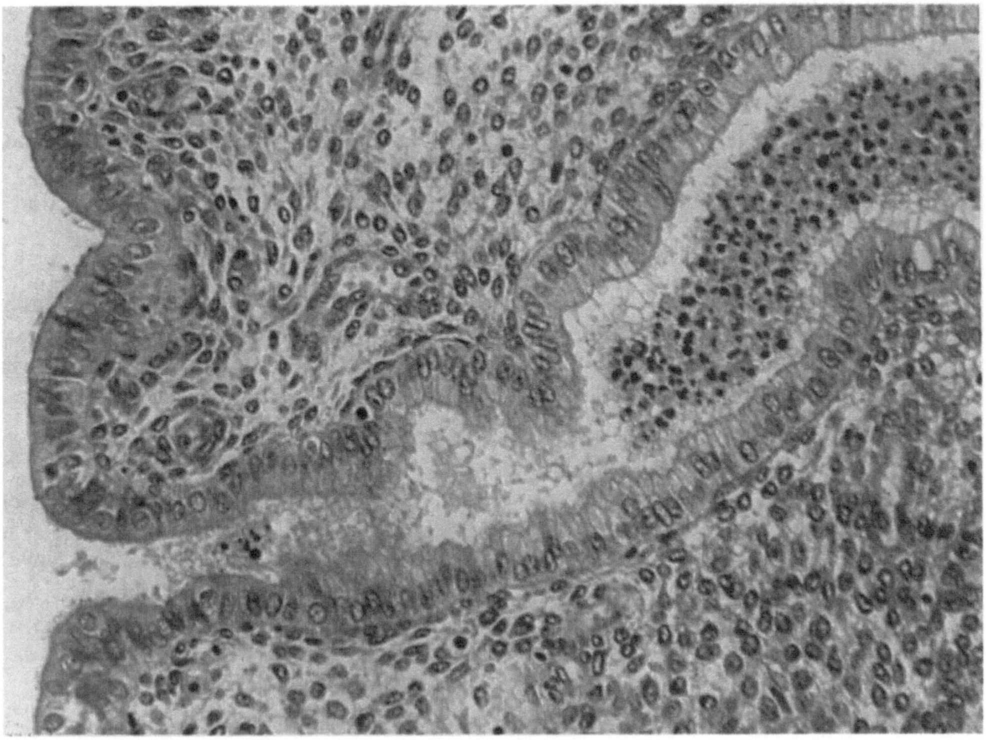

Abb. 173. *Leukozyten im Drüsenlumen nach Kupferpessar* (HE, ×250)

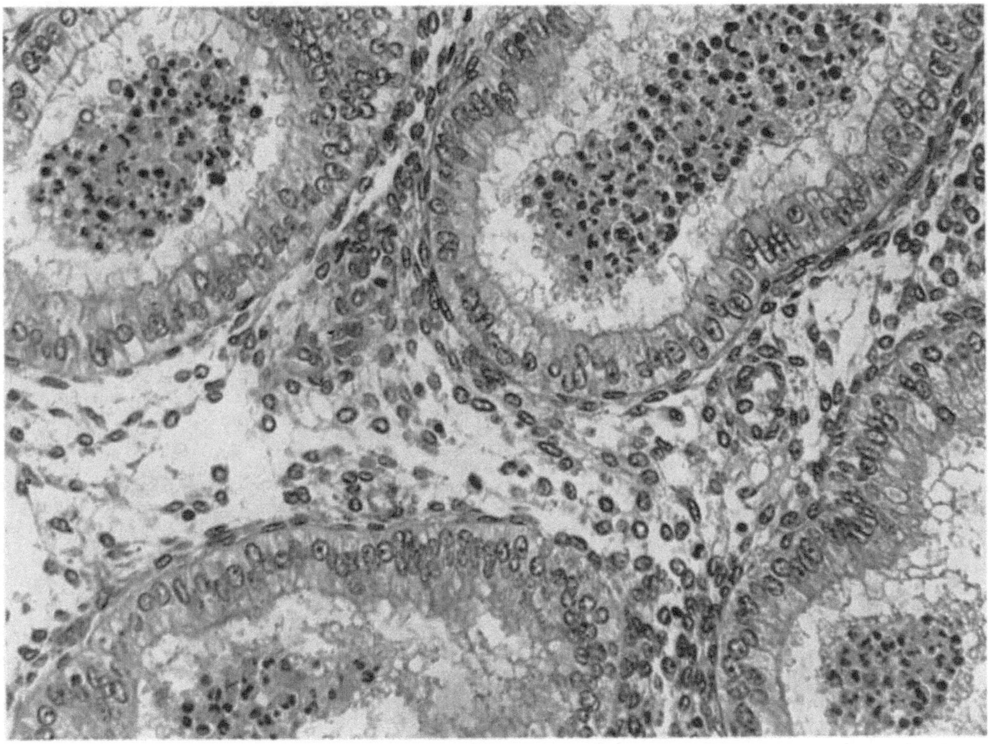

Abb. 174. *Leukozyten in Drüsenlumina nach Kupferpessar* (HE, ×250)

Nach intrauteriner Instillation

Wenn ein Kontrastmedium (zur Hysterosalpingographie) oder ein flüssiges Adhäsiv (zur endgültigen Sterilisation) in das Uteruscavum eingebracht wird, können sich verschiedene histologische Veränderungen entwickeln.

Histiozytäre Speicherreaktion
(Abb. 175 – 177)

In hyperplastischen Endometrien, welche nicht zyklisch abgestoßen werden, können Histiozyten Substanzen aufnehmen, welche vom Cavum aus in das oberflächliche Stroma hereingedrückt wurden. Ansammlungen nekrotischen Materials liegen im Stroma zwischen zystisch ausgeweiteten Drüsen und werden von kleinen Histiozyten umgeben, teilweise auch von größeren Makrophagen aufgenommen, welche ein schaumiges Zytoplasma mit Verdrängung des Kerns aufweisen (Abb. 177).

Morphologische Differentialdiagnose: Diese ist erforderlich

- von umschriebenen epithelialen oder stromatogenen Metaplasien;
- von Tumorzellen.

Die differentialdiagnostische Unterscheidung ist möglich bei sorgfältiger Untersuchung dieser Herde anhand von Spezialfärbungen zur Identifizierung der Zellen und des aufgenommenen Materials.

Klinische Korrelation und Differentialdiagnose: Die klinische Aufklärung ist oft schwierig, da es sich bei der Veränderung gewöhnlich um einen Zufallsbefund handelt.

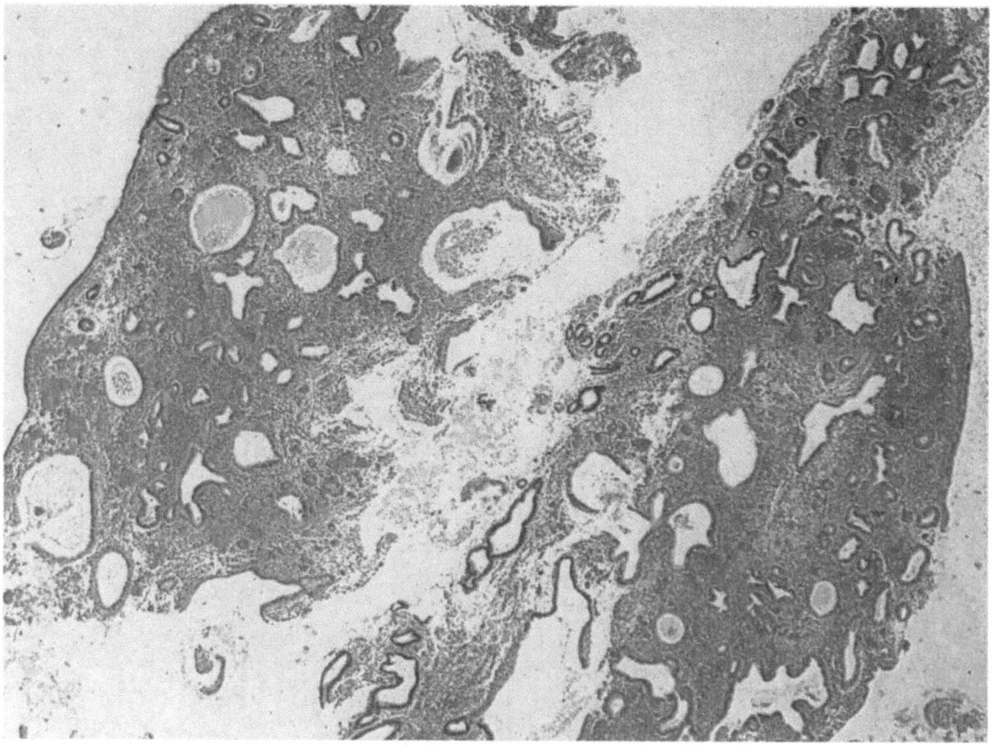

Abb. 175. *Histiozytäre Speicherreaktion* (HE, ×25)

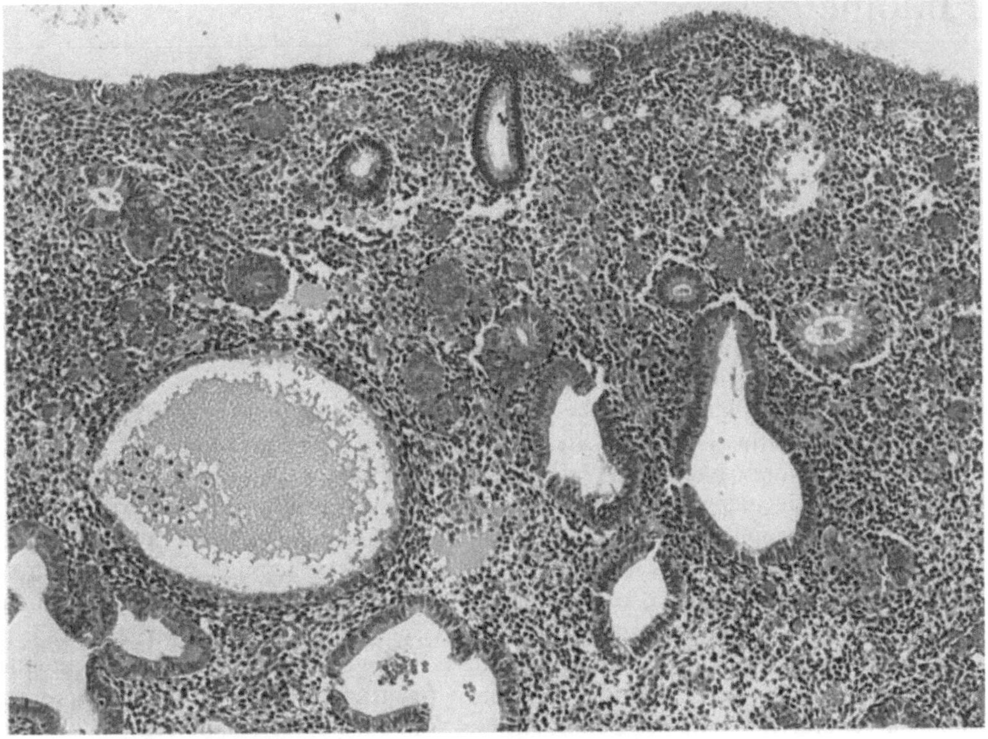

Abb. 176. *Histiozytäre Speicherreaktion* (HE, ×100)

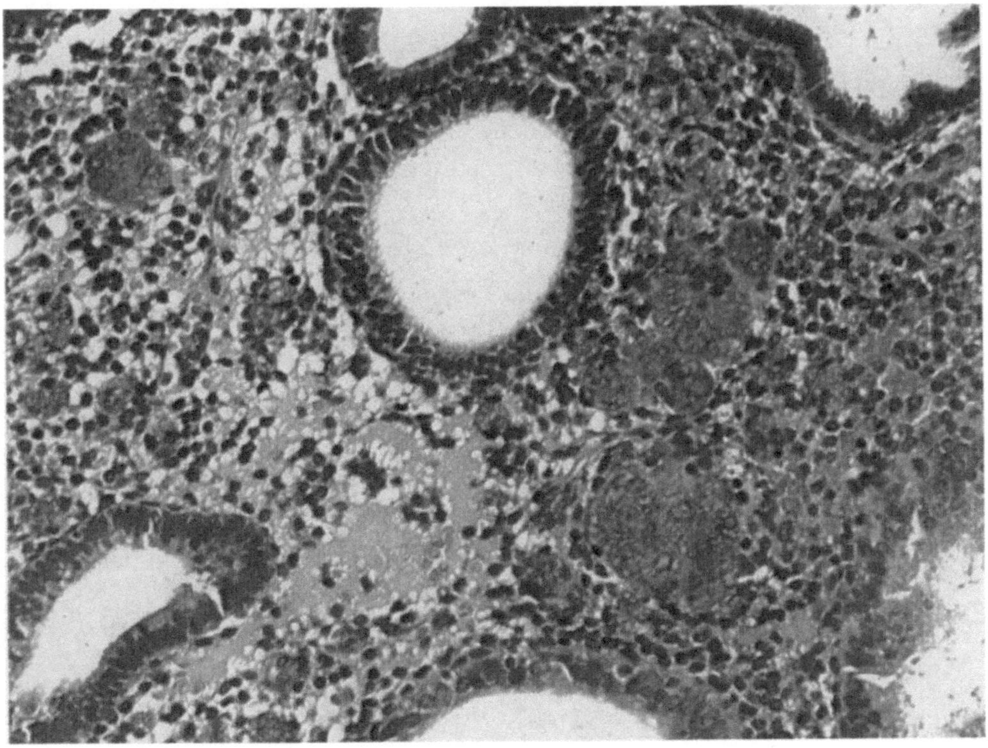

Abb. 177. *Histiozytäre Speicherreaktion* (HE, ×250)

Akute Endometritis (Abb. 178–180)

Obwohl die auslösenden Ursachen sehr unterschiedlich sein können, ist die entzündliche Reaktion darauf i. allg. die gleiche. Stroma und Drüsen sind diffus von Leukozyten durchsetzt, denen Lymphozyten und gelegentlich Plasmazellen beigemengt sind. Das Oberflächen- und Drüsenepithel ist mehr oder weniger durch Entzündungsinfiltrate zerstört. Die Retikulumfasern sind aufgelöst. Herdförmige Blutungen oder Ödemansammlungen kommen vor. Die zyklischen Veränderungen des Endometriums sind meist erhalten. Die entzündlich veränderten Teile des Endometriums werden oft im ganzen mit der nächsten Menstruation abgestoßen, wenn sie nicht auch die Basalis befallen haben.

Morphologische Differentialdiagnose: Die Entzündungszellen müssen von endometrialen Körnchenzellen unterschieden werden: Die endometrialen Körnchenzellen sehen den Leukozyten strukturell ähnlich, zerstören aber das Drüsenepithel nicht. Weiterhin ist eine Abgrenzung von umschriebenen hämorrhagischen Nekrosen erforderlich, welche bei funktionsgestörten protrahiert abblutenden Endometrien auftreten und nicht als Endometritis mißdeutet werden dürfen.

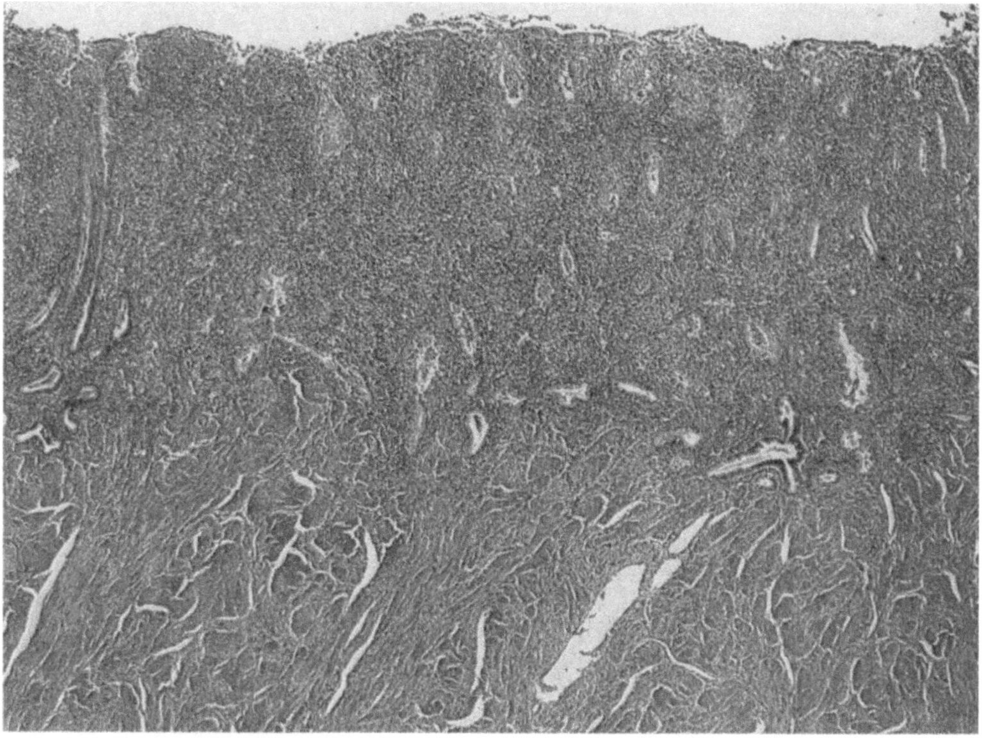

Abb. 178. *Akute Endometritis* (HE, ×25)

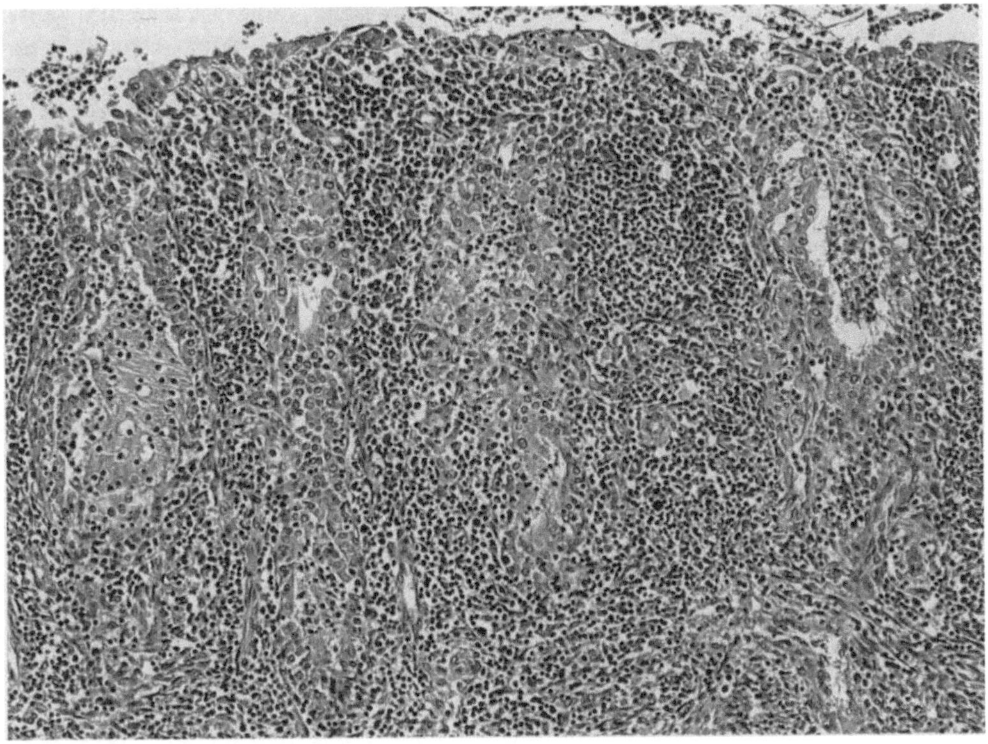

Abb. 179. *Akute Endometritis* (HE, ×100)

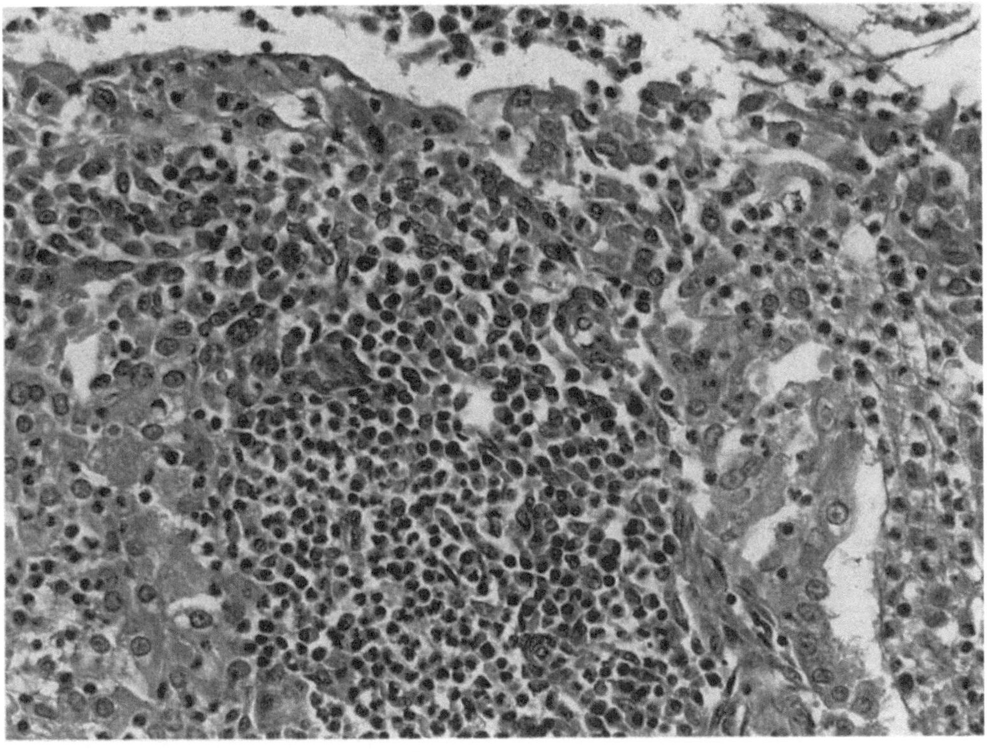

Abb. 180. *Akute Endometritis* (HE, ×250)

Klinische Korrelation und Differentialdiagnose: Eine akute Endometritis entwickelt sich als aszendierende Infektion bei Durchtrennung der Zervixschranke

- am häufigsten nach Aborten;
- im Anschluß an eine Menstruation, Geburt, Abrasio oder das Einlegen eines Intrauterinpessars. Eine Endometritis post abortum läßt sich aufgrund charakteristischer Drüsenveränderungen erkennen (verzögerte Abstoßung: vgl. Abb. 125–128), weiterhin an Deciduaresten oder möglicherweise erhaltenen Plazentarzotten oder Trophoblastzellen.

Chronische unspezifische Endometritis
(Abb. 181–183)

Eine Endometritis kann nur dann chronisch werden, wenn das Endometrium mit der Menstruation nicht abgestoßen wird. Demzufolge sind die Endometriumdrüsen hyperplastisch, unregelmäßig oder unterwertig proliferiert, ruhend oder atrophisch, und die Stromazellen spindelförmig. Die entzündlichen Infiltrate bestehen hauptsächlich aus Lymphozyten und Plasmazellen, welche diffus oder auch in Haufen im Stroma angetroffen werden. Sie durchsetzen und zerstören auch das Drüsen- und Oberflächenepithel. Demgegenüber bleiben die Retikulumfasern und die endometriale Struktur erhalten.

Morphologische Differentialdiagnose: Lymphozytenansammlungen ohne Drüsenbefall und ohne gleichzeitig nachweisbare Plasmazellen kommen auch physiologisch vor und dürfen nicht als chronische Endometritis diagnostiziert werden. Andererseits muß die

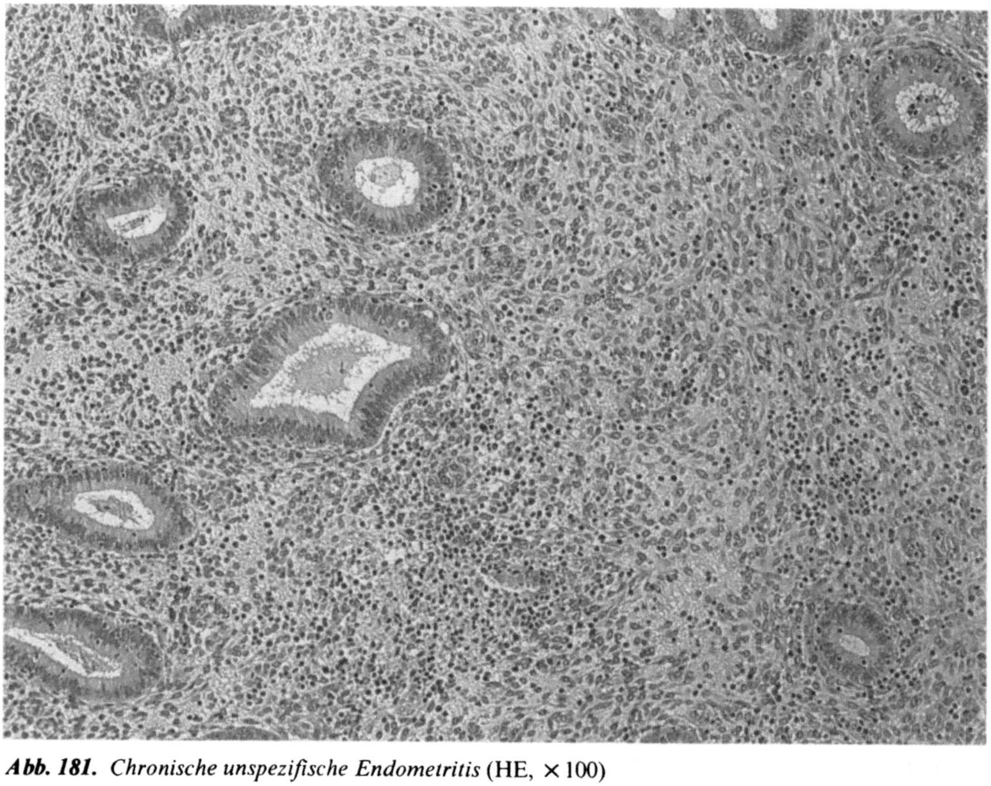

Abb. 181. *Chronische unspezifische Endometritis* (HE, ×100)

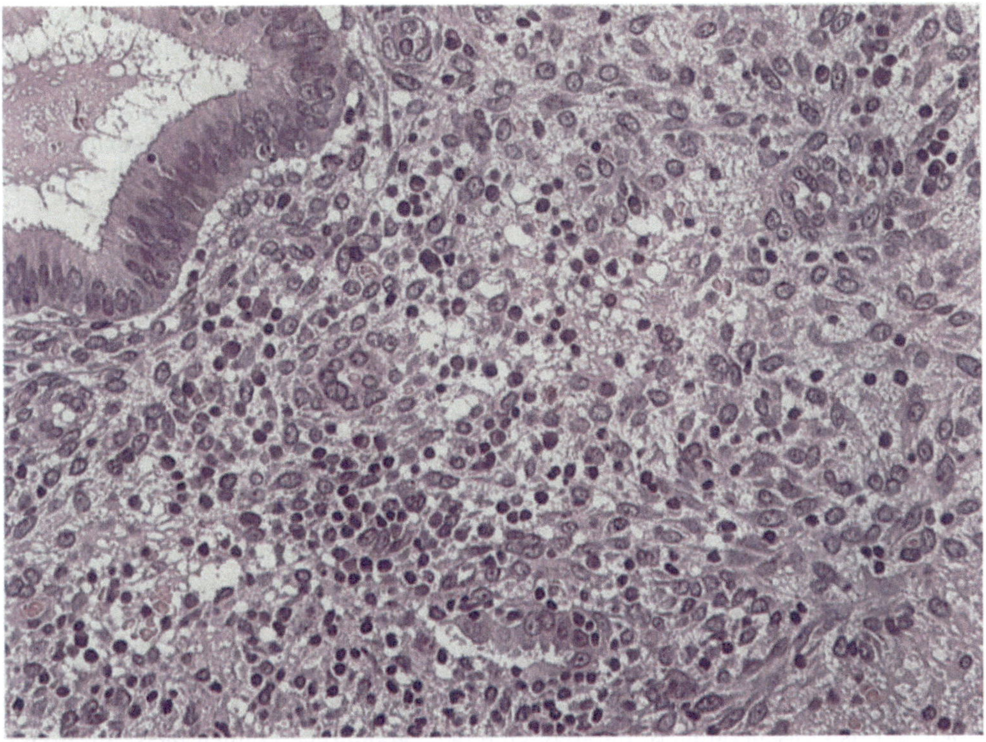

Abb. 182. *Chronische unspezifische Endometritis* (HE, ×250)

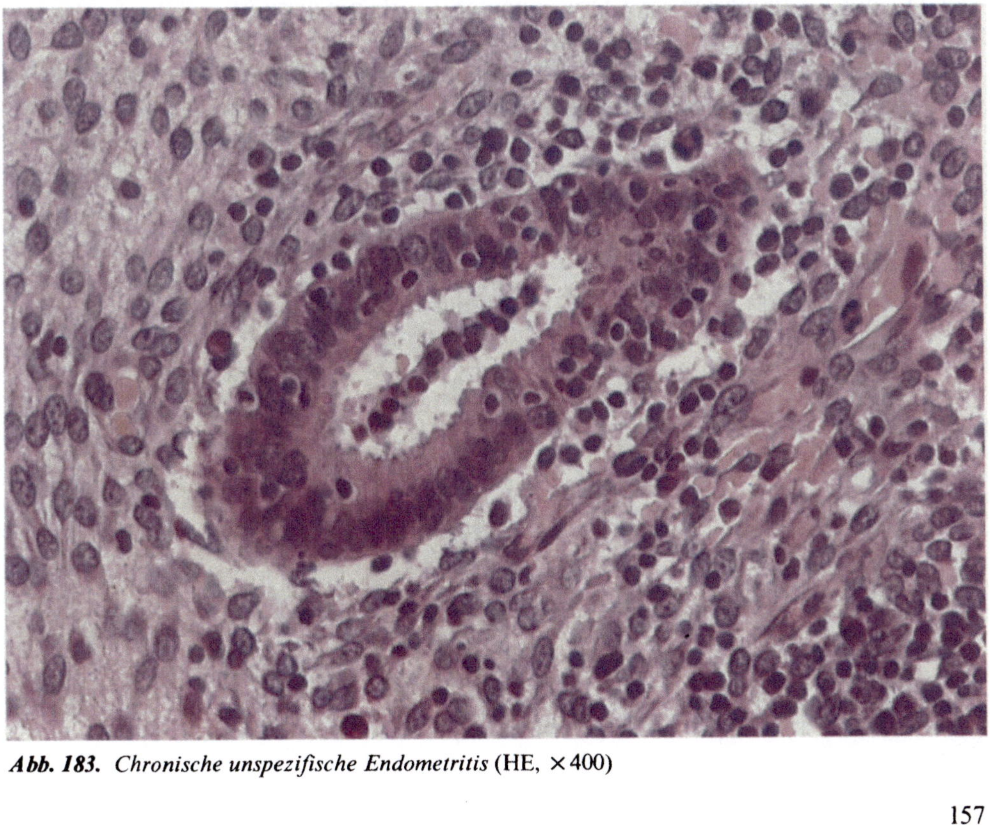

Abb. 183. *Chronische unspezifische Endometritis* (HE, ×400)

chronische unspezifische Endometritis von der tuberkulösen Endometritis unterschieden werden, welche zuweilen ihre charakteristischen Granulome mit Langhans-Riesenzellen weitgehend eingebüßt hat. Demzufolge ist eine sorgfältige Durchsuchung nach Epitheloidzelltuberkeln zum Ausschluß einer tuberkulösen Genese erforderlich.

Klinische Korrelation und Differentialdiagnose: Die auslösenden Agenzien sind dieselben wie bei der akuten Infektion. Im wenig resistenten atrophischen Endometrium alter Patientinnen kommt es leicht zur Entstehung einer chronischen Endometritis, z. B. bei Vorliegen nekrotischer Polypen oder Karzinome.

Endometritis tuberculosa
(Abb. 184 und 185)

Das Ausmaß des Endometriumbefalls kann sehr unterschiedlich sein. Bei schwerer Infektion können typische Epitheloidzellgranulome mit Langhans-Riesenzellen und lymphozytärem Randsaum dicht beieinander liegen und große Teile des Stromas ausfüllen (Abb. 184), sowie in die Drüsenlumina hereinreichen. Gleichzeitig können käsige Einschmelzungen und Ulzerationen des Oberflächenepithels bestehen. Das Drüsenepithel ist oft atypisch proliferiert und mehrschichtig. Dabei können Plattenepithelmetaplasien und Drüsenneubildungen vorkommen. Die endometriale Funktion ist gestört. Eine zyklusgerechte Abstoßung wird durch perituberkuläre Fibrosen verhindert.

Morphologische Differentialdiagnose: Eine Abgrenzung von ähnlichen spezifischen Granulomen, wie z. B. Sarkoidose oder mykotischen Infektionen, sowie von Fremdkörpergranulomen ist erforderlich. Bei der Sarkoidose fehlen käsige Einschmelzungen. Auch sind säurefeste Bakterien nicht nachweisbar. Bei mykotischen Granulomen gelingt oft der Pilznachweis mit Spezialfärbungen. Fremdkörpergranulome können meist an ihren doppelbrechenden Einschlüssen im polarisierten Licht erkannt werden.

Klinische Korrelation: Tuberkulöse Infektion des Endometriums, meist von einer Salpingitis tuberculosa fortgeleitet.

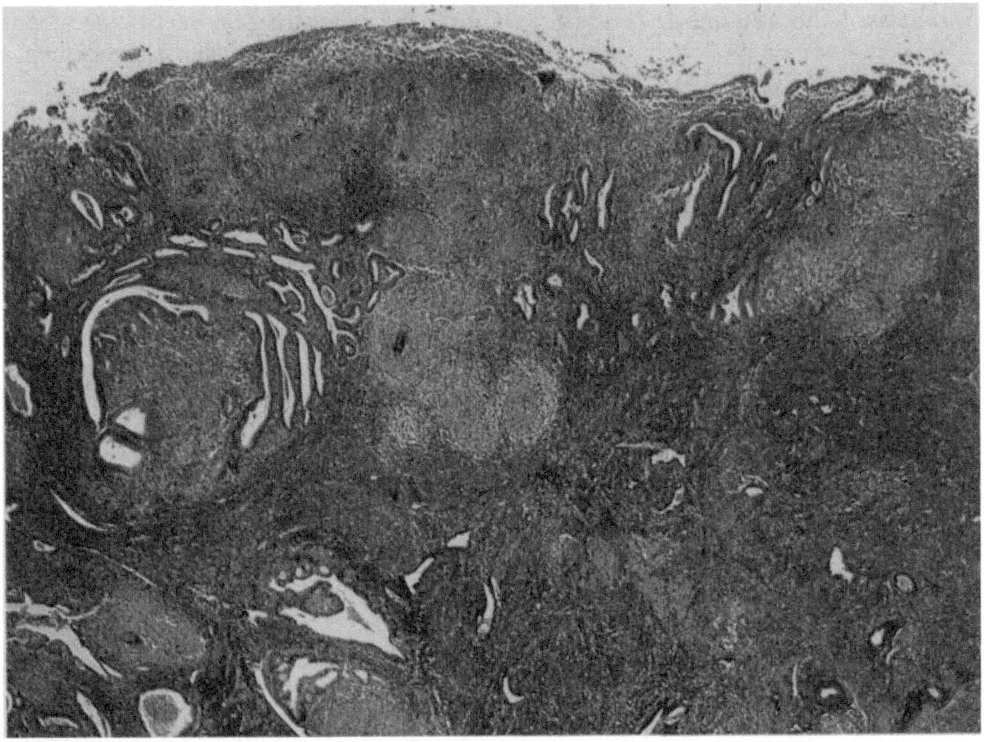

Abb. 184. *Tuberkulöse Endometritis* (HE, ×25)

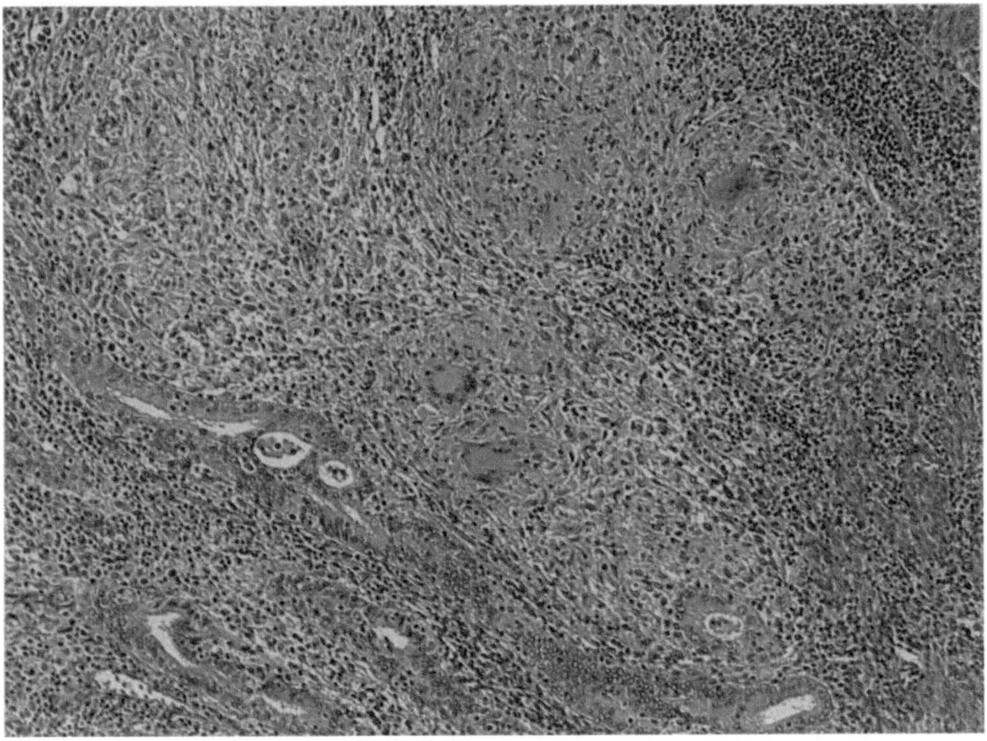

Abb. 185. *Tuberkulöse Endometritis* (HE, ×100)

Sarkoidose (Abb. 186 und 187)

Im endometrialen Stroma kommen herdförmig Epitheloidzellgranulome mit mehrkernigen Riesenzellen vor, welche den tuberkulösen Granulomen sehr ähnlich sehen. Im Gegensatz zur Tuberkulose fehlt die Verkäsung. Auch werden die Endometriumdrüsen nur äußerst selten befallen und sind nicht reaktiv hyperplastisch. Demgegenüber finden sich die Granulome aber häufig in diffus hyperplastischen Endometrien (Abb. 186), da diese mit der Menstruation nicht abgestoßen werden und daher Zeit zur Entwicklung derartiger Granulome haben.

Morphologische Differentialdiagnose:
Tuberkulöse oder tuberkuloide Granulome (s. S. 158).

Klinische Korrelation und Differentialdiagnose:
Der Endometriumbefall im Rahmen einer systemischen Sarkoidose ist selten, die differentialdiagnostische Abgrenzung von der Tuberkulose aber von klinischer Bedeutung.

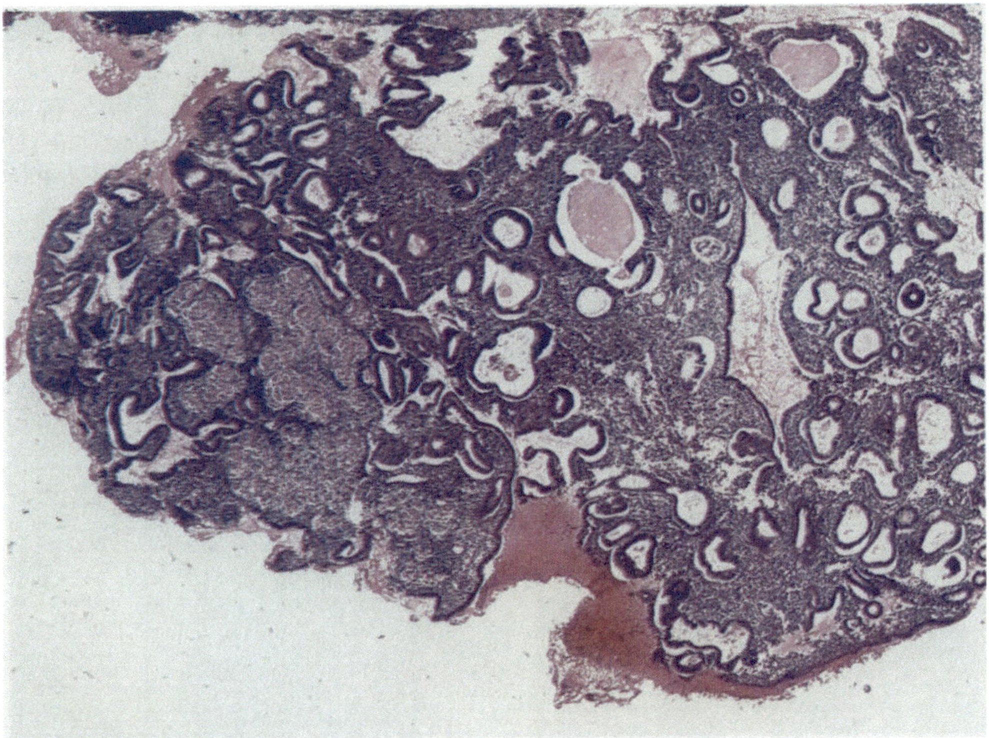

Abb. 186. *Sarkoidose* (HE, ×25)

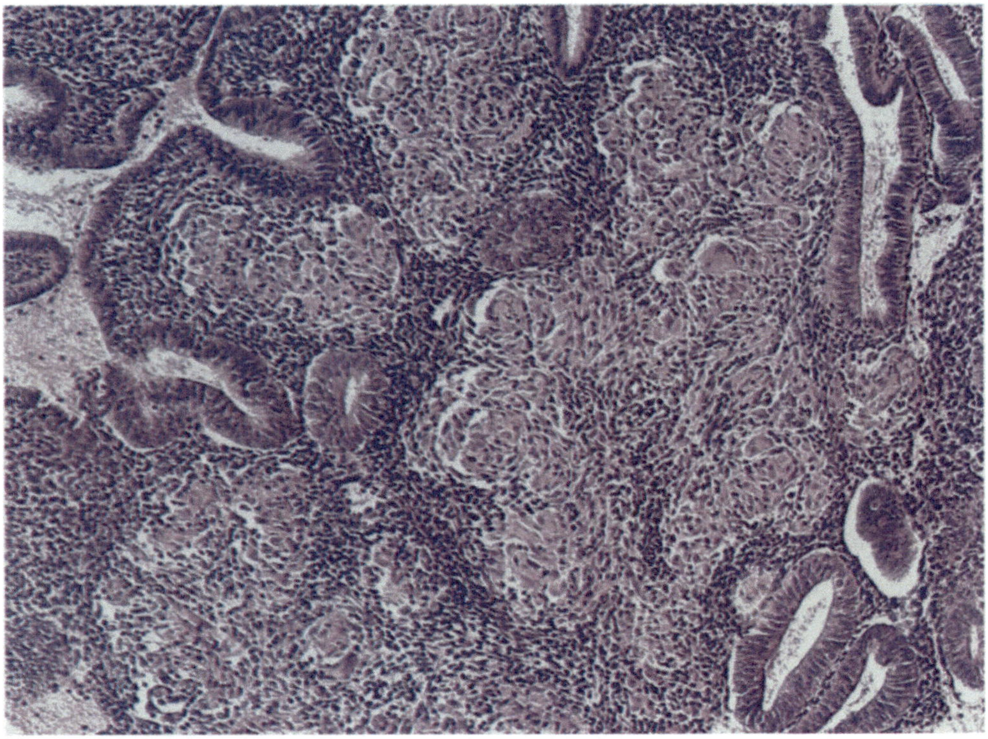

Abb. 187. *Sarkoidose* (HE, ×100)

Aktinomykose (Abb. 188 und 189)

Die für Actinomycesdrusen charakteristischen strahlenförmigen Partikel unterschiedlicher Größe finden sich zwischen Endometriumfragmenten, welche von Entzündungszellen durchsetzt und dissoziiert sind.

Klinische Korrelation: Die Actinomycesinfektion des Endometriums ist eine seltene Komplikation bei einliegendem Intrauterinpessar (Lomax et al. 1976).

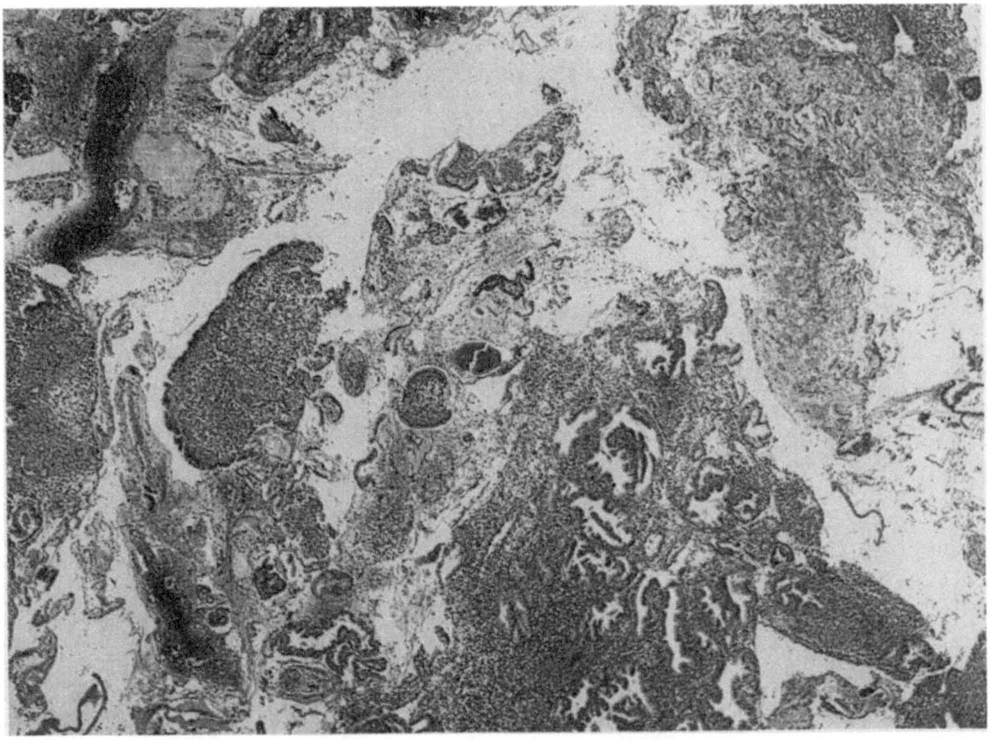

Abb. 188. *Aktinomykose* (HE, ×25)

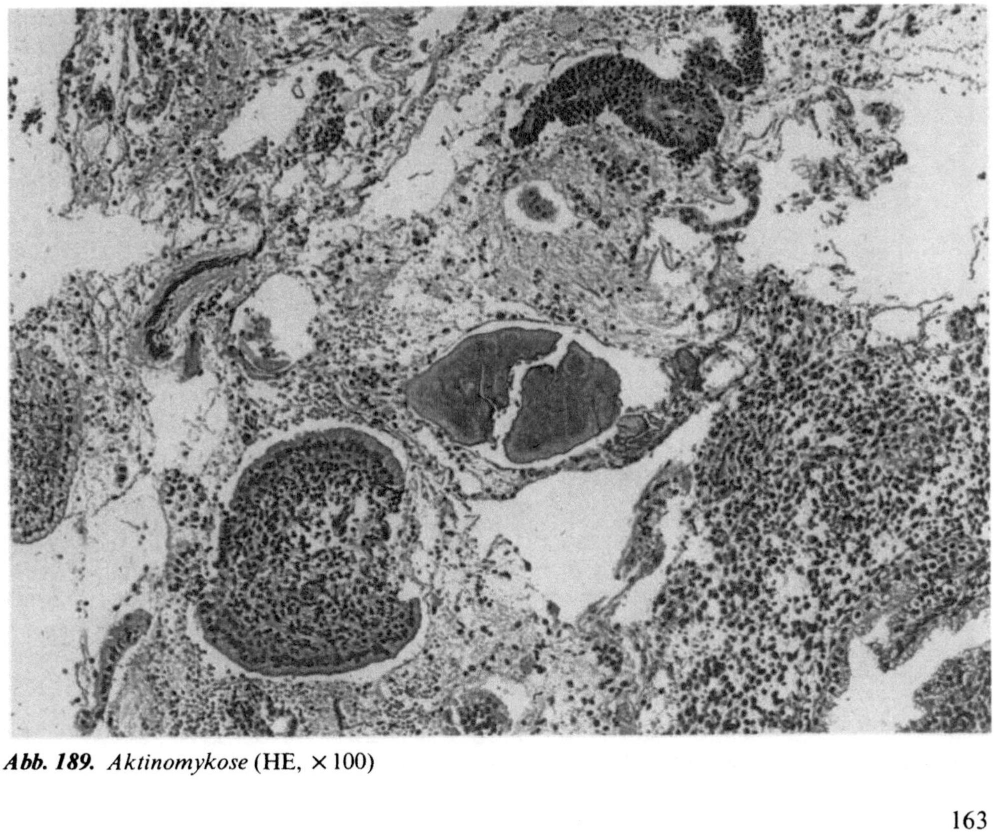

Abb. 189. *Aktinomykose* (HE, ×100)

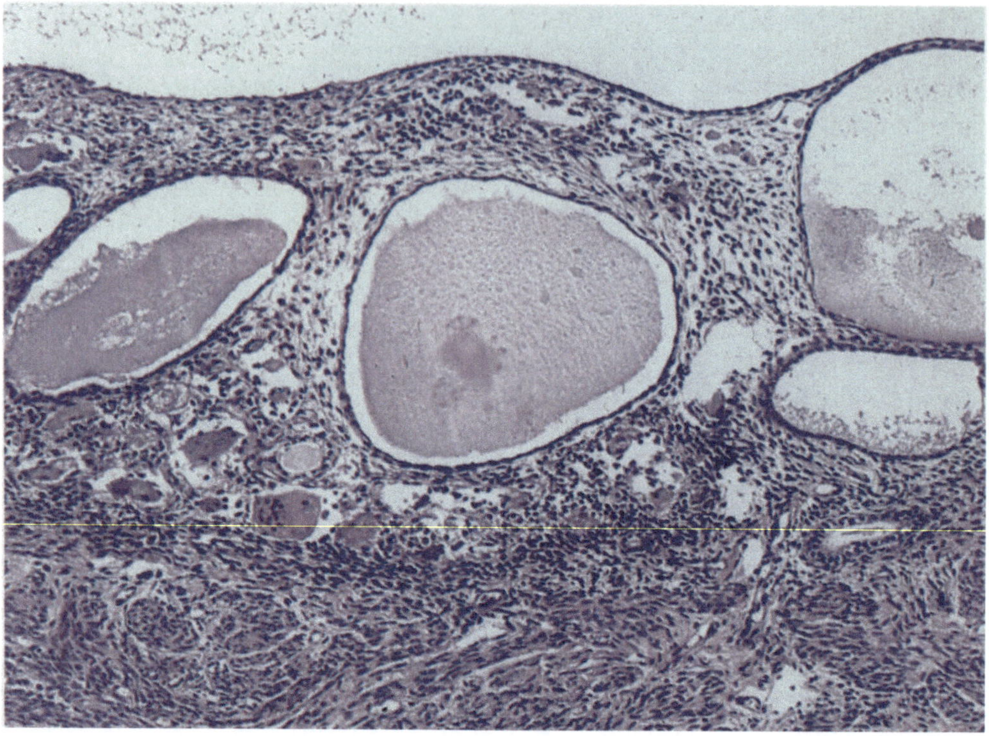

Abb. 190. *Fremdkörpergranulom* (HE, × 100)

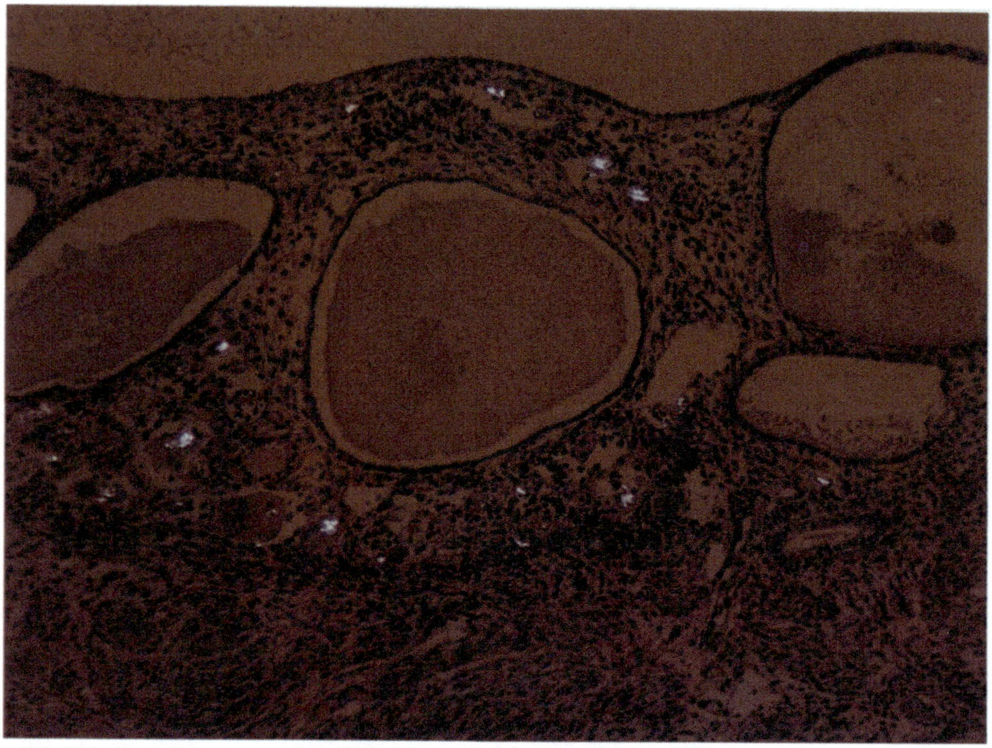

Abb. 191. *Fremdkörpergranulom* (HE unter polarisiertem Licht, × 100)

Fremdkörpergranulom (Abb. 190–192)

In ruhenden oder zystisch atrophischen Endometrien, welche sich nicht abstoßen, können Fremdkörpergranulome vorkommen, v.a. im Bereich der Basalis (Abb. 190). Sie bestehen aus mehrkernigen Fremdkörperriesenzellen, welche von chronisch entzündlichen Infiltraten umgeben werden. Die Riesenzellen können verschieden geformte doppelbrechende Kristalle enthalten (Abb. 191), welche phagozytiert wurden (Abb. 192).

Morphologische Differentialdiagnose: In Betracht kommen vergleichbare Granulome (s. S. 158). Der Nachweis von doppelbrechenden Einschlüssen unter polarisiertem Licht ist diagnostisch für das Fremdkörpergranulom.

Klinische Korrelation: Am häufigsten sind Talkumgranulome, welche sich nach intrauterinen Eingriffen entwickeln. Fremdkörpergranulome als Reaktion auf andere Substanzen sind im Endometrium selten.

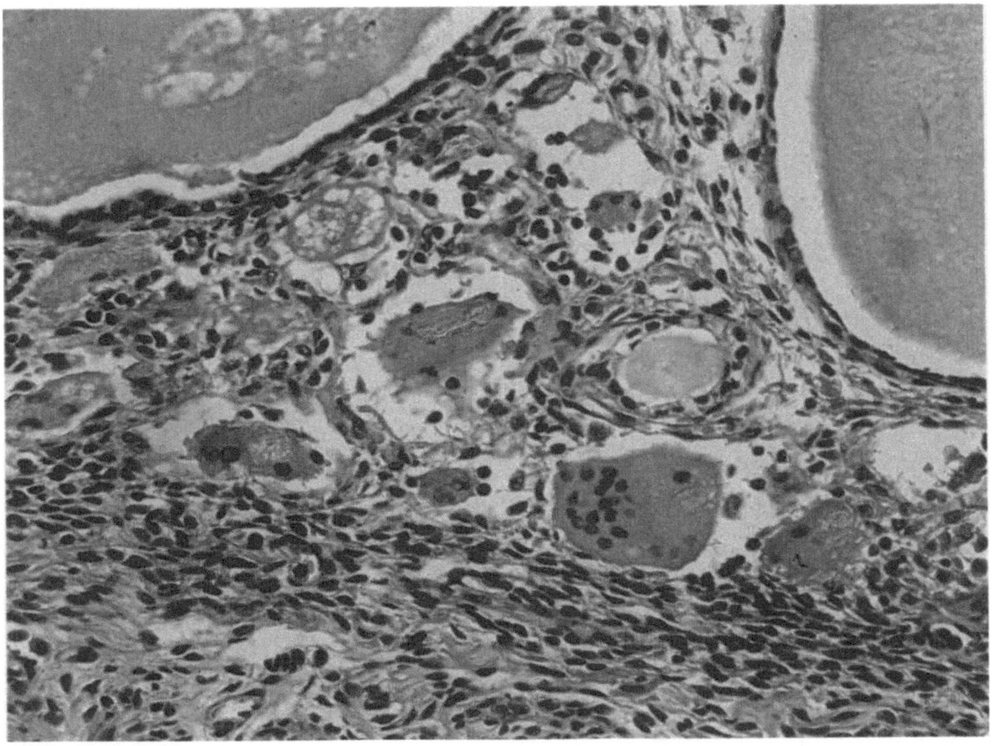

Abb. 192. *Fremdkörpergranulom* (HE, ×250)

Karzinome

Zur Charakterisierung der endometrialen Karzinome gibt es 3 Möglichkeiten: histologischer Typ, Differenzierungsgrad und Stadium (Poulsen et al. 1975). Diese Unterscheidungen sind besonders wichtig beim endometrialen Typ des Adenokarzinoms, welcher weiter unterteilt wird in den gewöhnlichen, den sekretorischen und den östrogenen Typ. Der histologische Differenzierungsgrad (FIGO Grad I–III) ist nur beim endometrialen Typ des Adenokarzinoms und beim papillären Karzinom von prognostischer Bedeutung (Tabelle 3, Seite 172). Die Stadieneinteilung und die Beurteilung der Tumorausdehnung ist demgegenüber für alle Karzinome gleich wichtig.

1. Karzinome mit endometrialer Differenzierung

Adenokarzinome

Endometriales Frühkarzinom
(Abb. 193–195)

Dieses entwickelt sich fokal oder multizentrisch innerhalb einer adenomatösen Hyperplasie. Es ist stets auf das Endometrium begrenzt (Abb. 193). Innerhalb dieser Herde werden Drüsengruppen von mehrschichtigen atypischen Epithelzellen ausgekleidet, welche depolarisierte vergrößerte Kerne mit prominenten Nukleoli enthalten. Mitosen sind häufig, das Zytoplasma ist blaß oder vakuolisiert (Abb. 195). Das Stroma ist äußerst spärlich

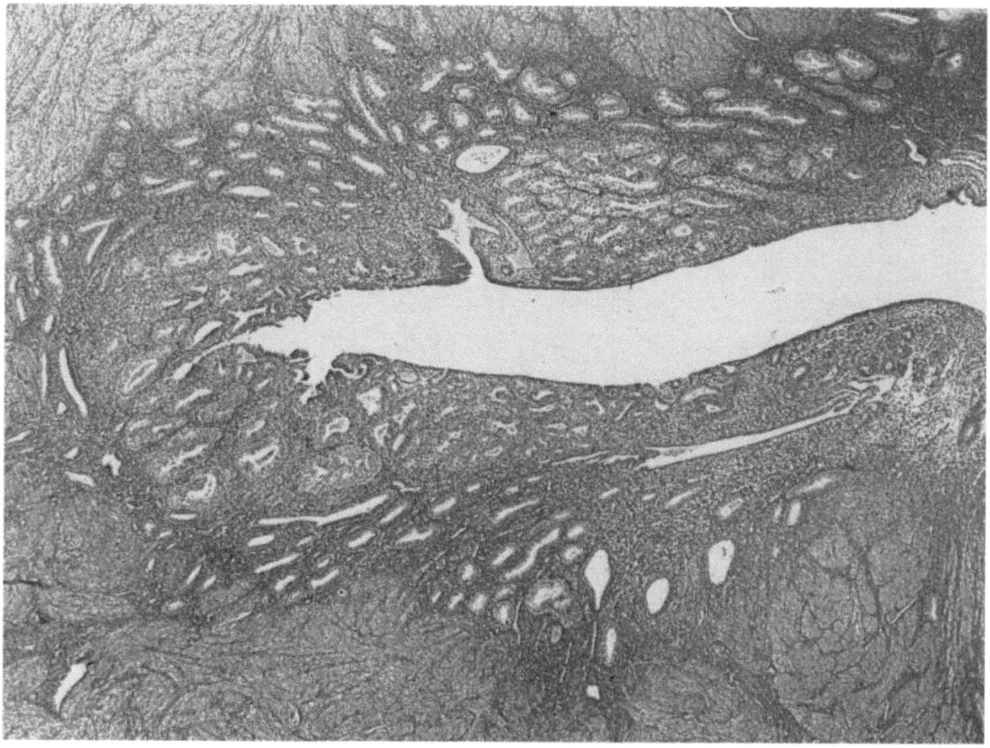

Abb. 193. *Endometriales Frühkarzinom* (HE, ×25)

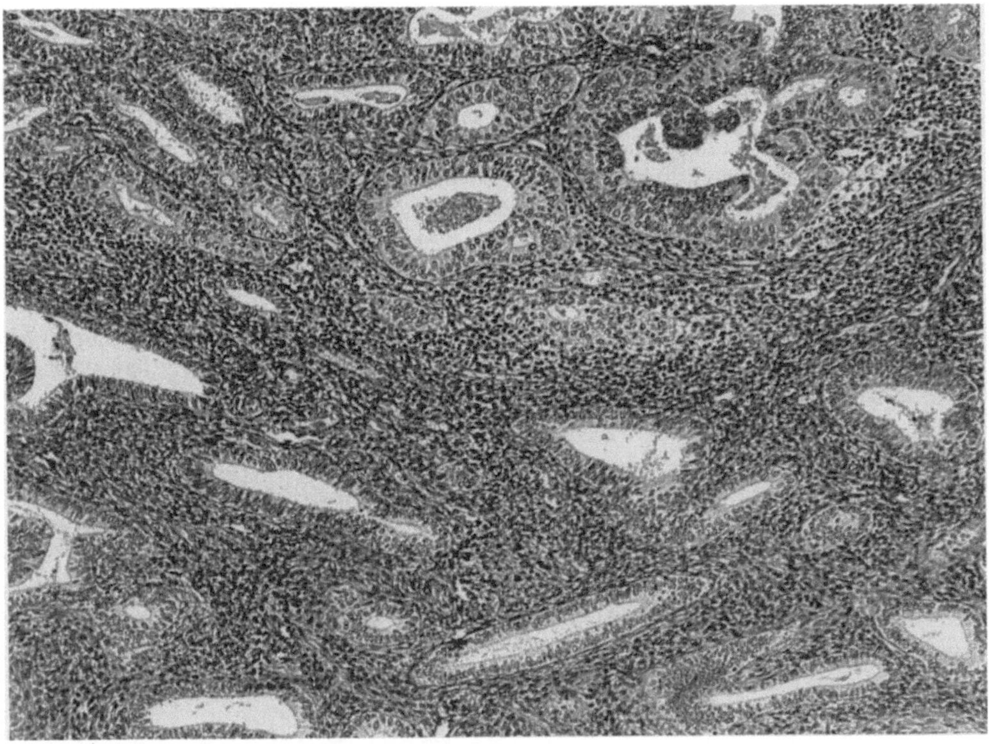

Abb. 194. *Endometriales Frühkarzinom* (HE, ×100)

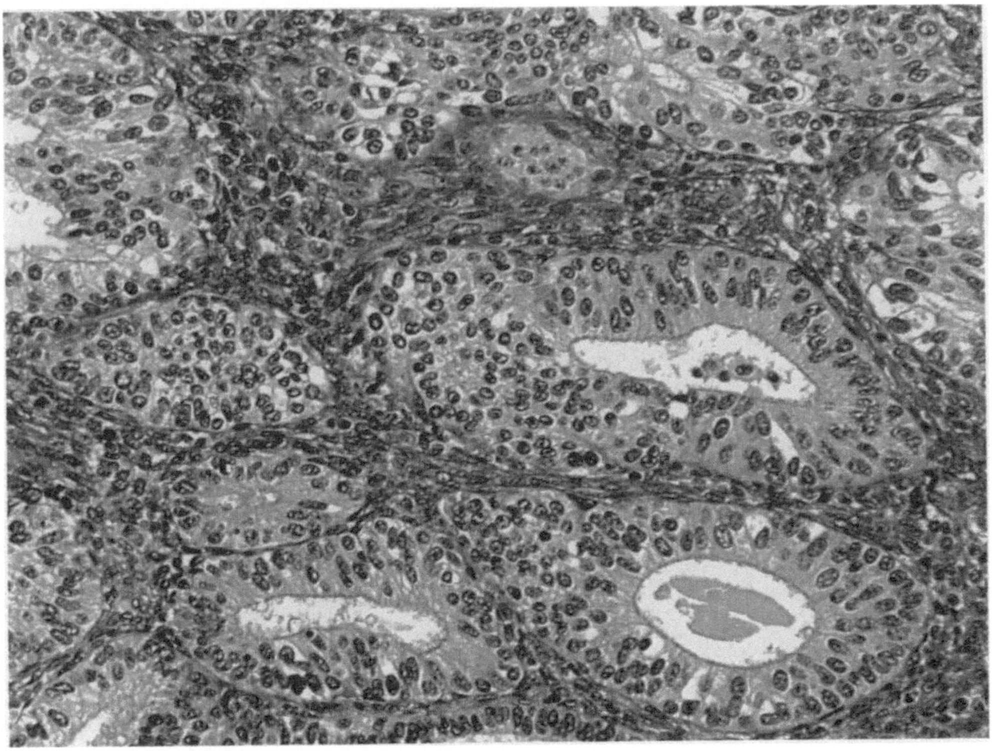

Abb. 195. *Endometriales Frühkarzinom* (HE, ×250)

oder fehlt, insbesondere in Bezirken mit kleinalveolären Aufgliederungen. Das umgebende Endometrium erscheint komprimiert und enthält zuweilen lymphozytäre Infiltrate als Zeichen der Stromainvasion (Abb. 194). Die meisten dieser endometrialen Frühkarzinome entsprechen dem Differenzierungsgrad I, nur selten dem Grad II oder sogar III.

Morphologische Differentialdiagnose: Das Frühkarzinom muß vom Grad III der adenomatösen Hyperplasie abgegrenzt werden (vgl. Abb. 100–102). Das wichtigste Kriterium der beginnenden karzinomatösen Entartung ist die Stromainvasion. Kurman u. Norris (1982) zufolge sind die wesentlichen Kriterien der Invasion: eine desmoplastische Reaktion in Umgebung der atypischen infiltrierenden Drüsen, eine kleinalveoläre Drüsenaufgliederung unter vollständigem Stromaverlust, ausgeprägte papilläre Formationen oder größere Bezirke mit Plattenepithelmetaplasien. Wenn eines dieser Kriterien mehr als ein halbes Gesichtsfeld bei kleiner Vergrößerung einnimmt, muß eine Stromainvasion diagnostiziert werden.

Gut differenziertes Adenokarzinom
(FIGO Grad I) (Abb. 196 und 197)

Die gut ausdifferenzierten tubulären Drüsenschläuche sind eng und enthalten wenig oder keinen Schleim (Abb. 196). Sie werden von mehrreihigem bis mehrschichtigem Epithel mit länglichen Kernen und prominenten Nukleoli sowie häufigen Mitosen ausgekleidet (Abb. 197). Das Zytoplasma ist spärlich. Vereinzelt kommen papilläre Strukturen vor (vgl. S. 188). Das Stroma zwischen den Drüsen ist bis auf spärliche Kollagenfasern und enge Kapillaren vollständig geschwunden.

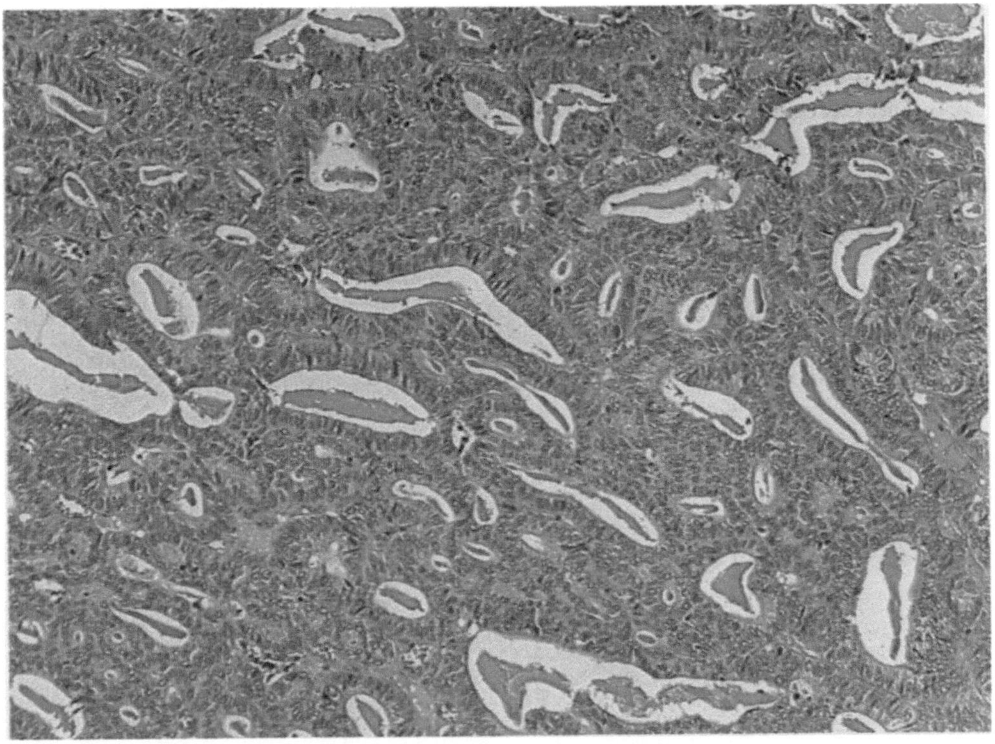
***Abb. 196.** Gut differenzìertes Adenokarzinom (Grad I)* (HE, ×100)

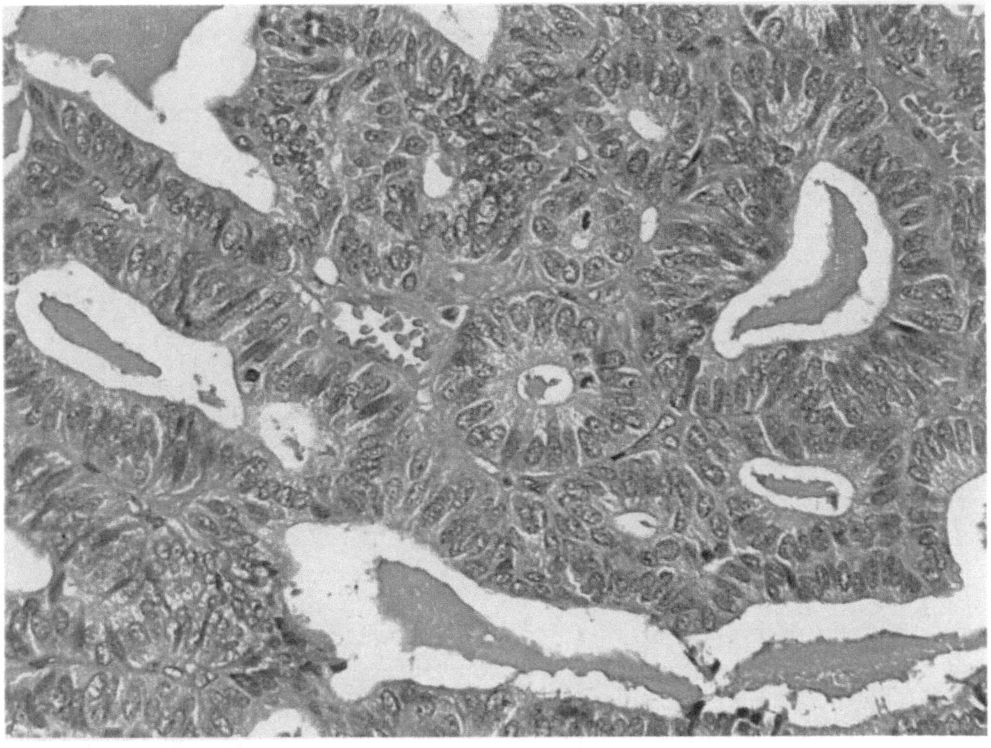
***Abb. 197.** Gut differenziertes Adenokarzinom (Grad I)* (HE, ×250)

Teilweise undifferenziertes Adenokarzinom (FIGO Grad II) (Abb. 198–200)

Während einige Bezirke dieser Karzinome noch gut differenziert sein können (Abb. 196 und 197), bestehen benachbarte Areale aus soliden Zellnestern. Die Kerne dieser Areale sind depolarisiert oder bilden Pseudorosetten, welche die Frühstadien einer mikroglandulären Aufgliederung eben andeuten (Abb. 200). Beide Anteile können scharf voneinander getrennt sein (Abb. 198 und 199). Andererseits schließt die Kategorie Grad II nach FIGO auch mäßig differenzierte Adenokarzinome ohne fokale Unterschiede im Differenzierungsgrad ein.

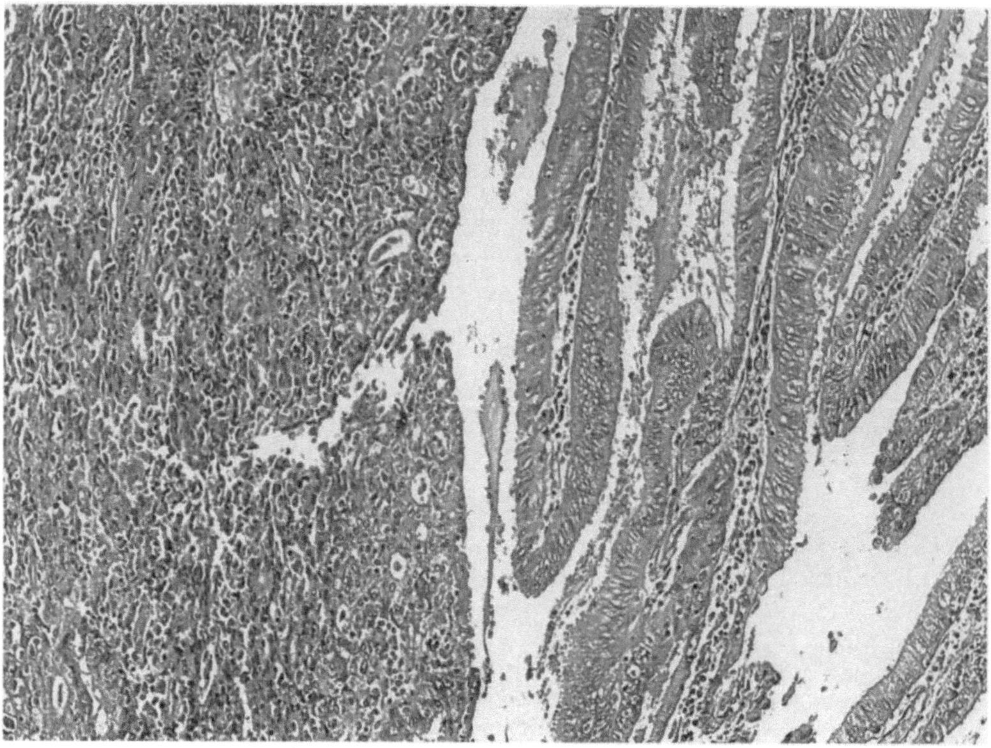

Abb. 198. *Teilweise undifferenziertes Adenokarzinom (Grad II)* (HE, ×100)

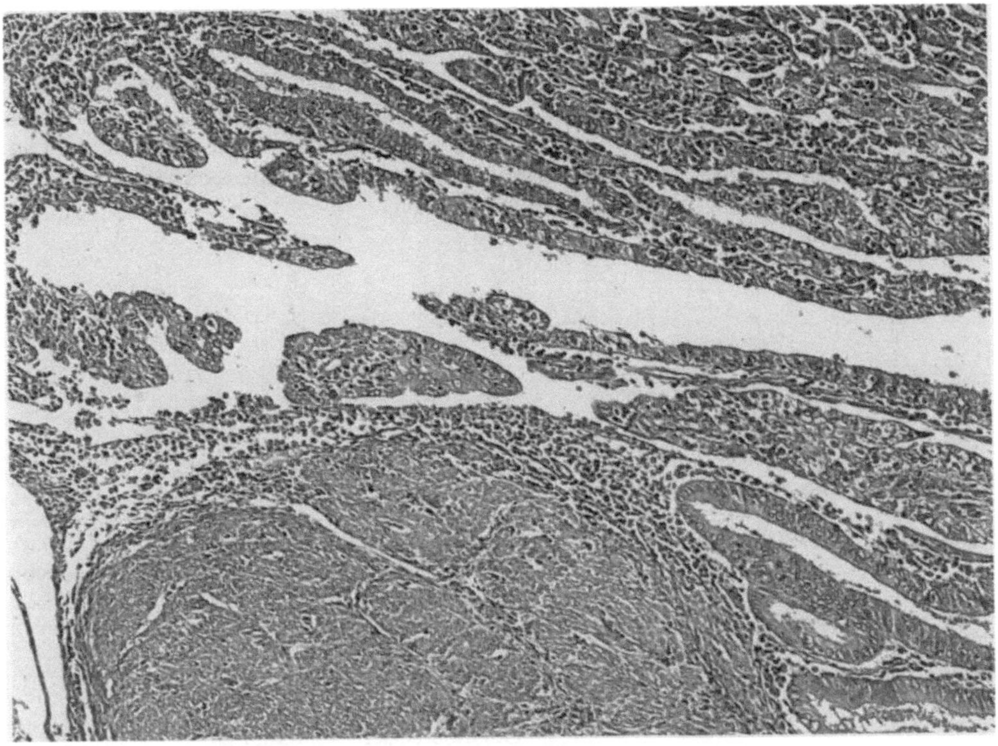

Abb. 199. *Teilweise undifferenziertes Adenokarzinom (Grad II)* (HE, ×100)

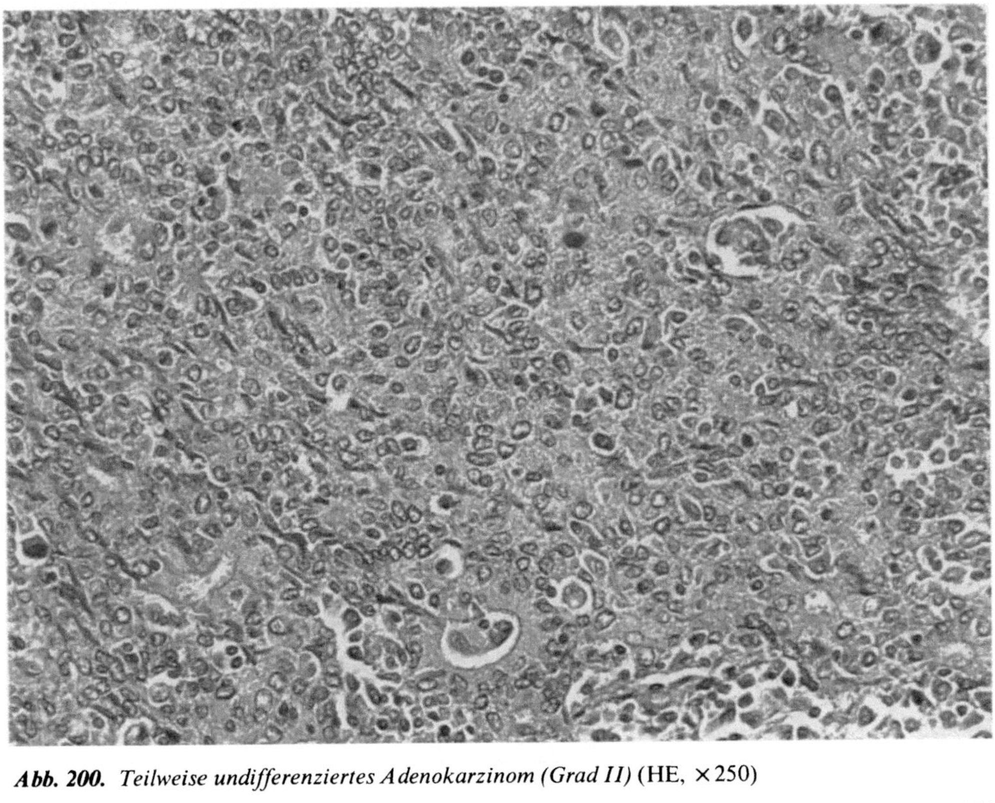

Abb. 200. *Teilweise undifferenziertes Adenokarzinom (Grad II)* (HE, ×250)

Undifferenziertes solides Adenokarzinom (FIGO Grad III) (Abb. 201 und 202)

Diese Karzinome bestehen ausschließlich aus soliden Strängen undifferenzierter Karzinomzellen, welche unregelmäßig angeordnet sind. In einigen Strängen lassen sich noch Pseudorosettenstellungen der Kerne erkennen, welche auf die adenomatöse Natur des Tumors hindeuten. Anhand dieses Kriteriums lassen sich die soliden Adenokarzinome von undifferenzierten Plattenepithelkarzinomen abgrenzen.

Tabelle 3. Karzinome des Endometriums

Histogenese	Histologische Struktur	Histologischer Differenzierungsgrad (FIGO)		5-Jahres-Überlebensrate %
Endometriale Differenzierung	*Adenokarzinom*			
	Glanduläres oder glandulär-papilläres	Frühkarzinom	Grad 1a	
		Gut differenziert	Grad 1b	93
		Schlecht differenziert	Grad II	76
	Solides	Undifferenziert	Grad III	61
	Sekretorisches		Grad I	87
	Flimmerzellkarzinom		Grad I	
	Adenokarzinom mit Plattenepithelmetaplasien			
	Adenokankroid	Gut differenziert	Grad I	87
	Adenosquamöses Karzinom	Schlecht differenziert	Grad II + III	47
Endozervikale Differenzierung	*Muzinöses Adenokarzinom*	Gut differenziert	Grad I	
		Schlecht differenziert	Grad II	
	Mukoepidermoides Adenokarzinom	Schlecht differenziert	Grad II + III	47
	Klarzelliges Karzinom			
	Glanduläres oder papilläres		Grad II	35
	Solides		Grad III	
Serös-papilläre Differenzierung	*Papilläres Karzinom*	Gut differenziert	Grad I	
		Schlecht differenziert	Grad II + III	51
Ektozervikale Differenzierung	*Plattenepithelkarzinom*		Grad I, II oder III	
	Undifferenziertes Karzinom		Grad III	

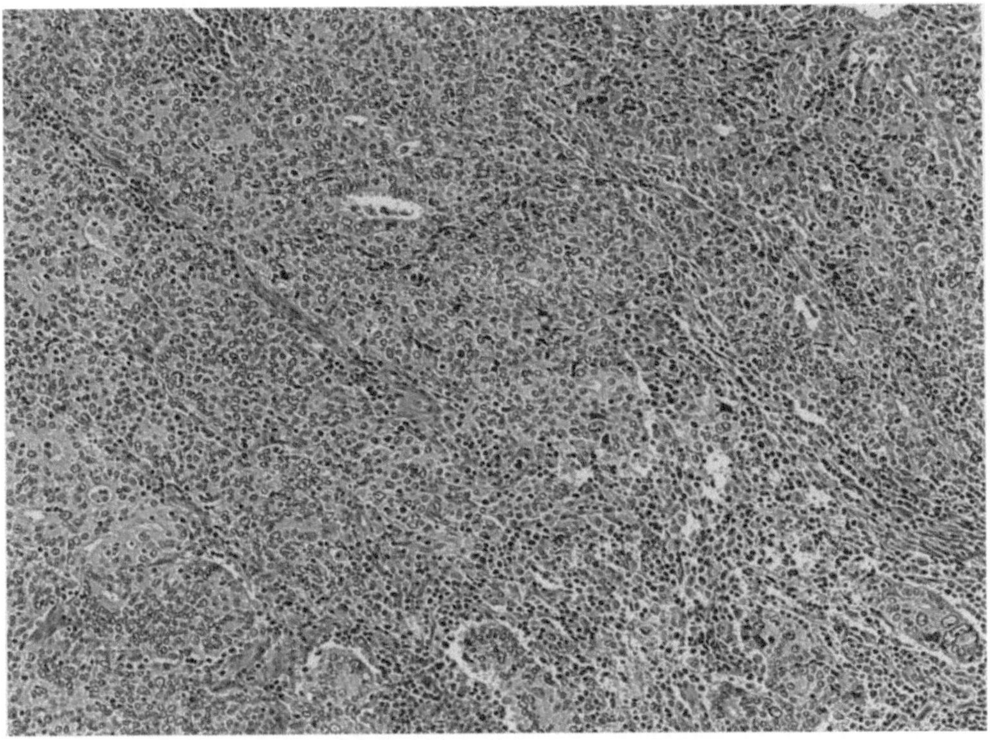

Abb. 201. *Undifferenziertes solides Adenokarzinom (Grad III)* (HE, ×100)

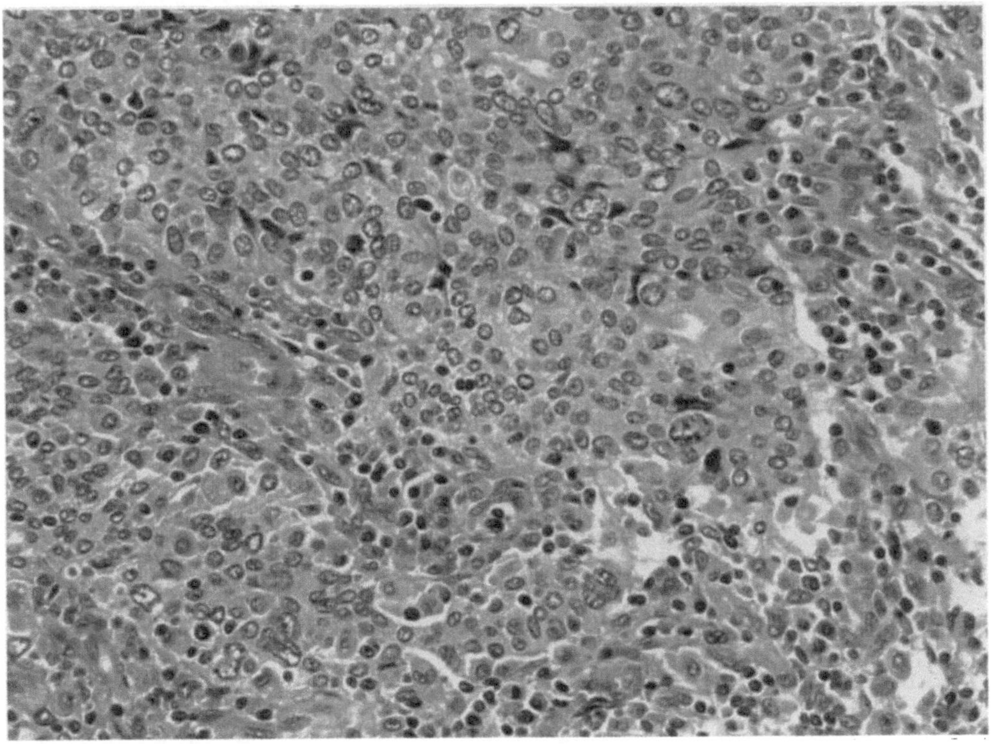

Abb. 202. *Undifferenziertes solides Adenokarzinom (Grad III)* (HE, ×250)

Sekretorisches Adenokarzinom
(Abb. 203–205)

Bei dieser Form handelt es sich um ein gut differenziertes Adenokarzinom mit geschlängelten Drüsen, deren Zellen unregelmäßige depolarisierte Kerne in oft einreihiger Lagerung in reichlichem sezernierendem Zytoplasma enthalten. Mit Ausnahme dieser ausgeprägten sekretorischen Aktivität findet sich kein wesentlicher Unterschied dieser Karzinomform zum gut differenzierten Typ des Adenokarzinoms (vgl. Abb. 196 und 197).

Klinische Korrelation: Das sekretorische Adenokarzinom ist selten. Einige Patientinnen mit diesen Tumoren sind mit hohen Dosen von Gestagen behandelt worden, welche die sekretorische Aktivität des Drüsenepithels erklären (vgl. Abb. 151 und 152). Bei den übrigen Patientinnen kann die Quelle des Gestagens schwer herauszufinden sein, da sich die meisten von ihnen in der späten Postmenopause befinden (Christopherson et al. 1982 a, b).

Flimmerzellkarzinom

Diese seltene Variante des endometrial differenzierten Adenokarzinoms besteht zum überwiegenden Teil aus den im proliferierenden Endometrium vorkommenden Flimmerzellen (Hendrickson u. Kempson 1983).

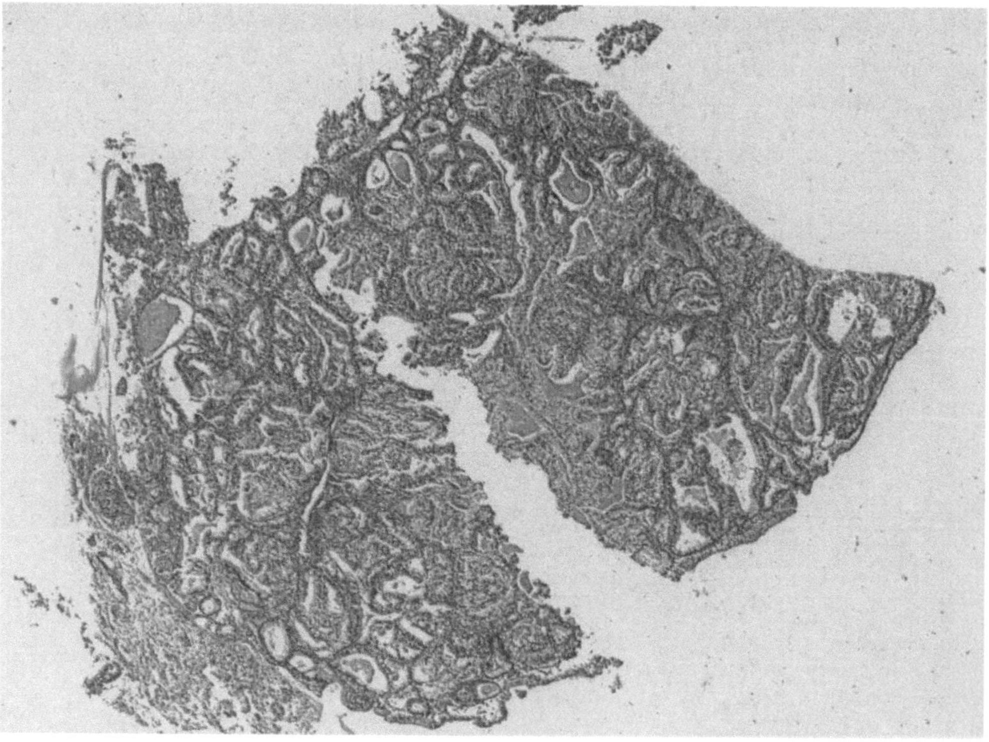

Abb. 203. *Sekretorisches Adenokarzinom* (HE, ×25)

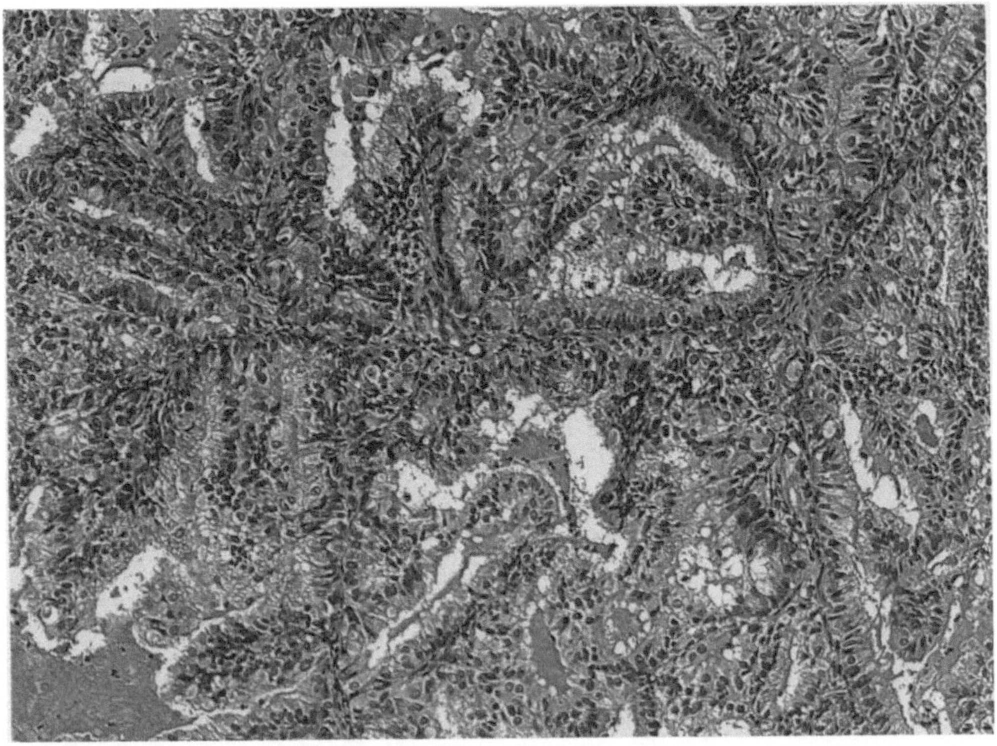

Abb. 204. *Sekretorisches Adenokarzinom* (HE, × 100)

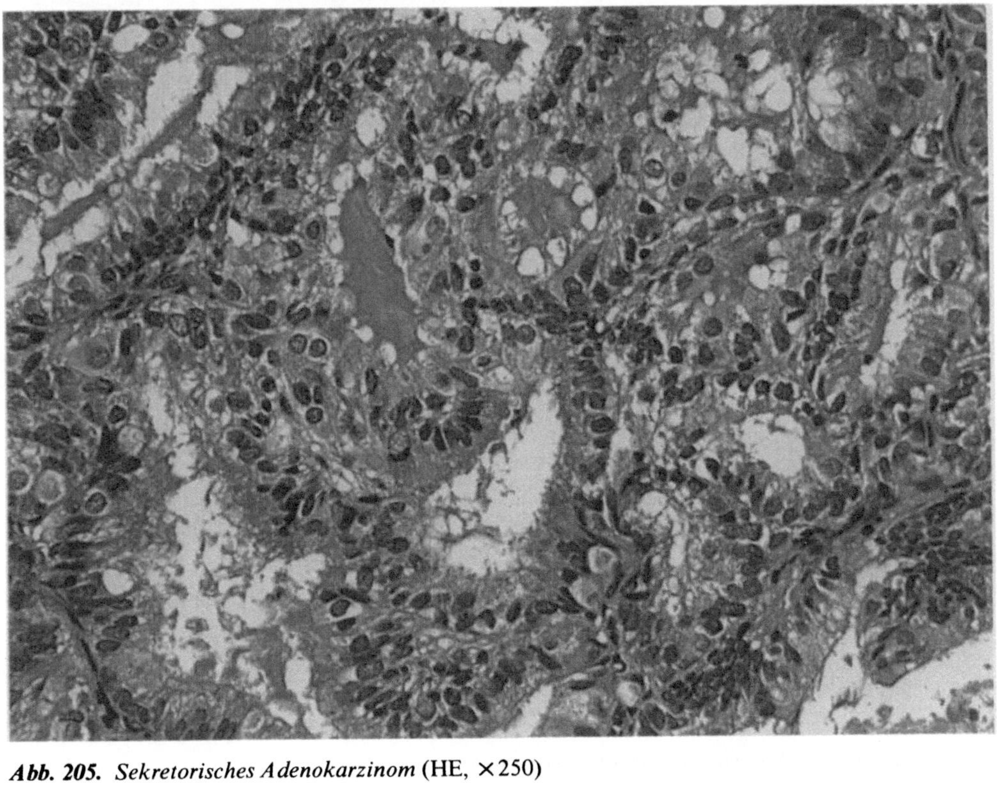

Abb. 205. *Sekretorisches Adenokarzinom* (HE, × 250)

Östrogentyp des Adenokarzinoms
(Abb. 206–208)

Die Adenokarzinome, welche sich unter dem Einfluß exogener Östrogene entwickeln, zeigen oft ein charakteristisches Muster, welches zur Benennung „Östrogenkarzinom“ führte (Gusberg u. Hall 1961). Ein großer Prozentsatz dieser Karzinome enthält Plattenepithelmetaplasien (Robboy u. Bradley 1979). Die meisten dieser Karzinome sind gut differenziert und variieren in ihrer Struktur von Feld zu Feld (Abb. 207), wobei einige Drüsen zystisch ausgeweitet sind und sich stark verzweigende intraluminale Epithelpapillen enthalten (Abb. 206). Ansammlungen von endometrialen Schaumzellen zwischen den karzinomatösen Drüsenschläuchen kommen häufig vor.

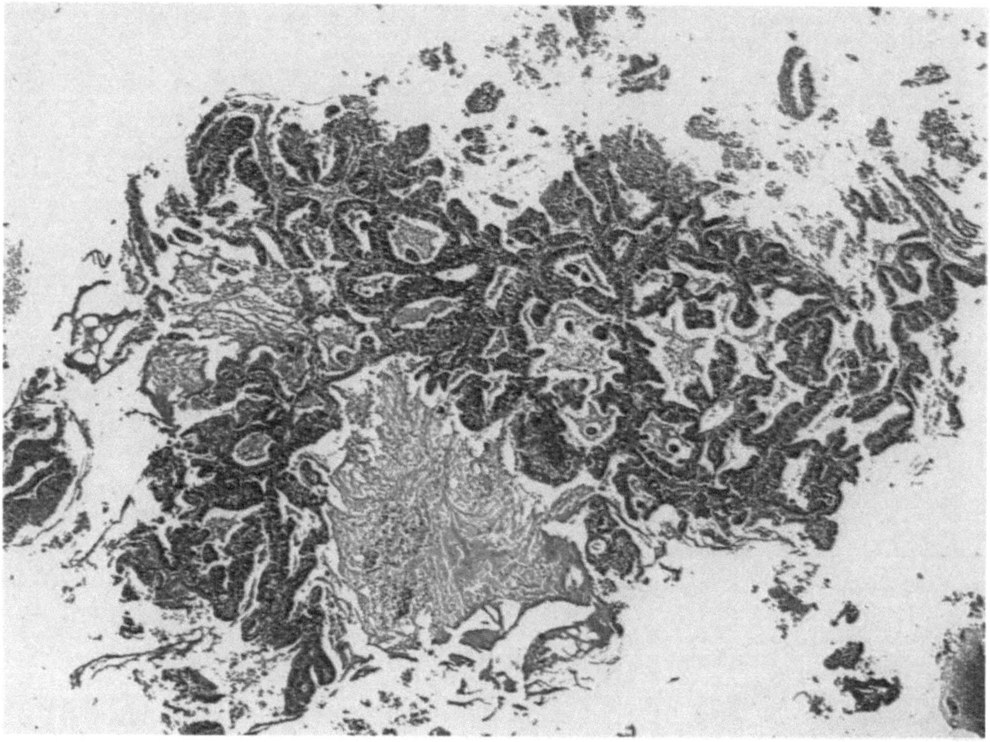

Abb. 206. *Adenokarzinom, Oestrogentyp* (HE, ×25)

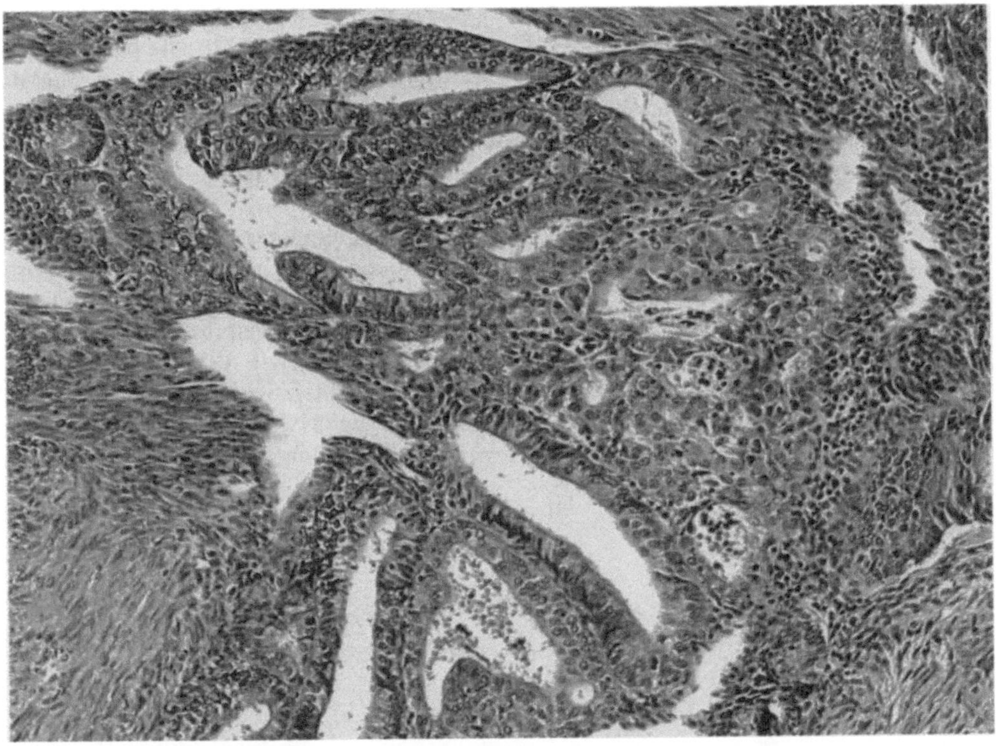

Abb. 207. *Adenokarzinom, Oestrogentyp* (HE, ×100)

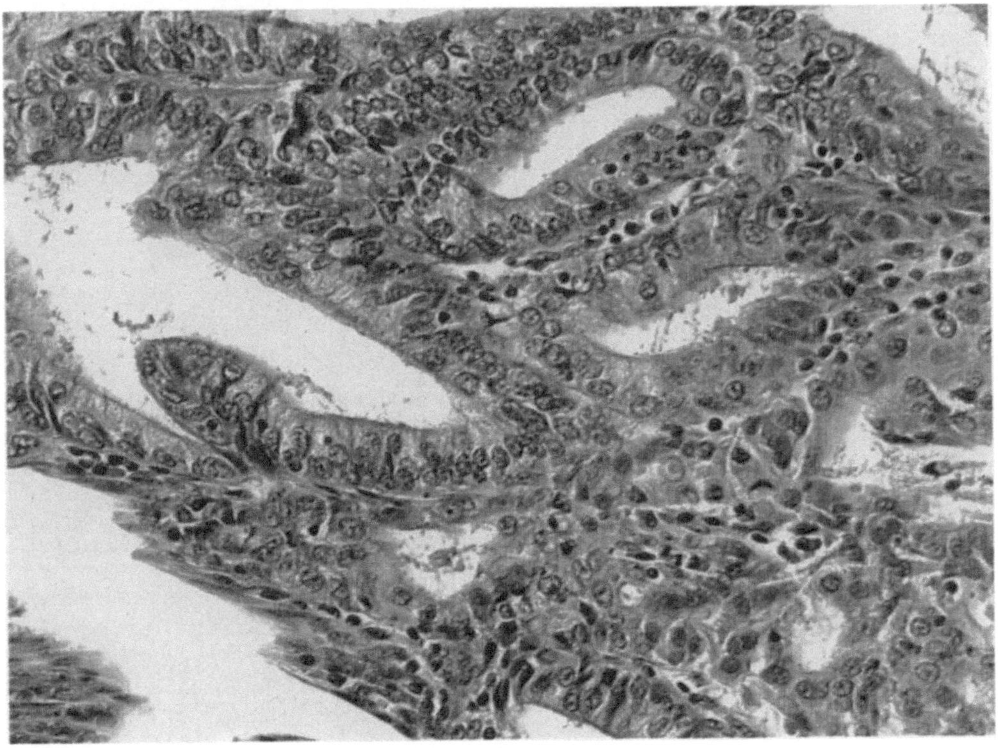

Abb. 208. *Adenokarzinom, Oestrogentyp* (HE, ×250)

Adenokarzinome mit Plattenepithelmetaplasien

Dieser Begriff umfaßt Adenokarzinome sowohl mit reifen als auch mit unreifen Plattenepithelmetaplasien (Poulsen et al. 1975).

Adenokankroid (Abb. 209–211)

Fast immer handelt es sich um ein gut differenziertes Adenokarzinom vom endometrialen Typ, welches reife Plattenepithelmetaplasien meist in Knötchenform enthält. Einige Knötchen enthalten parakeratotische Hornperlen, andere zeigen deutliche intrazellulare Brücken (Abb. 211). Die karzinomatösen Drüsen wachsen meist papillär, sind dabei aber im Gegensatz zum papillären Karzinom von mehrreihigem bis mehrschichtigem Drüsenepithel ausgekleidet.

Morphologische Differentialdiagnose: Das Adenokankroid muß vom adenosquamösen Karzinom unterschieden werden (s. S. 180), weil es eine weitaus günstigere Prognose hat (Connelly et al. 1982). Die Fünfjahresüberlebensrate der Patientinnen mit Adenokankroid liegt bei 87%, die der Patientinnen mit adenosquamösem Karzinom bei nur 47%.

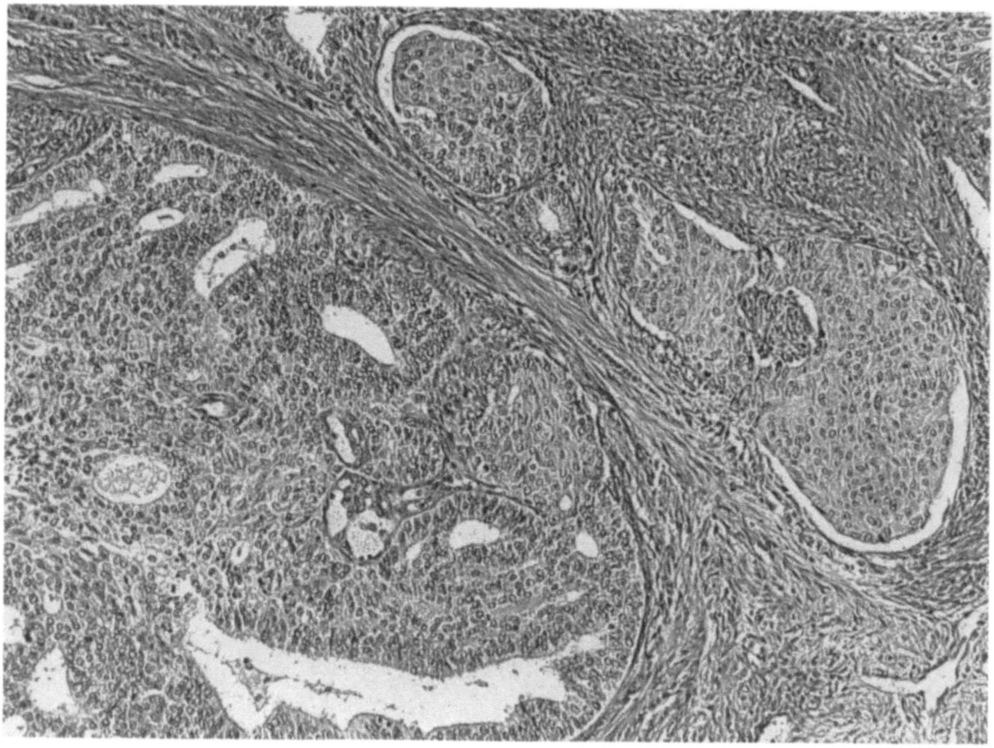

Abb. 209. *Adenokankroid (Adenokarzinom mit reifer Plattenepithelmetaplasie)* (HE, ×100)

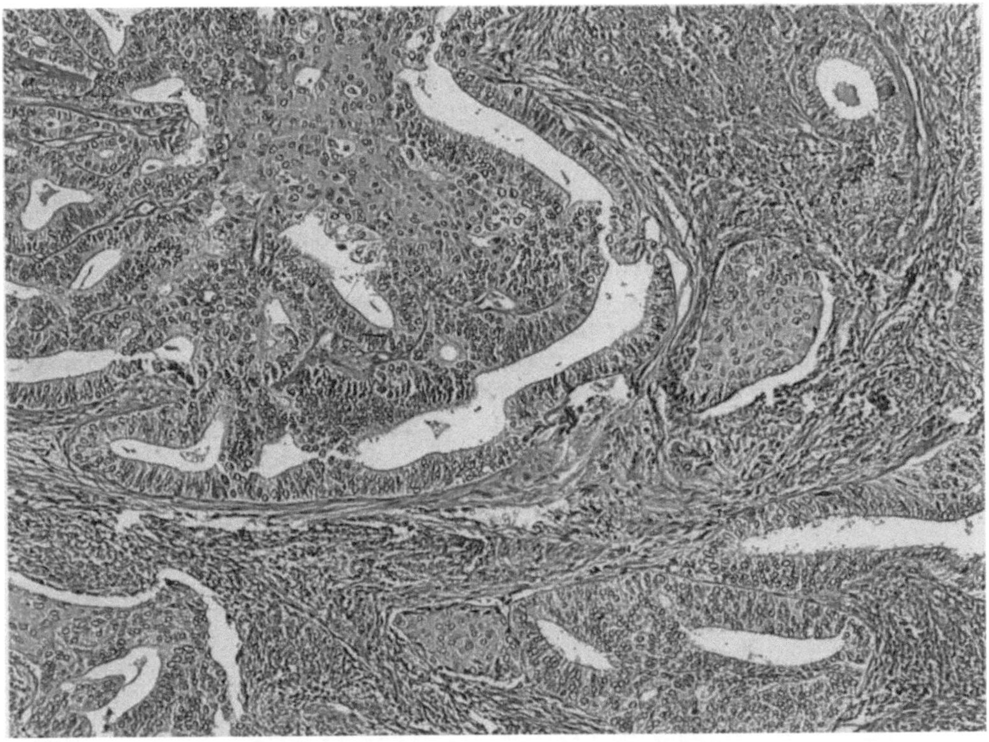

Abb. 210. *Adenokankroid (Adenokarzinom mit reifer Plattenepithelmetaplasie)* (HE, × 100)

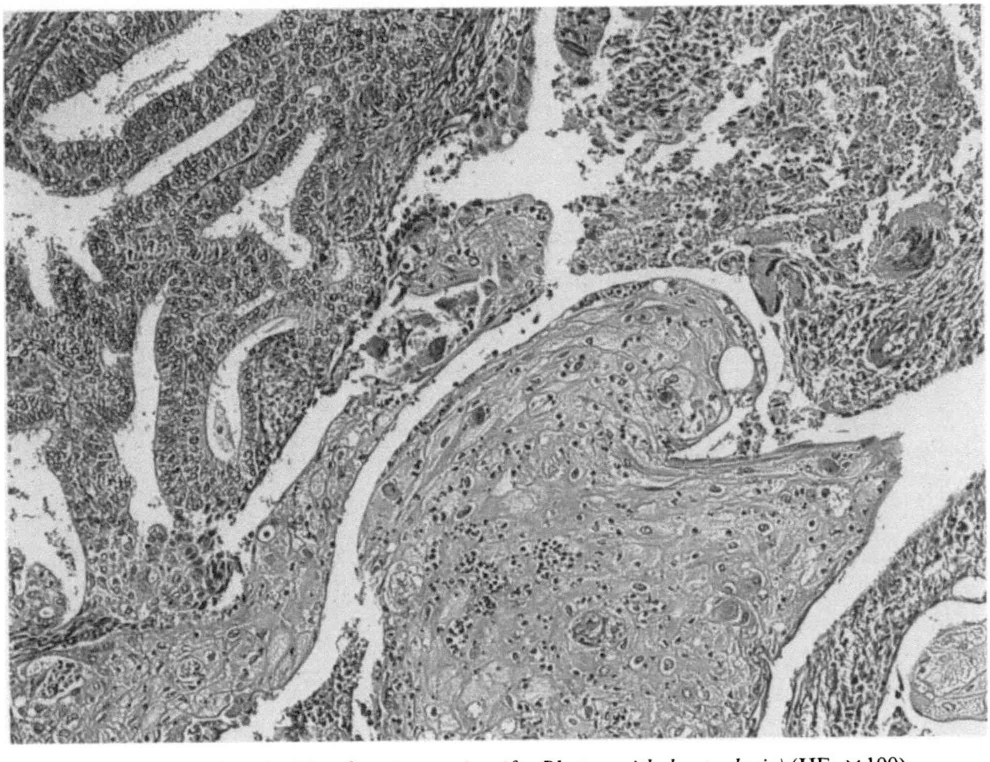

Abb. 211. *Adenokankroid (Adenokarzinom mit reifer Plattenepithelmetaplasie)* (HE, × 100)

Adenosquamöses Karzinom
(Abb. 212 und 213)

Dieses Karzinom zeigt eine enge Durchmischung glandulärer und solider epithelialer Strukturen. Einige Drüsen sind noch mehr oder weniger gut ausdifferenziert, andere kleinalveolär aufgegliedert. Die soliden Areale bestehen aus unreifen Plattenepithelmetaplasien mit atypischen Kernen, häufigen Mitosen und unterschiedlich reichlichem eosinophilem Zytoplasma.

Morphologische Differentialdiagnose: Das wichtigste Kriterium zur Abgrenzung vom Adenokankroid ist die unregelmäßige Anordnung und Unreife der Plattenepithelkomponente; nur Karzinome mit reifen Plattenepithelknötchen sollten als Adenokankroide bezeichnet werden. Die Kerne der Plattenepithelien im Adenokankroid haben diploide DNS-Werte, während die Kerne im Plattenepithel des adenosquamösen Karzinoms aneuploid sind. Auch die drüsige Komponente ist im adenosquamösen Karzinom viel weniger differenziert als im Adenokankroid und enthält meist auch keinen Schleim.

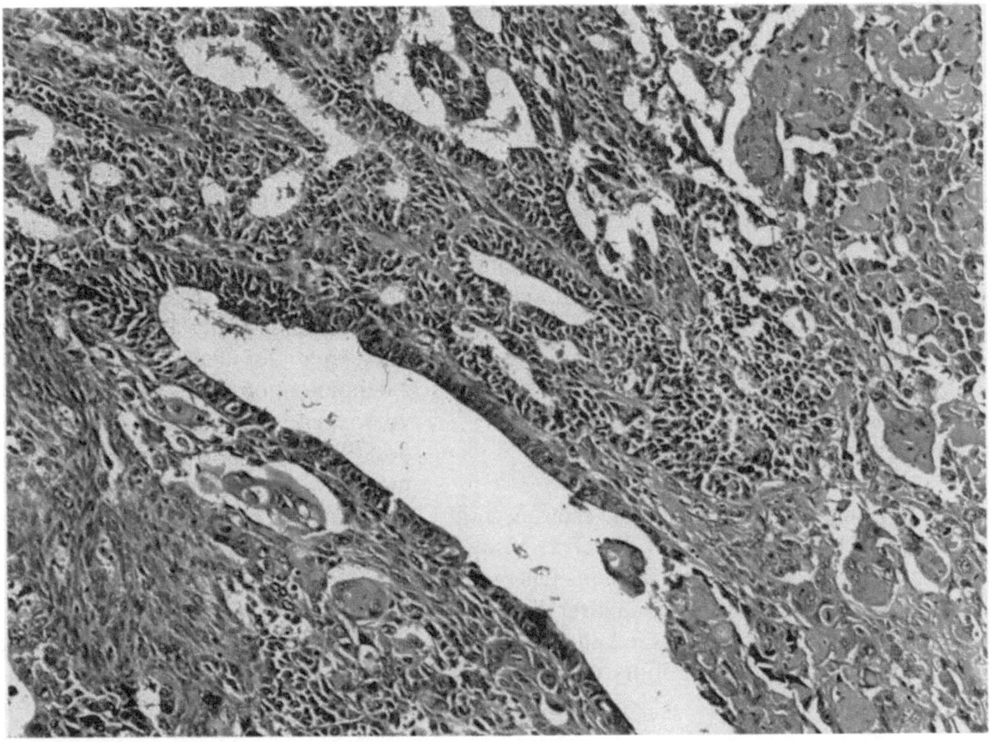

Abb. 212. *Adenosquamöses Karzinom, Grad II* (HE, × 100)

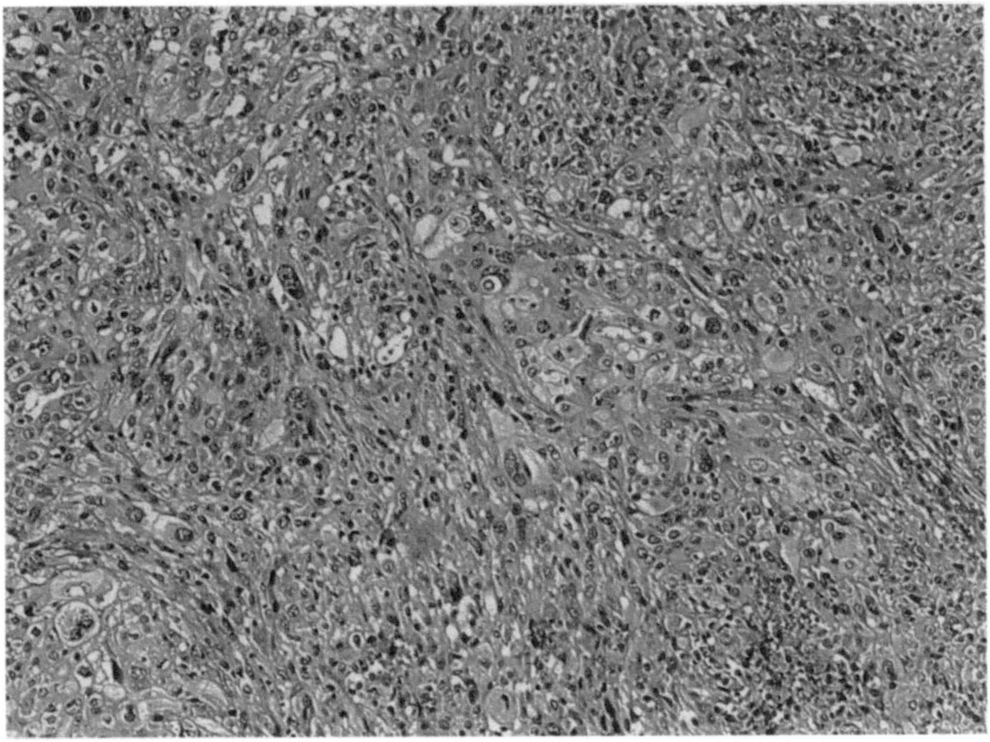

Abb. 213. *Adenosquamöses Karzinom, Grad III* (HE, × 100)

2. Karzinome, die sich vom pluripotenten Müller-Epithel ableiten

Endozervikaler Typ

Muzinöses Adenokarzinom

Dieses Karzinom ist strukturell dem reifen Adenokarzinom der Zervixschleimhaut zum Verwechseln ähnlich.

Mukoepidermoides Adenokarzinom
(Abb. 214 und 215)

Das mukoepidermoide Adenokarzinom zeigt Schleimbildungen in einigen der Drüsen, welche zystisch erweitert sein können. Gelegentlich findet sich auch intrazellulärer Schleim. Die Plattenepithelkomponente kann Hornperlen enthalten oder monozelluläre Verhornungen aufweisen und zeigt eine ausgeprägte zelluläre Polymorphie.

Morphologische Differentialdiagnose: Die Abgrenzung vom mukoepidermoiden Adenokarzinom der Zervixschleimhaut kann äußerst schwierig, wenn nicht unmöglich sein, wenn das Abradat ausschließlich aus Karzinomgewebe besteht. Eine fraktionierte Abrasio kann die Abgrenzung erleichtern, ist aber auch nicht absolut zuverlässig. Von Bedeutung ist das Alter der Patientin: Mukoepidermoide Adenokarzinome des Endometriums kommen vorwiegend im Greisenalter vor, oft jenseits des 70. Lebensjahres, während mukoepidermoide Adenokarzinome der Endozervix bei Frauen mit einem Durchschnittsalter von 39 Jahren gefunden werden (Dallenbach-Hellweg 1982). Die Unterscheidung läßt sich mit viel größerer Genauigkeit am exstirpierten Uterus treffen, wenn dieser zur Untersuchung verfügbar ist.

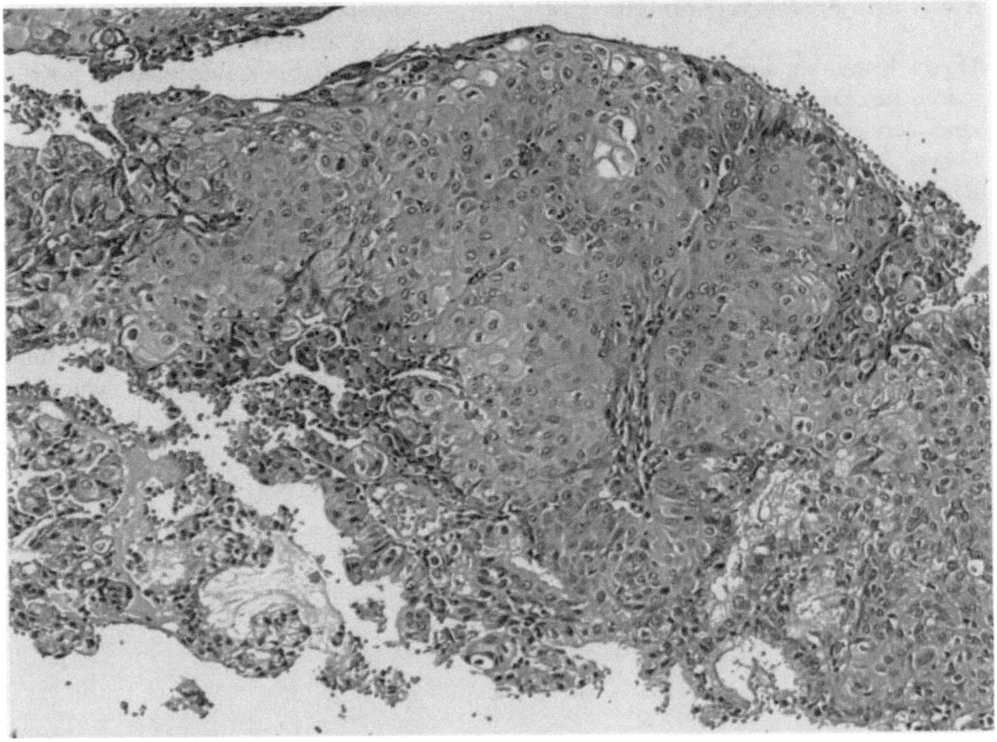

Abb. 214. *Mukoepidermoides Adenokarzinom* (HE, × 100)

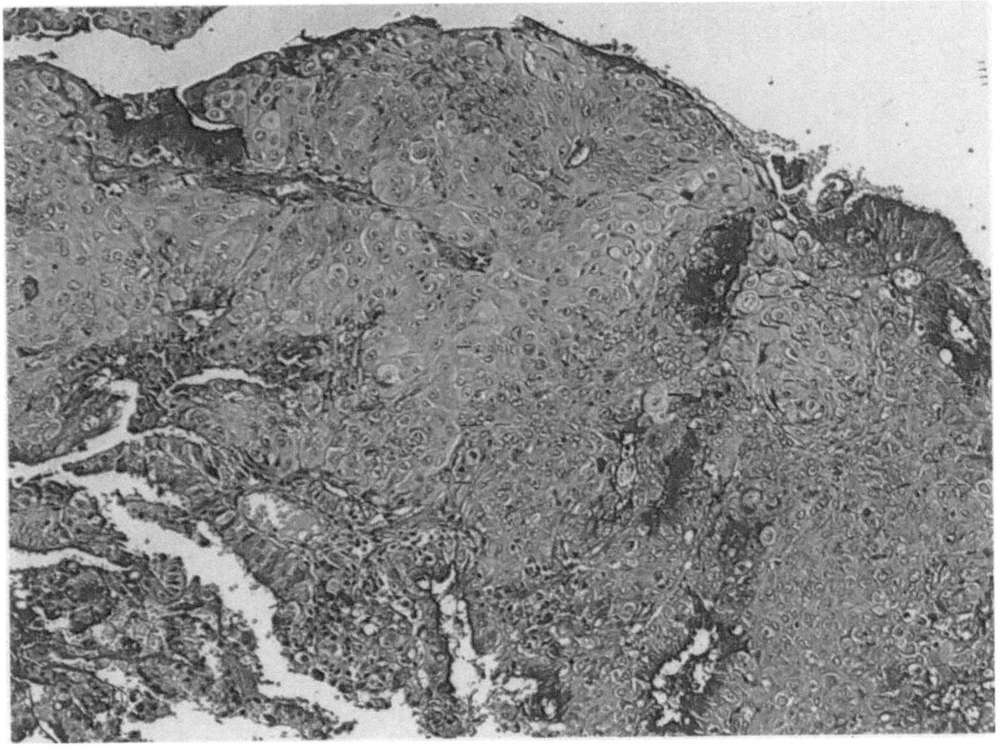

Abb. 215. *Mukoepidermoides Adenokarzinom* (PAS-Färbung, × 100)

Klarzelliges Karzinom (Abb. 216–219)

Dieses Karzinom sieht dem klarzelligen Karzinom des Ovars, der Zervix und der Vagina zum Verwechseln ähnlich (Silverberg und De Giorgi 1973; Rorat et al. 1974; Roth 1974; Kurman u. Scully 1976; Horie et al. 1977). Die klaren Zellen sind entweder in soliden Nestern angeordnet (Abb. 216 und 217), oder sie bilden Drüsen, Zysten oder Papillen (Abb. 218 und 219). Die großen Kerne sind unregelmäßig geformt und unterschiedlich chromatindicht. Mitosen sind häufig, schwanken aber von Areal zu Areal. Das klare Zytoplasma kann Glykogen oder runde PAS-positive diastaseresistente hyaline Einschlüsse enthalten (Christopherson et al. 1982a). Die Zellen der papillären Anteile haben oft Kragenknopfformen (Abb. 219).

Morphologische Differentialdiagnose: Die Abgrenzung vom klarzelligen Karzinom der Zervixschleimhaut kann unmöglich sein. Für die Unterscheidung gelten die gleichen Kriterien wie für das adenosquamöse Karzinom (s. S. 180).

Klinische Korrelation: Eine histologische Gradeinteilung ist ohne Bedeutung, da alle Schweregrade eine gleich schlechte klinische Prognose mit einer Fünfjahresüberlebensrate von nur 35% haben.

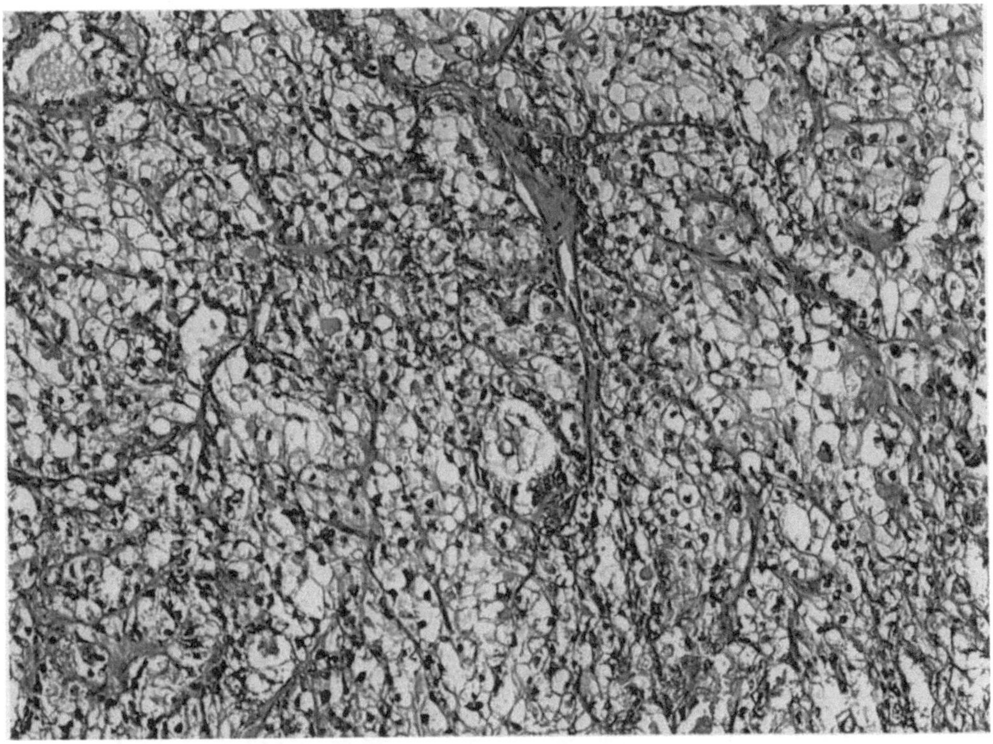

Abb. 216. *Klarzelliges Karzinom, solider Typ* (HE, ×100)

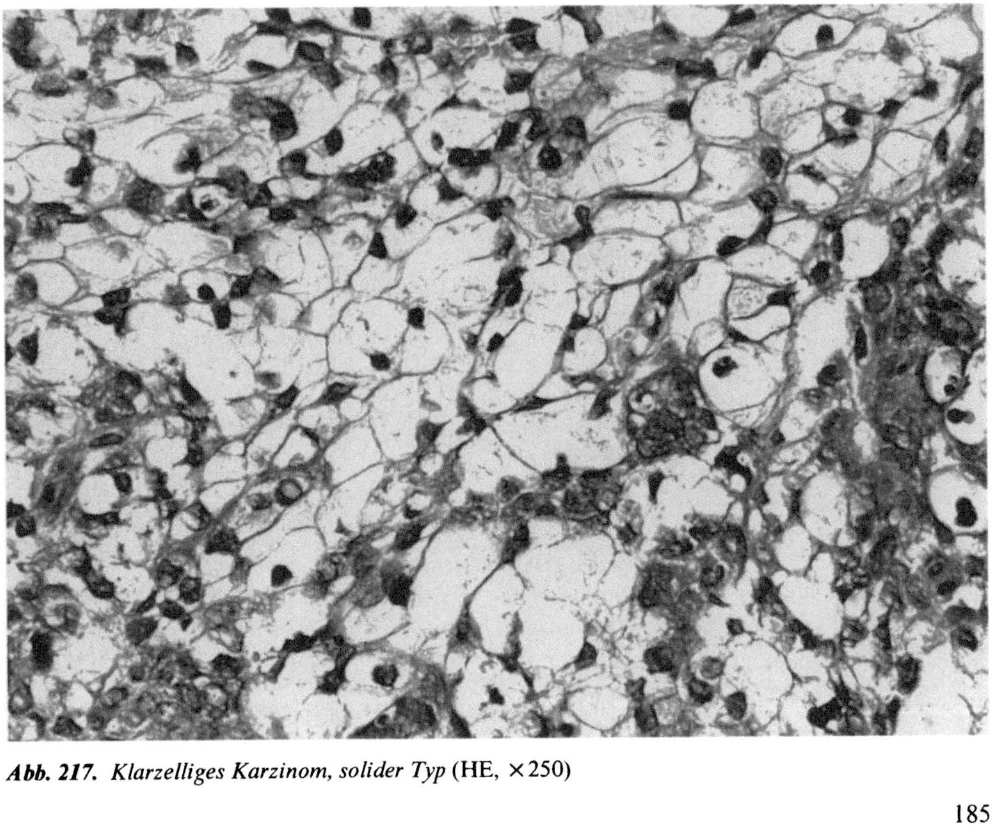

Abb. 217. *Klarzelliges Karzinom, solider Typ* (HE, ×250)

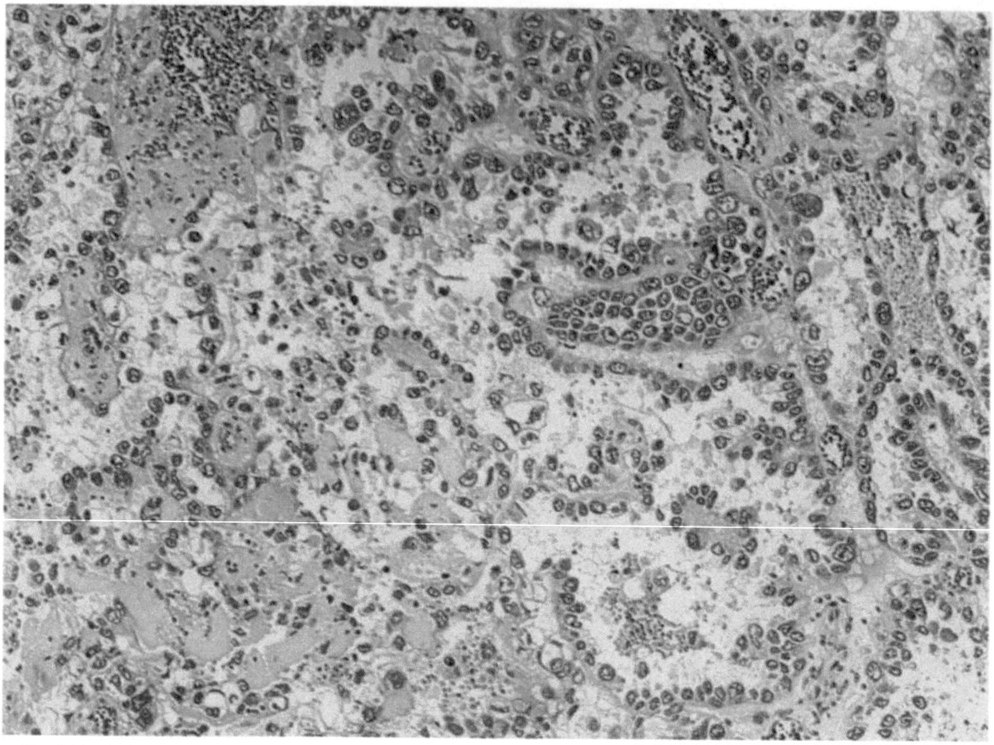

Abb. 218. *Klarzelliges Karzinom, glandulär-papillärer Typ* (HE, × 100)

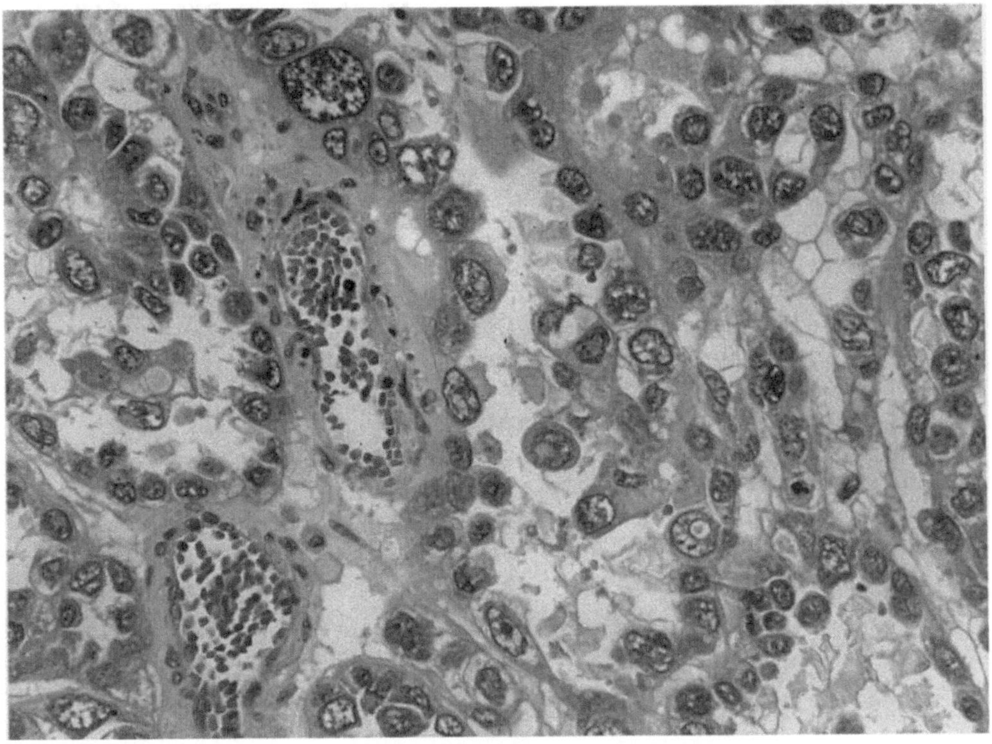

Abb. 219. *Klarzelliges Karzinom, glandulär-papillärer Typ* (HE, ×250)

Serös-papillärer Typ

Papilläres Karzinom (Abb. 220–222)

Das papilläre Karzinom besteht so gut wie ausschließlich aus langen, sich stark verzweigenden Papillen mit schmalen zentralen Bindegewebssepten. Das überziehende Epithel ist zylindrisch und enthält längliche oder rundliche Kerne unterschiedlichen Chromatinreichtums in eosinophilem Zytoplasma (Abb. 222). Diese Tumoren wachsen i. allg. expansiv in das Uteruscavum herein (Abb. 220), entstehen oft in Polypen und infiltrieren das Myometrium erst spät. Trotzdem ist ihre Prognose ungünstiger als die des endometrialen Typs des Adenokarzinoms bei einer Fünfjahresüberlebensrate von nur 51% (Christopherson et al. 1982b).

Morphologische Differentialdiagnose: Die Abgrenzung ist wichtig

- von papillären Formationen in gut differenzierten Adenokarzinomen vom endometrialen Typ, deren Papillen breiter und deren Zellen regelmäßiger angeordnet sind,
- vom papillären Typ der klarzelligen Karzinome, deren Zellen Kragenknopfformen aufweisen und intrazytoplasmatische hyaline Einschlüsse enthalten.

Ektozervikaler Typ

Plattenepithelkarzinom

Dieses ist extrem selten und fast immer sekundär (vgl. Abb. 257).

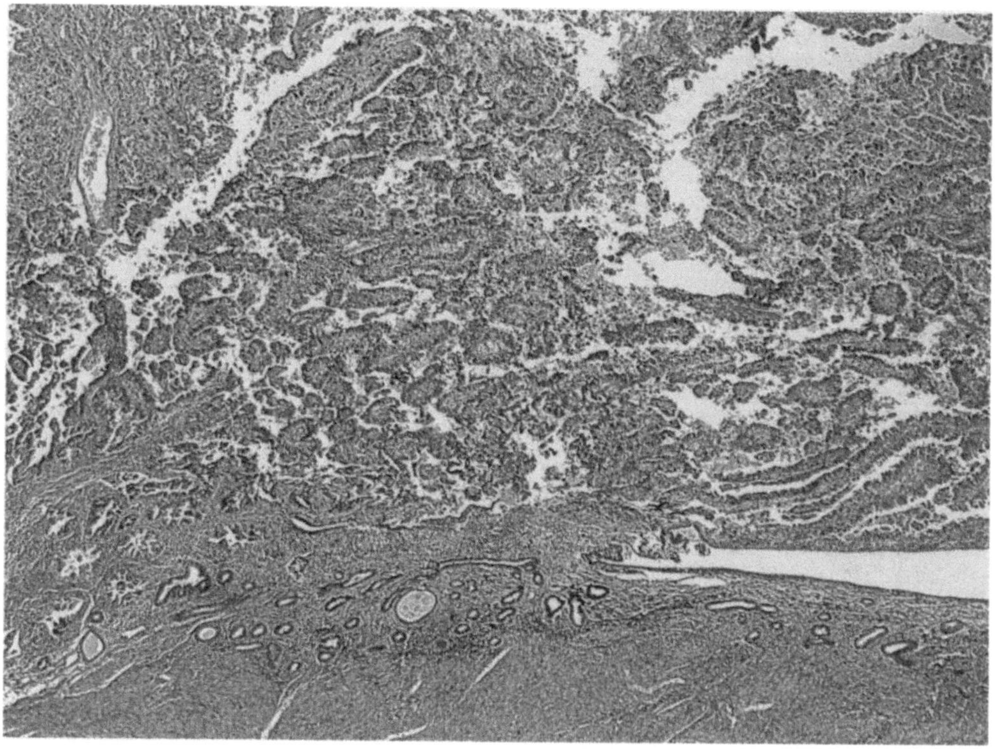

Abb. 220. *Papilläres Karzinom* (HE, ×25)

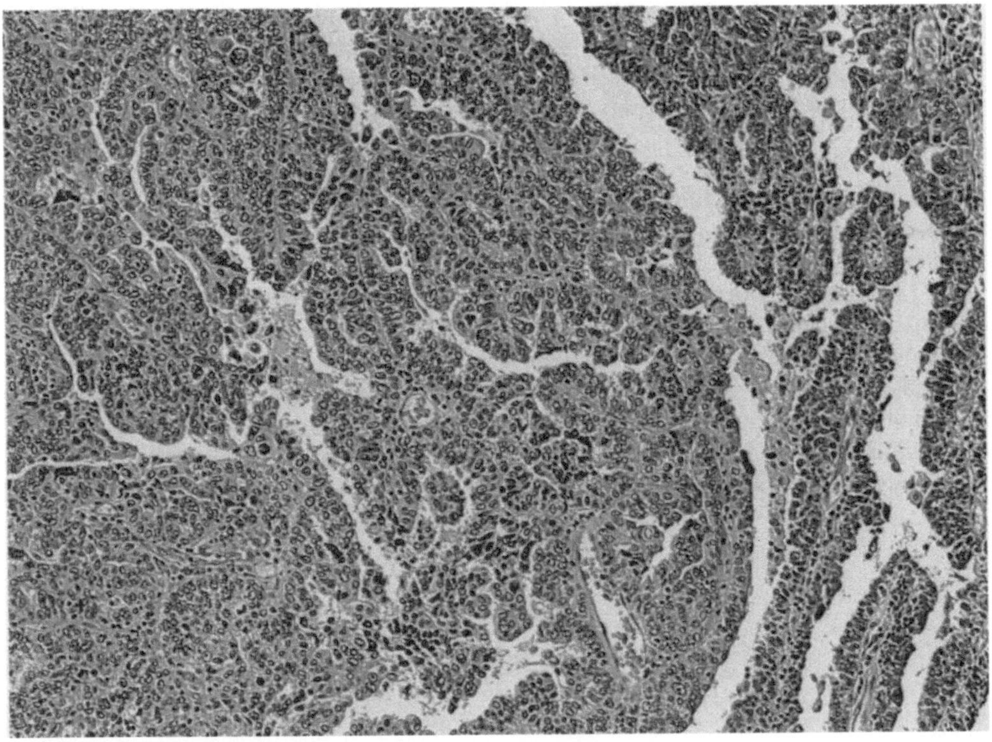

Abb. 221. *Papilläres Karzinom* (HE, ×100)

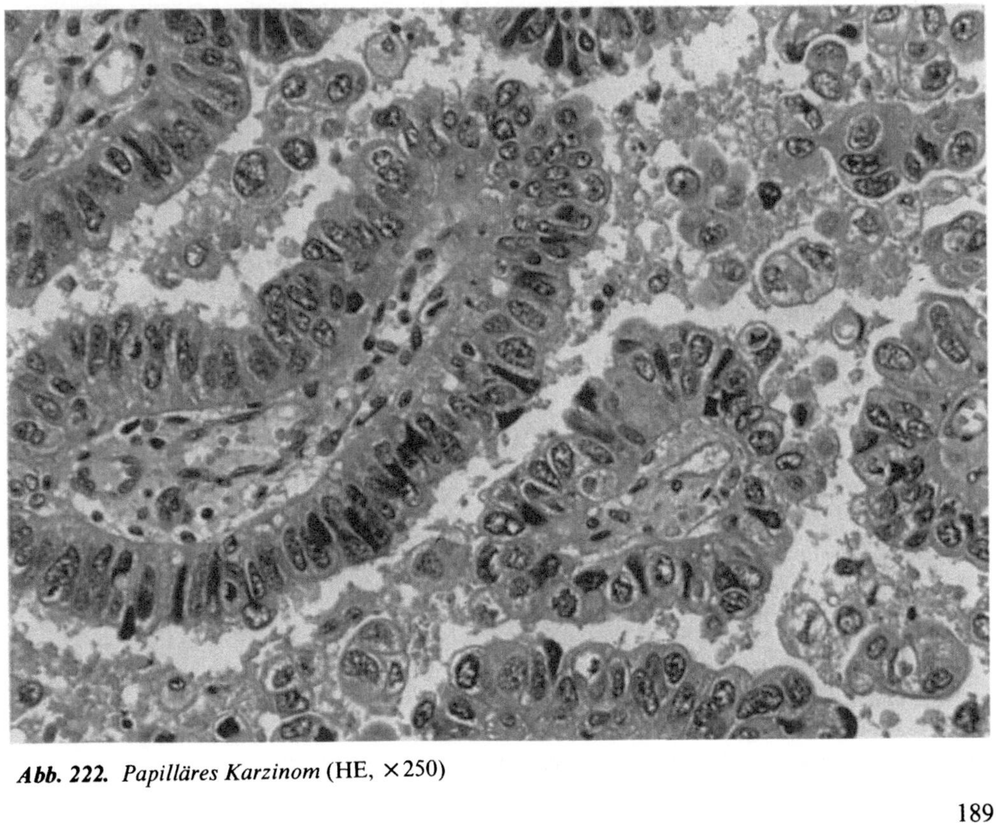

Abb. 222. *Papilläres Karzinom* (HE, ×250)

Stromatumoren (Abb. 223–233)

Stromaknoten
(umschriebene Stromahyperplasie)
(Abb. 223)

Dieser seltene, scharf umschriebene Tumor kann im Endometrium oder Myometrium lokalisiert sein und tritt in 5% der Fälle multipel auf (Tavassoli u. Norris 1981). Histologisch besteht er aus uniformen Zellen, welche den normalen endometrialen Stromazellen sehr ähnlich sehen. Die Mitosezahl ist gering, die Zellen werden einzeln von einem dichtem Retikulumfasernetzwerk umsponnen, gelegentlich auch von breiteren hyalinen Kollagenfaserbündeln. Die Zellen sind diffus (Abb. 223) oder in Form schmaler Stränge angeordnet, welche drüsenähnliche Formen annehmen können. Drüsen kommen jedoch nicht vor. Die Knoten sind scharf begrenzt und wachsen expansiv. Sie sind meist gutartig, können gelegentlich aber auch präsarkomatösen Charakter haben (s. S. 140).

Morphologische Differentialdiagnose: Eine Abgrenzung ist erforderlich vom Stromasarkom und von der endolymphatischen Stromatose. Diese beiden Veränderungen haben eine weitaus größere Mitoseaktivität, infiltrieren das Endometrium und Myometrium und wachsen in Lymph- und Gefäßspalten ein.

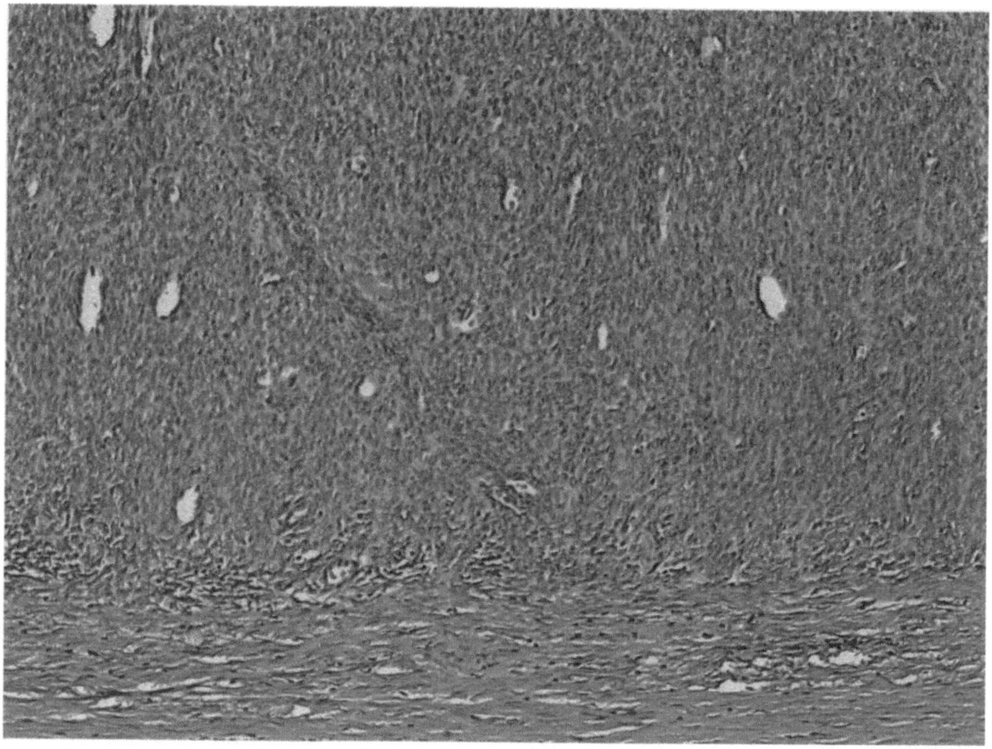

Abb. 223. *Stromaknoten (umschriebene Stromahyperplasie)* (HE, ×100)

Stromasarkom (schnellwachsend)

Homologer Typ (Abb. 224–228)

Der homologe Typ besteht aus dicht angeordneten uniformen Zellen, die den normalen Stromazellen der frühen Proliferationsphase ähnlich sehen (Komorowski et al. 1970; Akhtar et al. 1975). Ihre runden oder ovalen Kerne sind dicht gelagert, die Mitosezahl liegt bei über 10/10 HPF (High Power Field) (Norris u. Taylor 1966; Abb. 226). Das Zytoplasma ist spärlich und undifferenziert (Böcker u. Stegner 1975). Das retikuläre Fasernetz ist in einigen Arealen nur schwach entwickelt, endometriale Drüsen sind äußerst spärlich und fehlen in größeren Arealen ganz. Einige homologe Stromasarkome zeigen ein plexiformes Muster, in welchem die Zellanordnung nicht uniform, sondern in Form sich verzweigender Stränge kondensiert ist. Diese Stränge ähneln Sexcord-Strukturen (Clement u. Scully 1976; Tang et al. 1979; Abb. 227 und 228).

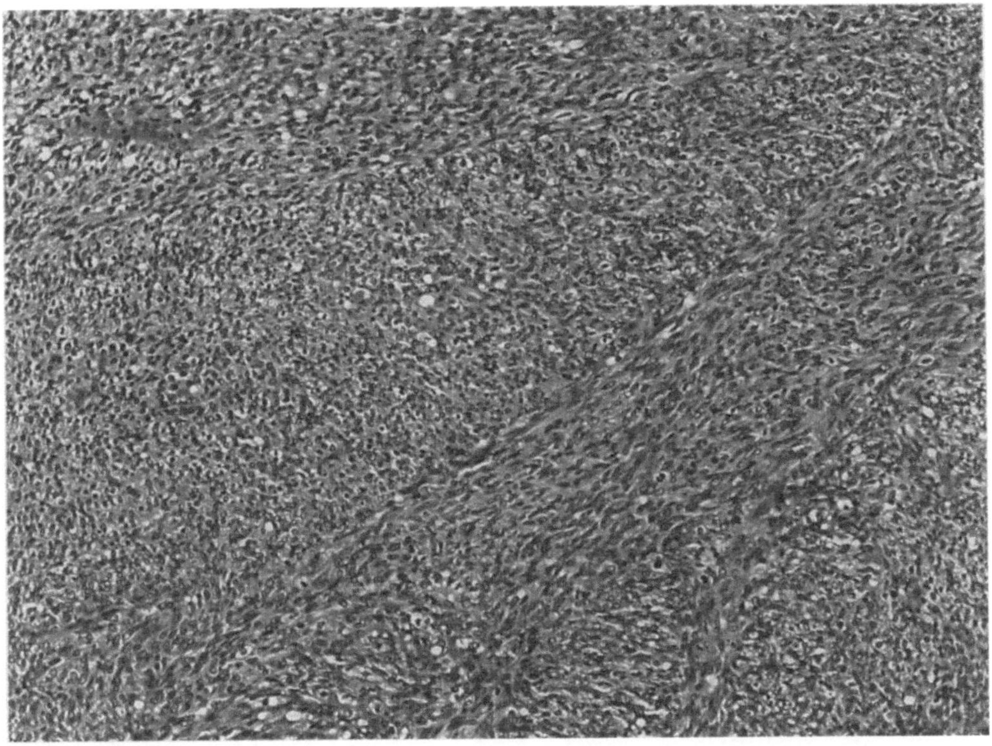

Abb. 224. *Stromasarkom, schnellwachsend, homologer Typ, uniformes Muster* (HE, × 100)

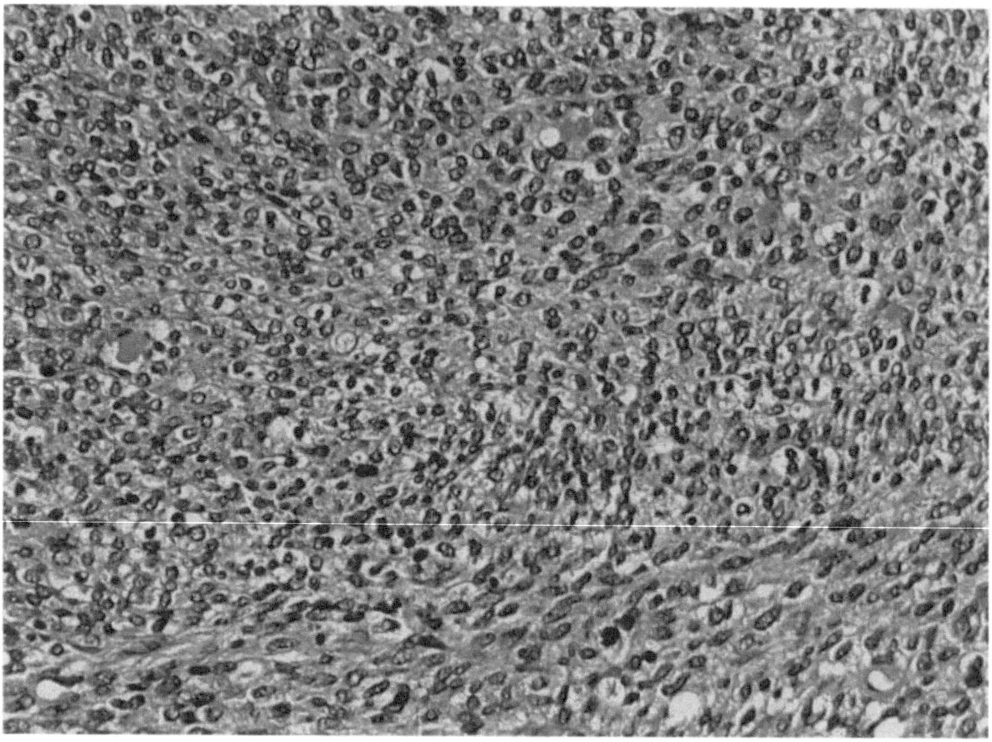

Abb. 225. *Stromasarkom, schnellwachsend, homologer Typ, uniformes Muster* (HE, ×250)

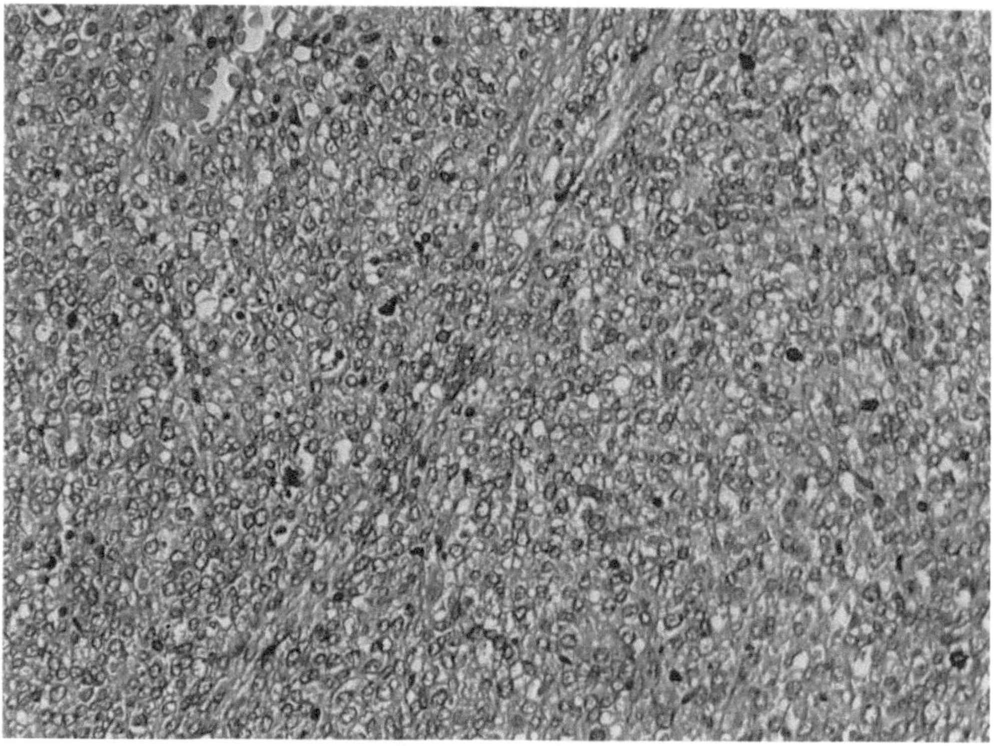

Abb. 226. *Stromasarkom, schnellwachsend, homologer Typ, uniformes Muster* (HE, ×250)

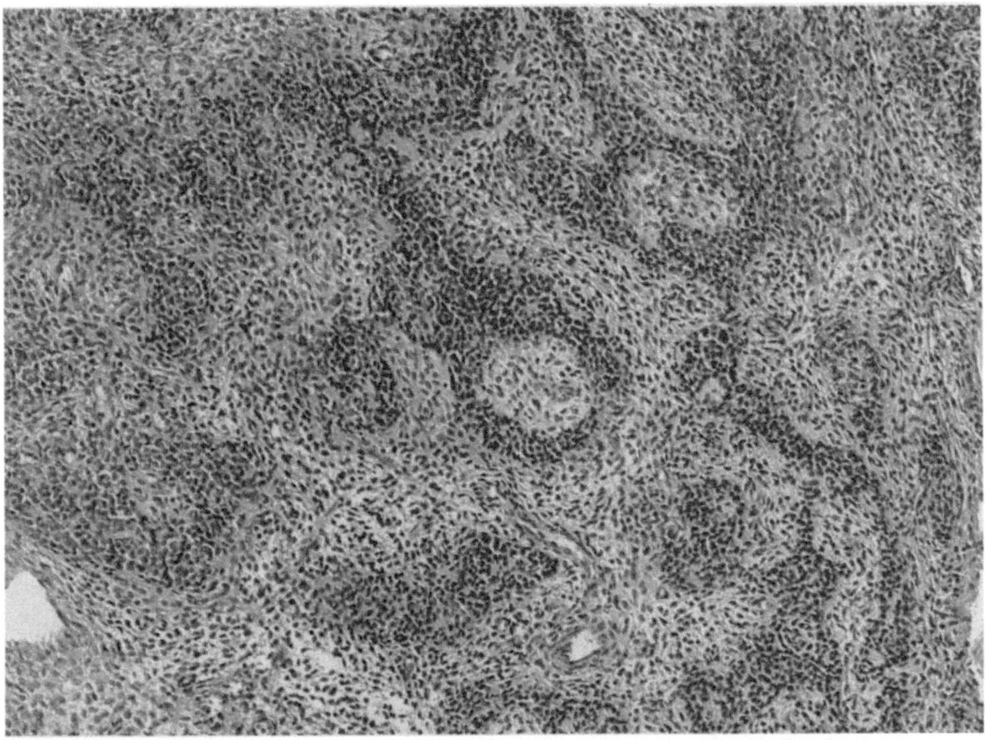

Abb. 227. *Stromasarkom, schnellwachsend, homologer Typ, plexiformes Muster* (HE, ×100)

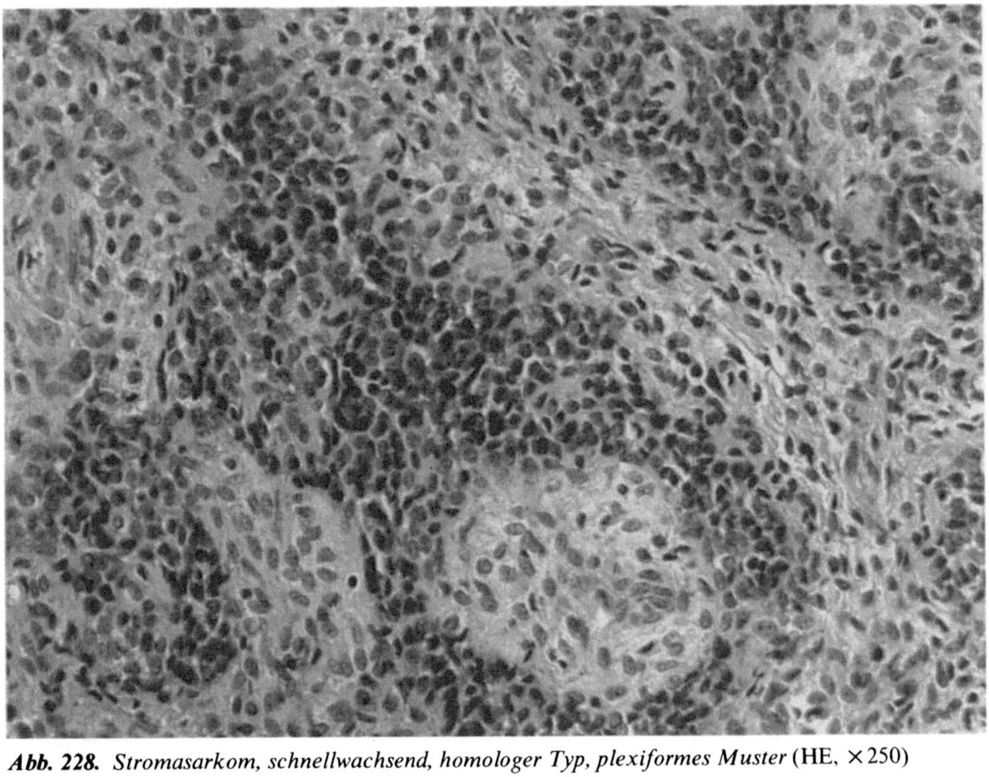

Abb. 228. *Stromasarkom, schnellwachsend, homologer Typ, plexiformes Muster* (HE, ×250)

Polymorpher Typ (Abb. 229 und 230)

Dieser Typ zeigt große Schwankungen in der Kerngröße, -form und Chromatindichte in Nachahmung der Differenzierung der Stromazellen zu prädezidualen Zellen und endometrialen Körnchenzellen. Dementsprechend schwankt auch die Menge des Zytoplasmas in diesen Zellen.

Die malignen Zellen dieser beiden Stromasarkomtypen wachsen destruktiv in das Myometrium ein und infiltrieren Lymph- und Blutgefäße (Abb. 229).

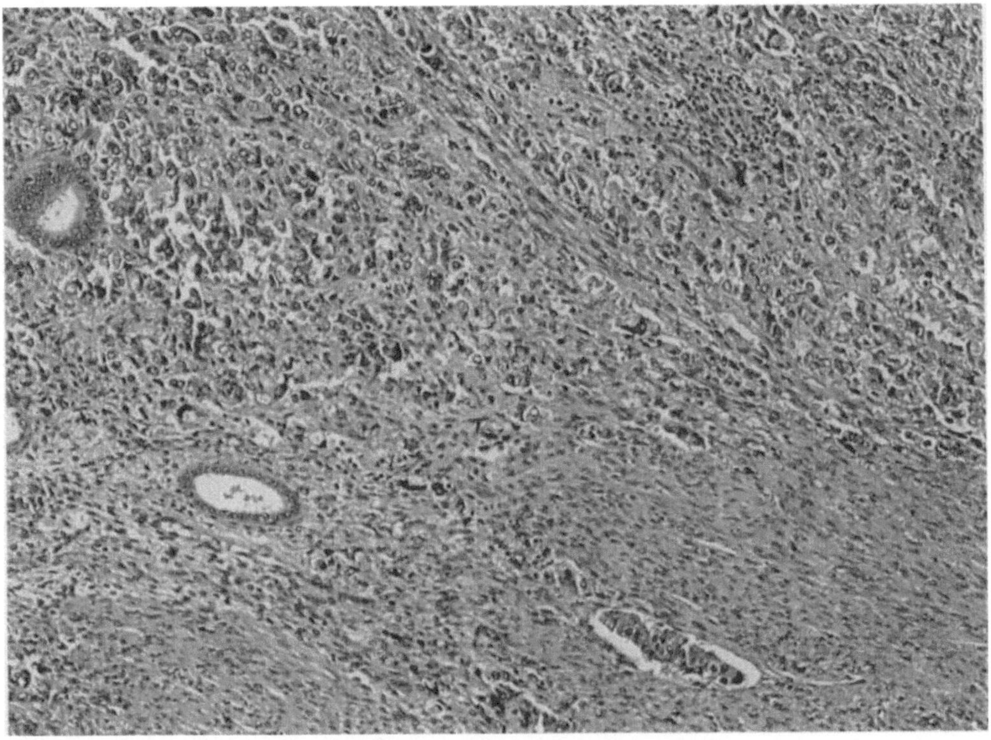

Abb. 229. *Stromasarkom, schnellwachsend, polymorpher Typ* (HE, ×100)

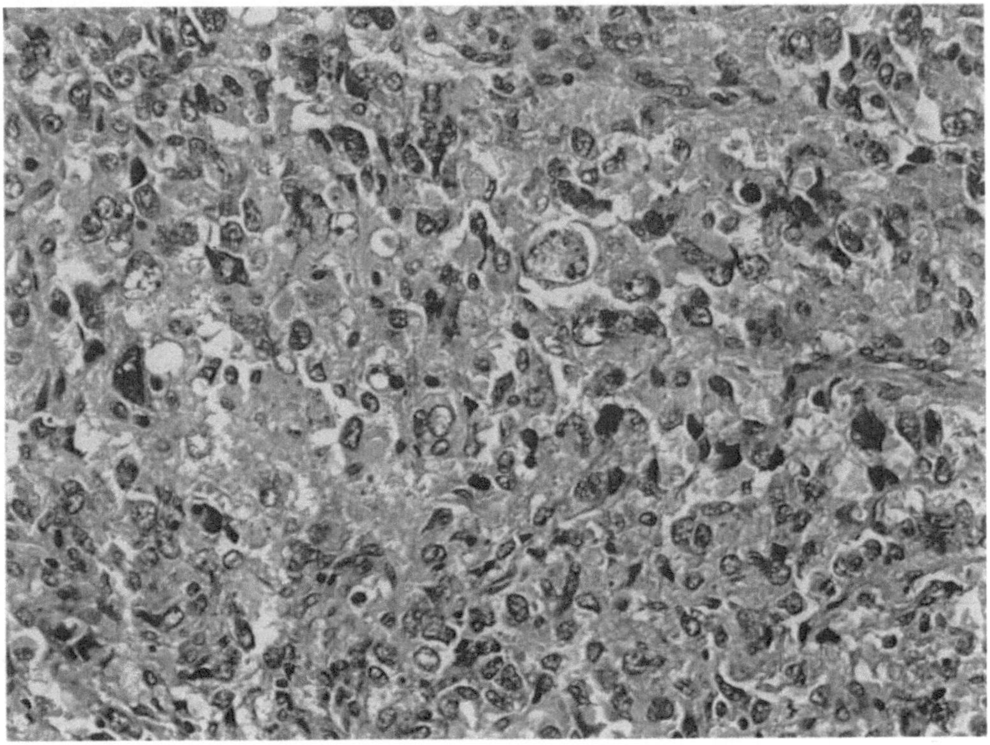

Abb. 230. *Stromasarkom, schnellwachsend, polymorpher Typ* (HE, ×250)

Endolymphatische Stromatose
(Abb. 231–233)

Dieser Tumor ist ein langsam wachsendes Stromasarkom mit der gleichen zellulären Struktur wie beim homologen Typ des Stromasarkoms (Zaloudek u. Norris 1982). Der einzige Unterschied besteht in der geringeren Mitosezahl, welche unter 9 Mitosen pro 10 HPF liegt. Charakteristisch ist der frühe Befall der Lymphspalten im Myometrium und das Vordringen in Gewebsspalten des Myometriums ohne Destruktion oder Nekrose (Abb. 231 und 233). Die meisten der langsam wachsenden Stromasarkome haben ein uniformes Muster, gelegentlich kommen aber auch plexiforme Zellanordnungen vor (Clement u. Scully 1976).

Morphologische Differentialdiagnose: Die Abgrenzung ist erforderlich einerseits von gutartigen Stromaknoten entsprechend den bereits erwähnten Kriterien, andererseits vom schnellwachsenden unimorphen oder polymorphen Typ des Stromasarkoms aufgrund von zwei Kriterien: der Mitosezahl (über oder unter 10 Mitosen pro 10 HPF) und der Art der Myometriuminvasion (expansiv oder destruktiv).

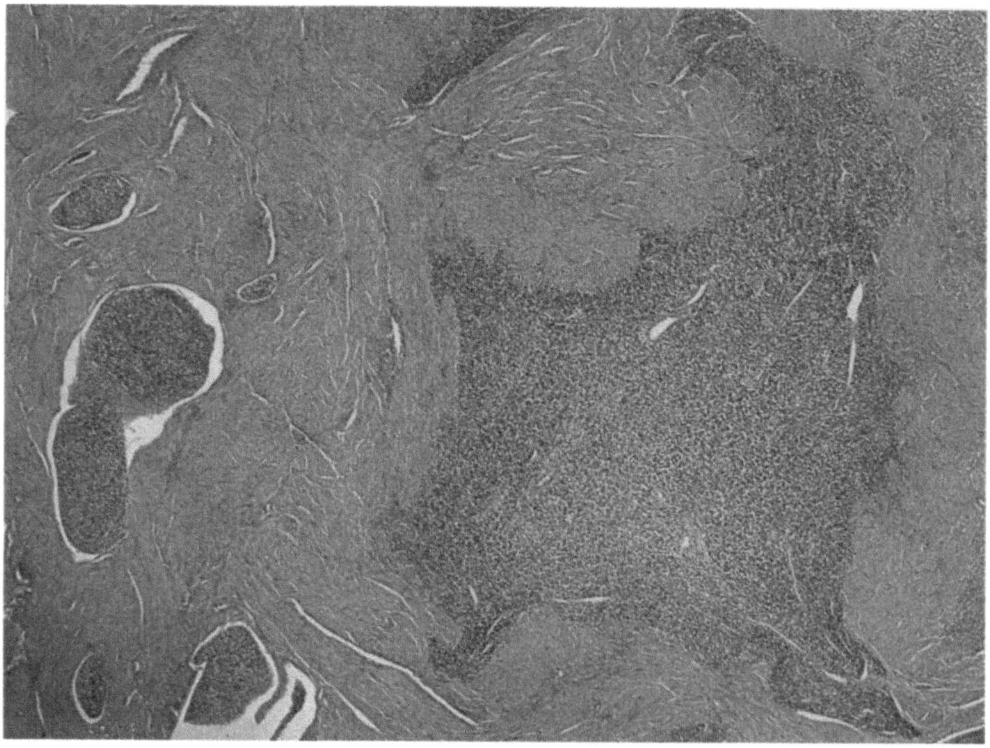

Abb. 231. *Endolymphatische Stromatose (Stromasarkom, langsam wachsend)* (HE, ×25)

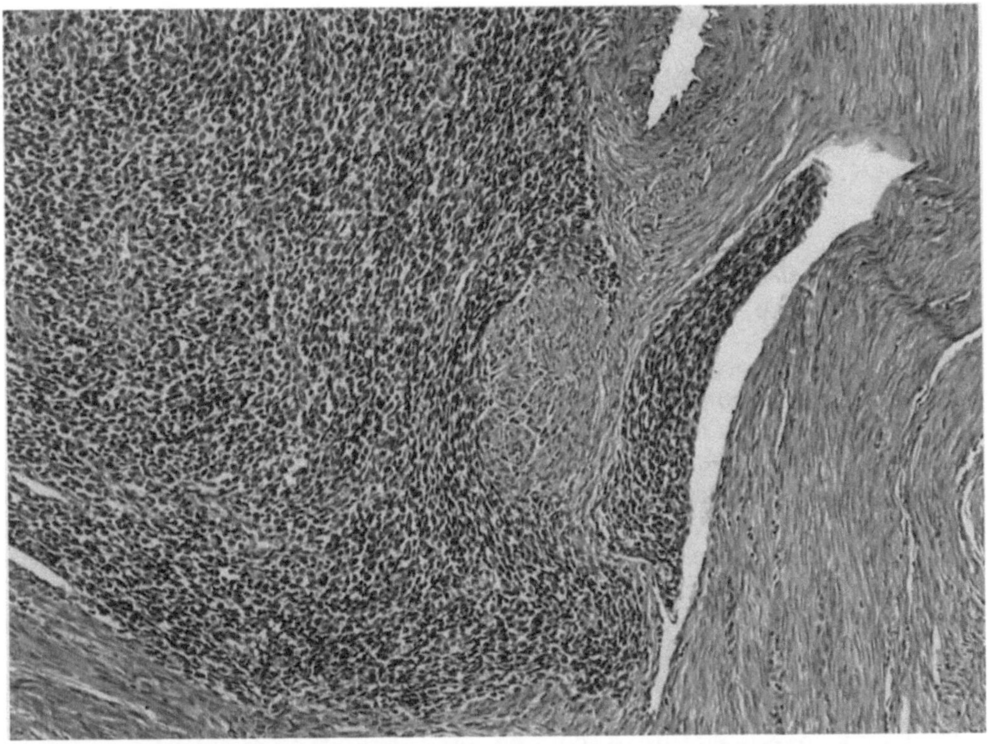

Abb. 232. *Endolymphatische Stromatose (Stromasarkom, langsam wachsend)* (HE, ×100)

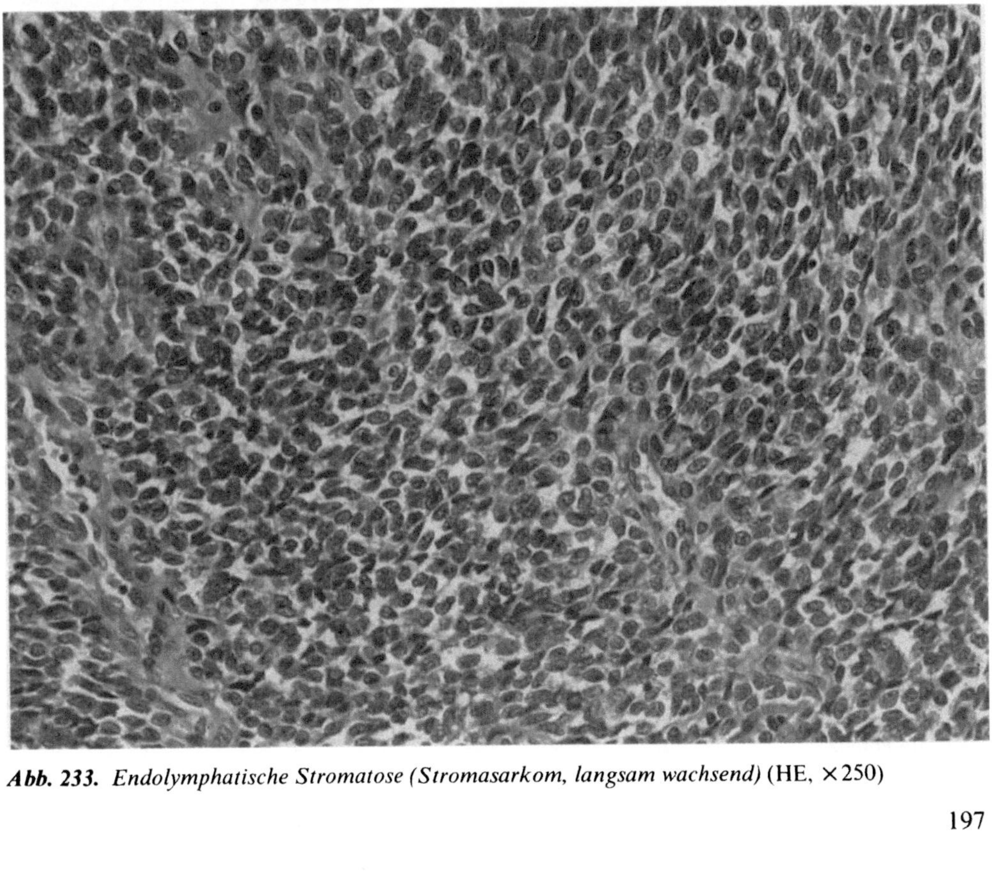

Abb. 233. *Endolymphatische Stromatose (Stromasarkom, langsam wachsend)* (HE, ×250)

Mesodermale Mischtumoren

Diese Tumoren enthalten sowohl epitheliale als auch mesenchymale Elemente, welche entweder uni- oder pluripotent sind (Tabelle 4).

Papilläres Zystadenofibrom
(Abb. 234 und 235)

Dieser seltene endometriale Tumor (Vellios et al. 1973) ist eine gutartige Variante des malignen Müller-Mischtumors. Er besteht aus polyploiden oder lobulären Formationen langer, sich fingerförmig verzweigender Papillen, welche große Teile des Uteruscavums ausfüllen können. Die Papillen werden von einreihigem, niedrig kubischem bis zylindrischem Epithel überzogen und enthalten keine oder nur wenige ruhende oder schwach proliferierte Endometriumdrüsen. Aufgrund der starken Verzweigungen kommen jedoch Abschnürungen des Oberflächenepithels im Stroma vor, welche drüsenähnliche Strukturen bilden. Das Stroma besteht hauptsächlich aus spindelförmigen Fibroblasten, welche gelegentlich durch Ödem voneinander getrennt sind. Die Zellkerne sind regelmäßig, Mitosen selten. Eine zelluläre Polymorphie kommt nicht vor.

Morphologische Differentialdiagnose:
Eine Abgrenzung ist erforderlich

- von endometrialen Polypen, denen die starken fingerförmigen Verzweigungen fehlen und deren Stroma weniger zellreich ist und mehr endometriale Drüsen enthält.
- vom homologen Stromasarkom: Dieses ist nicht papillär und besteht aus wenig oder nicht differenzierten Stromazellen mit zahlreichen Mitosen.
- vom Adenosarkom: Diese maligne Variante des Adenofibroms ist gekennzeichnet durch herdförmige oft periglanduläre oder diffuse Zellverdichtungen, in denen vermehrt Mitosen vorkommen.

Das papilläre Zystadenofibrom kann in verschiedener Weise maligne entarten:

papilläres Zystadenofibrom
↙ ↓ ↘
Adenosarkom | Karzinofibrom
↘ ↓ ↙
malignes Zystadenofibrom

Tabelle 4. Maligne Mischtumoren, Sarkome und Karzinome der Uterusschleimhaut

Ausgangszelle	Bezeichnung
Müller-Epithel (pluripotent)	1. Maligner Müller-Mischtumor 2. Sarcoma botryoides
Mesenchymal determiniertes Müller-Epithel (partiell pluripotent)	Maligner mesenchymaler Mischtumor (Chondro-, Osteo-Rhabdomyosarkom usw.)
Epithelial determiniertes Müller-Epithel (partiell pluripotent)	Maligner epithelialer Mischtumor (adenosquamöses, klarzelliges, muzinöses, papilläres Karzinom, Plattenepithelkarzinom
Epithelien und Stromazellen des Endometriums (fixierte Potenzen)	1. Karzinofibrom 2. Adenosarkom 3. Karzinosarkom 4. Malignes papilläres Zystadenofibrom
Stromazellen des Endometriums (fixierte Potenzen)	1. Endometriumsarkom 2. Endolymphatische Stromatose
Epithelzellen des Endometriums (fixierte Potenzen)	Adenokarzinom, Adenokankroid

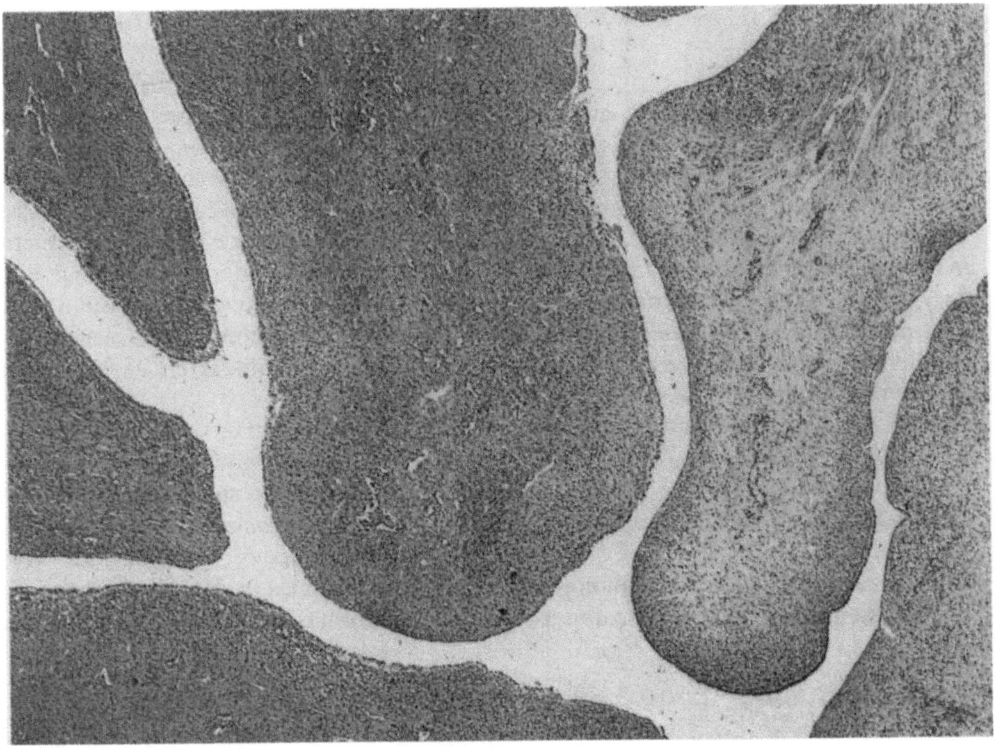

Abb. 234. *Papilläres Zystadenofibrom* (HE, ×25)

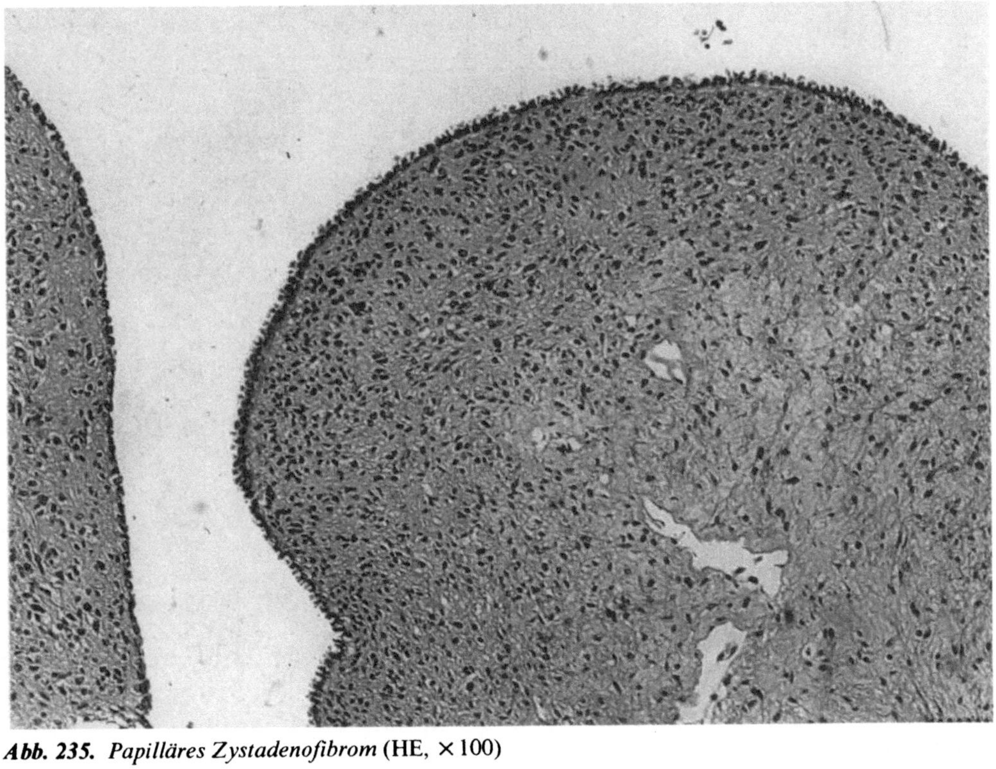

Abb. 235. *Papilläres Zystadenofibrom* (HE, ×100)

Adenosarkom (Abb. 236–238)

Die allgemeine Struktur und die epitheliale Komponente dieses Tumors entsprechen weitgehend denen des gutartigen Adenofibroms. Einzelne Drüsen sind zystisch ausgeweitet und enthalten Schleim (Abb. 236). Die mesodermale Komponente ist demgegenüber zellreicher und besteht aus kleinen sarkomatösen Fibroblasten oder Stromazellen mit mäßigen Atypien und einer mäßig erhöhten Mitosezahl (Clement u. Scully 1974; Zaloudek u. Norris 1982). Charakteristisch sind rundliche konzentrische Zellverdichtungen, welche perivaskuläre oder periglanduläre Knoten bilden (Czernobilsky et al. 1983; Abb. 237).

Klinische Korrelation und morphologische Differentialdiagnose: Die Abgrenzung ist erforderlich

- vom Adenofibrom: Die Patientinnen mit Adenofibromen sind i. allg. älter, ihr Durchschnittsalter liegt bei 68 Jahren im Vergleich zu 57 Jahren bei den Patientinnen mit Adenosarkom (Zaloudek u. Norris 1982). Die Mitosezahl ist zu unterschiedlich, um als verläßliches diagnostisches Kriterium zu gelten. Die umschriebenen Zellverdichtungen des Stromas und die Zellpolymorphie sind Charakteristika des Adenosarkoms und fehlen dem Adenofibrom. Adenosarkome infiltrieren das Myometrium aber erst spät.
- Vom Stromasarkom: Dies gelingt aufgrund der ausgeprägten Mitoseaktivität und des Fehlens von spaltförmigen Epithelabschnürungen oder zystischen Drüsen. Eine frühe destruierende Invasion des Myometriums mit Nekrose ist charakteristisch für das Stromasarkom und fehlt dem Adenosarkom.

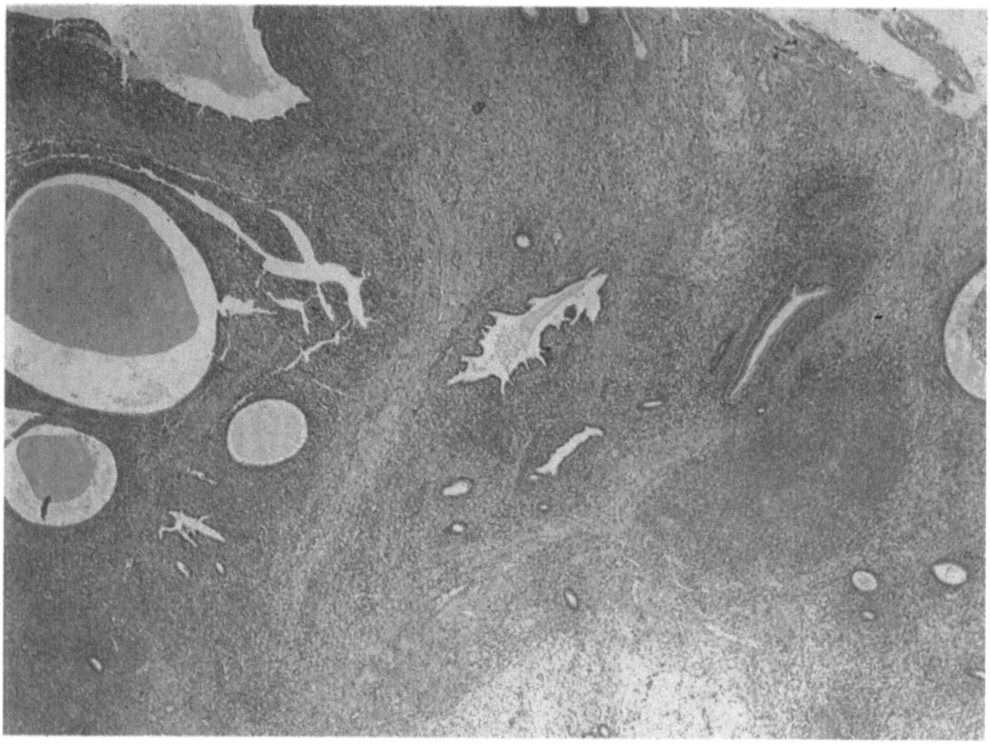

Abb. 236. *Adenosarkom* (HE, ×25)

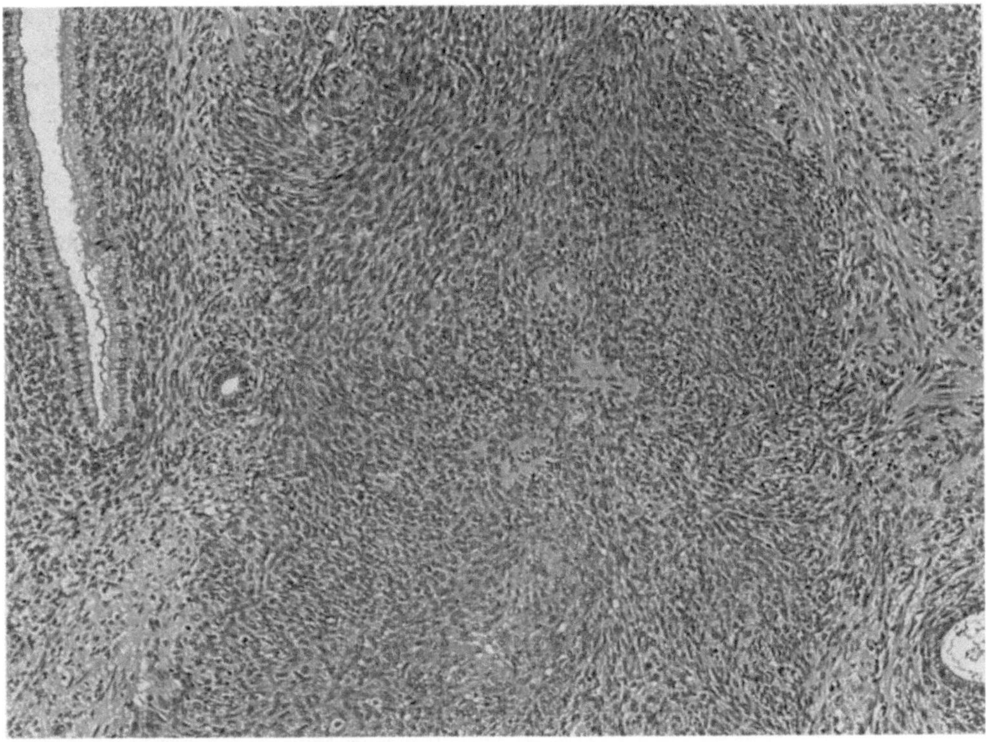

Abb. 237. *Adenosarkom* (HE, ×100)

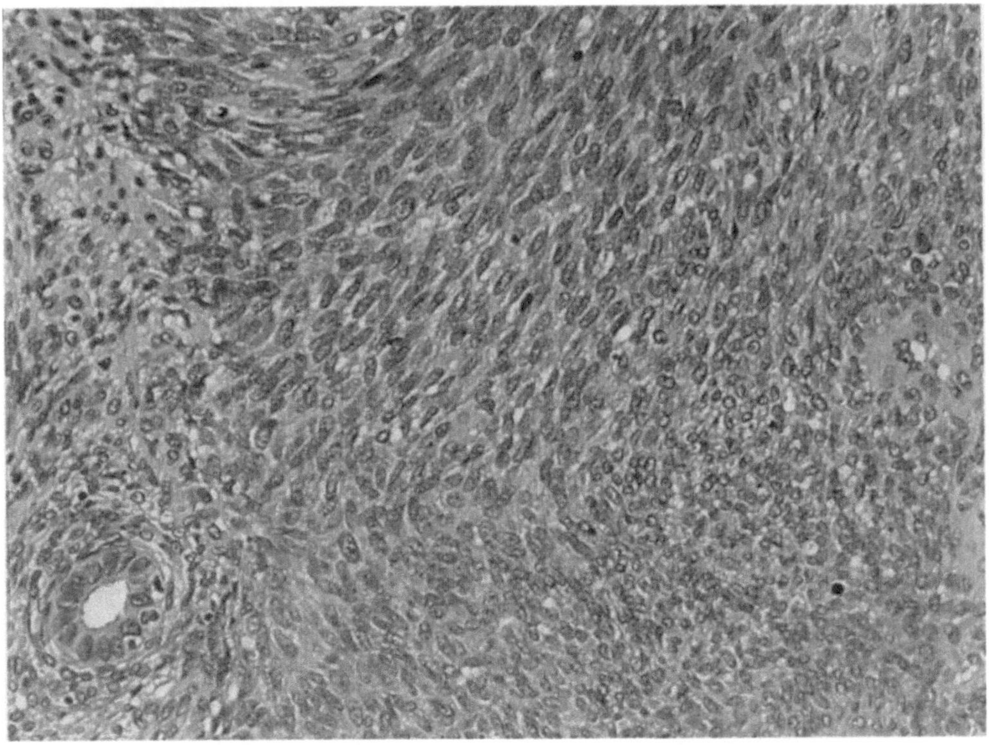

Abb. 238. *Adenosarkom* (HE, ×250)

Karzinofibrom (Abb. 239 und 240)

Bei diesem seltenen Tumor ist die epitheliale Komponente maligne, während die mesenchymale Komponente gutartig bleibt (Östör u. Fortune 1980). Die epitheliale Komponente besteht aus karzinomatösen Drüsen, welche zystisch ausgeweitet oder kleinalveolär aufgegliedert sein können. Gelegentlich kommen intraluminale Epithelpapillenbildungen oder Plattenepithelknötchen vor (Abb. 239). Das auskleidende Epithel ist atypisch und entspricht dem des Adenokarzinoms. Das umgebende Stroma entspricht dem des gutartigen Adenofibroms und besteht hauptsächlich aus Fibroblasten (Abb. 240). Der Tumor kann das Myometrium, ähnlich wie das Adenokarzinom, infiltrieren.

Morphologische Differentialdiagnose: Die Abgrenzung vom Adenokarzinom mit desmoplastischer Stromareaktion ist möglich aufgrund der Menge des fibrösen Stromas, durch welches die karzinomatösen Drüsen weit auseinander gedrängt werden.

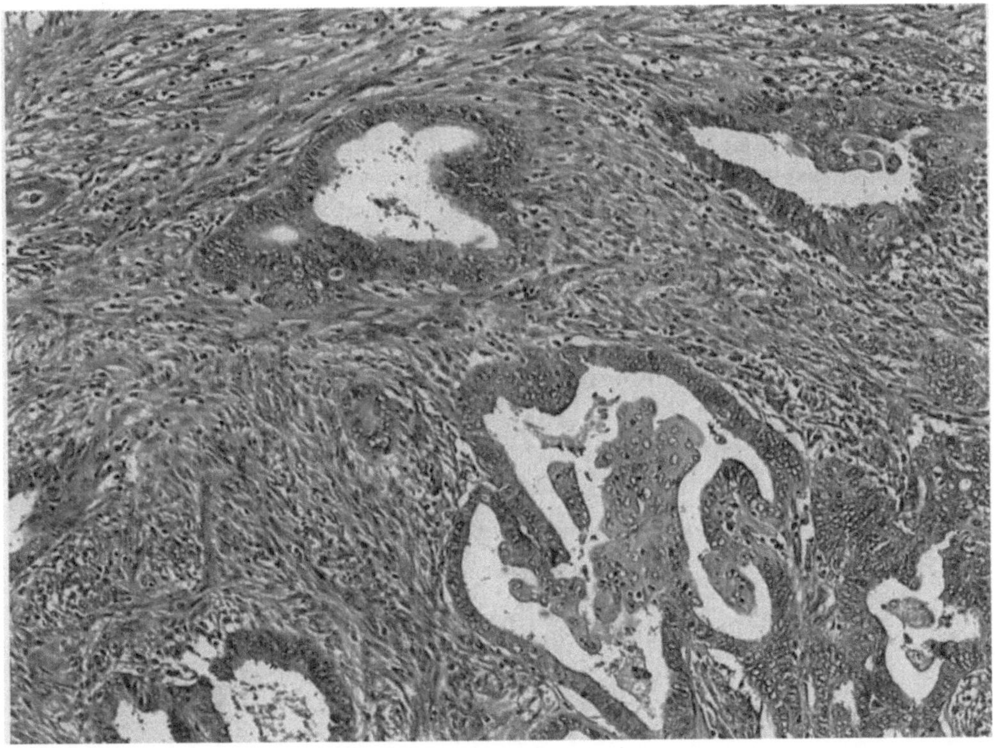

Abb. 239. *Karzinofibrom* (HE, ×100)

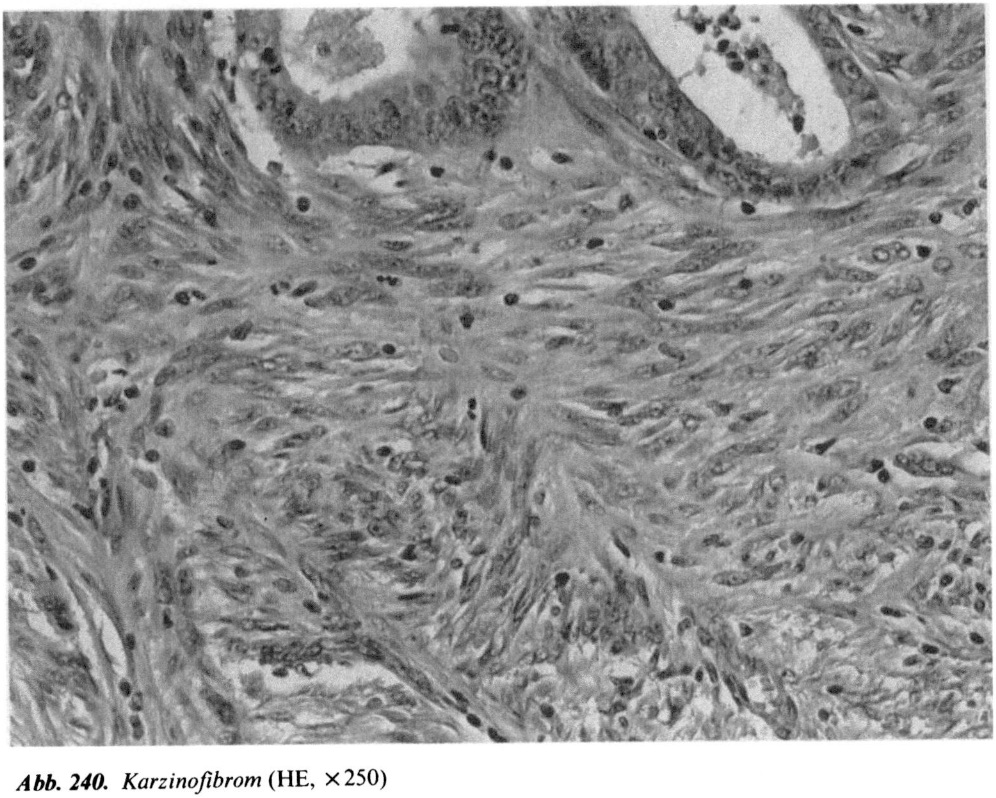

Abb. 240. *Karzinofibrom* (HE, ×250)

Malignes papilläres Zystadenofibrom
(Abb. 241–243)

Bei diesem Tumor ist sowohl die epitheliale als auch die mesenchymale Komponente maligne. Die karzinomatösen Drüsen entsprechen in Struktur und Anordnung denen des Karzinofibroms, die sarkomatöse Komponente der des Adenosarkoms. Gelegentlich umgeben Gruppen klarer Zellen spaltförmige Abschnürungen des Oberflächenepithels oder bilden breitere Stränge.

Morphologische Differentialdiagnose: Dieser Tumor ist eine Spezialform des Karzinosarkoms, welche sich durch maligne Entartung eines gutartigen Adenofibroms, durch karzinomatöse Entartung eines Adenosarkoms oder durch sarkomatöse Entartung eines Karzinofibroms entwickelt. Die für die gutartige oder niedrig maligne Vorstufe charakteristische Struktur, insbesondere die fingerförmig sich verzweigenden Papillen in Umgebung spaltförmiger Abschnürungen, ist noch deutlich erkennbar.

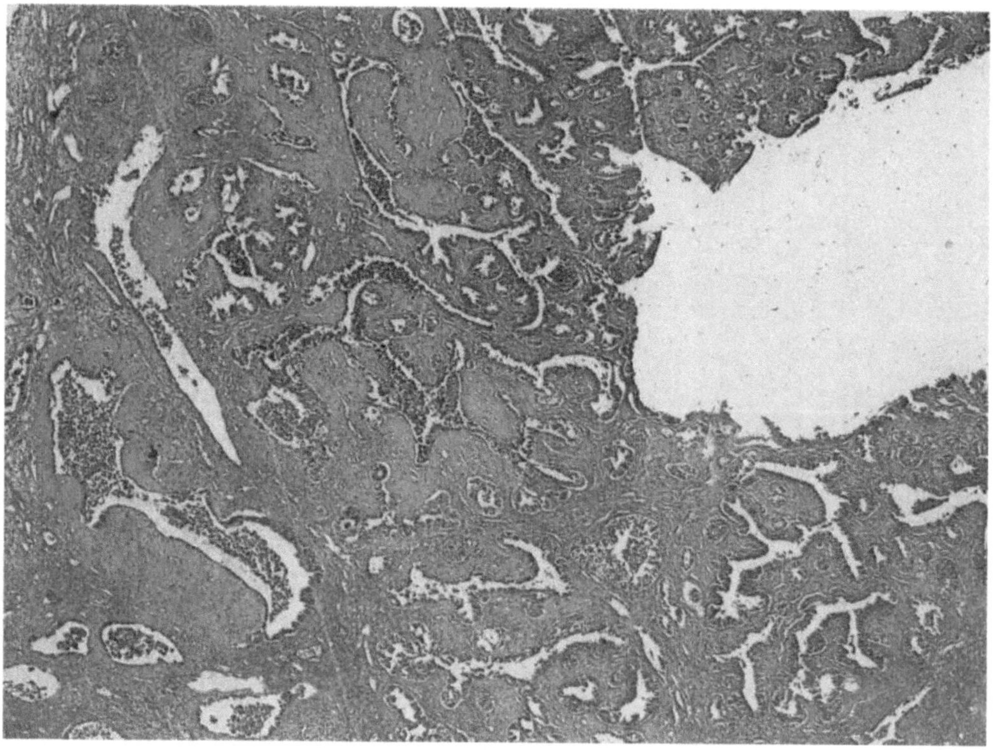

Abb. 241. *Malignes papilläres Zystadenofibrom* (HE, ×25)

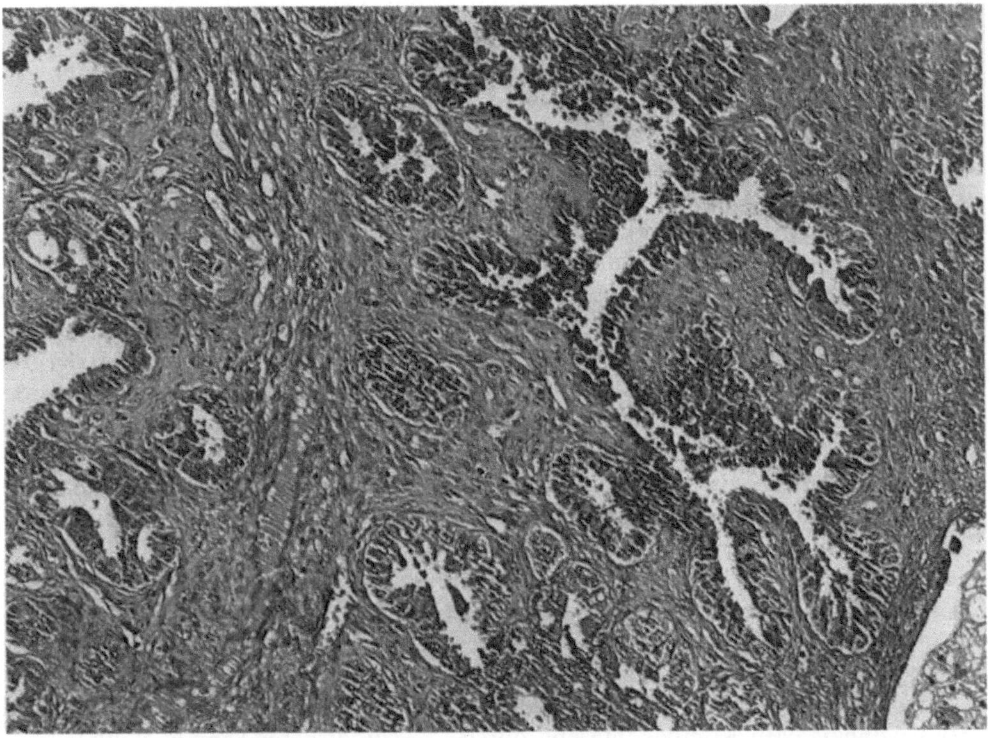

Abb. 242. *Malignes papilläres Zystadenofibrom* (HE, × 100)

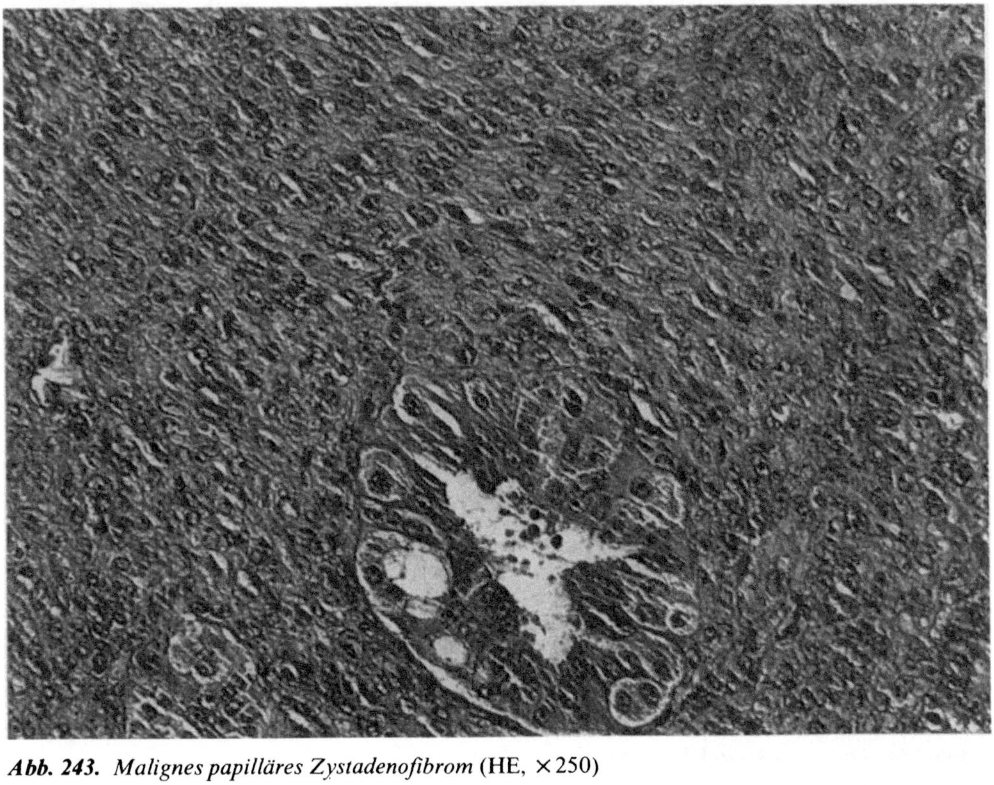

Abb. 243. *Malignes papilläres Zystadenofibrom* (HE, ×250)

Karzinosarkom (Abb. 244–246)

Dieser häufigste maligne Mischtumor wächst aggressiver als das maligne Zystadenofibrom, füllt das Uteruscavum früh vollständig aus und zeigt eine frühe Invasion des Myometriums und der Endozervix. Histologisch entspricht die karzinomatöse Komponente weitgehend dem endometrialen oder papillären Typ des Adenokarzinoms mit unterschiedlich großen Drüsen, welche von atypischem mehrschichtigem Epithel mit intraluminalen Epithelpapillen ausgekleidet werden (Abb. 245). Areale aus klaren Zellen oder schleimhaltigen Drüsen kommen häufig vor, während Plattenepithelmetaplasien selten sind. Die karzinomatösen Drüsen werden durch sarkomatöses Stroma weit auseinander gedrängt. Dieses besteht hauptsächlich aus sarkomatösen Fibroblasten und endometrialen Stromazellen. Die Zellen beider Komponenten befinden sich häufig in Mitose (Abb. 246). Die sarkomatöse Komponente des Karzinosarkoms, welche mit der karzinomatösen Komponente eng durchmischt ist, kann entsprechend dem endometrialen Stromasarkom uniform oder polymorph sein.

Morphologische Differentialdiagnose: Die Abgrenzung ist erforderlich

- vom schlecht differenzierten Adenokarzinom, in dem gut ausdifferenzierte karzinomatöse Drüsenschläuche von undifferenzierten soliden Karzinomzellnestern in einer sarkomatoiden Anordnung umgeben sein können. Eine Unterscheidung ist durch sorgfältige Untersuchung der Zellstruktur und durch Silberimprägnation der Retikulumfasern möglich: Karzinomzellen werden in kleineren Gruppen von Retikulumfasern umsponnen, während Sarkomzellen einzeln oder gar nicht von Retikulumfasern umgeben sind.
- Vom malignen Müller-Mischtumor: Diese Abgrenzung gelingt beim Nachweis pluripotenter Ausdifferenzierungen der mesenchymalen Komponente, welche Knorpel, Knochen oder quergestreifte Muskulatur produzieren kann (s. S. 208).

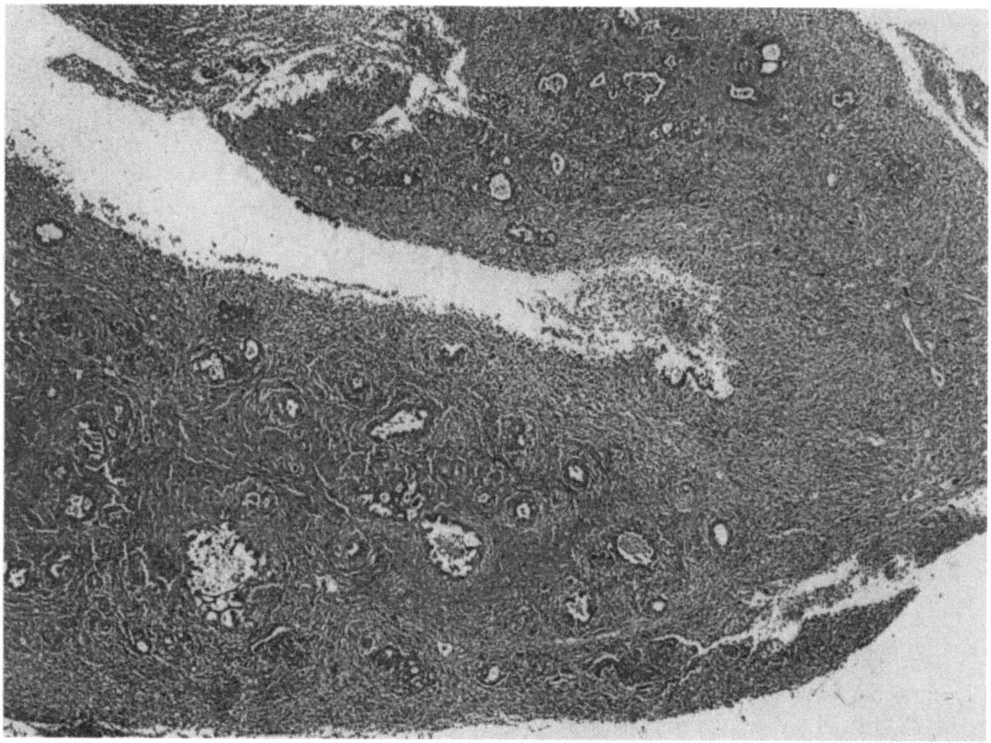

Abb. 244. *Karzinosarkom* (HE, ×25)

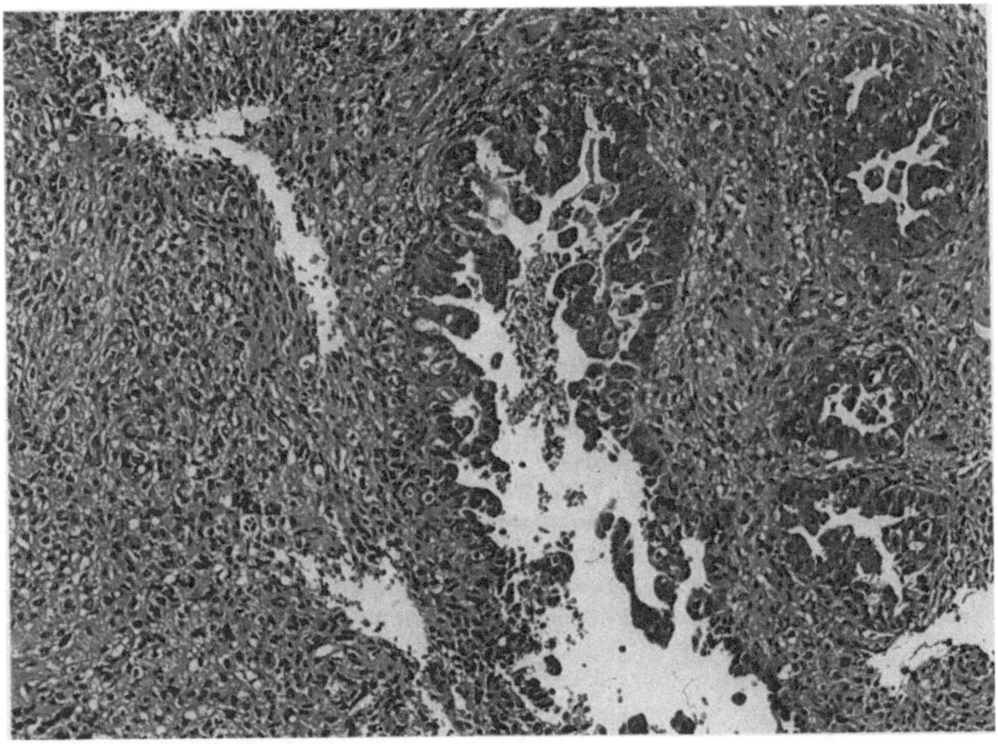

Abb. 245. *Karzinosarkom* (HE, ×100)

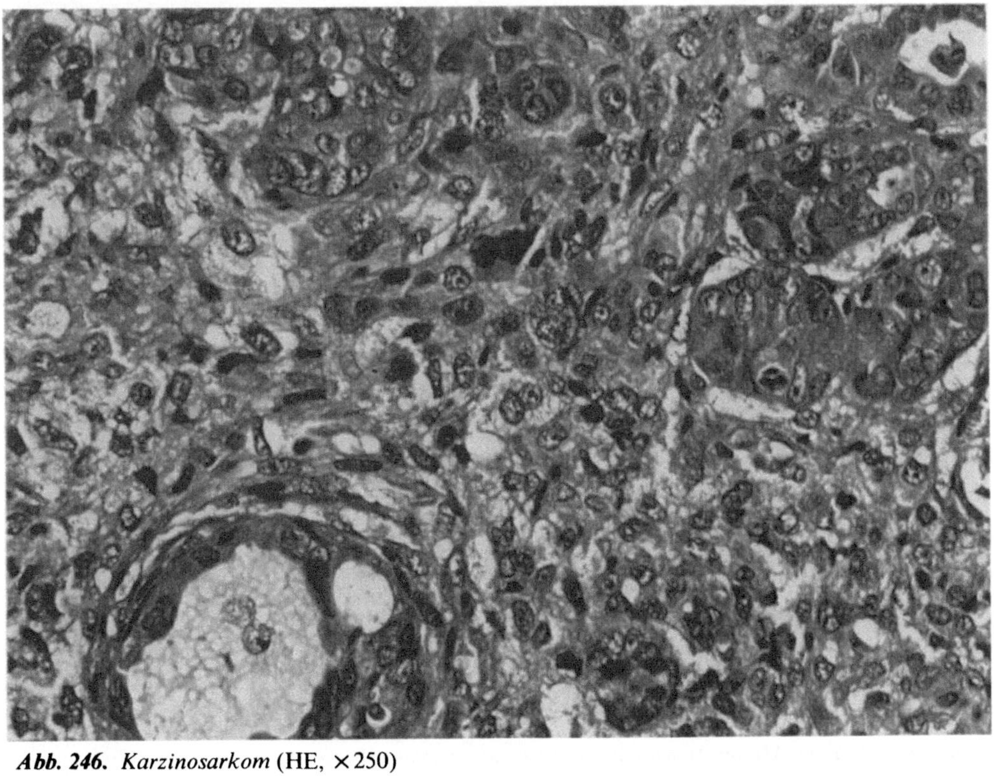

Abb. 246. *Karzinosarkom* (HE, ×250)

Maligner Müller-Mischtumor
(Abb. 247–253)

Bei diesem Tumor entspricht die karzinomatöse Komponente weitgehend der des Karzinosarkoms mit fixierten Potenzen, während die sarkomatöse Komponente oft ausgesprochen polymorph ist. Neben schlecht differenzierten mesenchymalen Zellen kommen in mehreren Abschnitten atypische Chondroblasten oder Osteoblasten vor (Abb. 247–249). Die zweithäufigste heterologe Komponente besteht aus Chondroblasten (Silverberg 1971). Andere Mischtumoren enthalten größere Ansammlungen von Rhabdomyoblasten mit Querstreifung (Böcker u. Stegner 1975). Wenn diese langen Zellen quergeschnitten werden, erscheinen sie rund, die Querstreifung ist dann nicht erkennbar, sie werden oft von leeren Spalträumen umgeben (Abb. 250 und 251). Große Zellen mit vakuolisiertem Zytoplasma (Abb. 251) können auch Liposarkomzellen sein, die jedoch selten vorkommen (Mortel et al. 1970). Noch seltener finden sich Ganglionzellen (Ruffolo et al. 1969). Einige mesodermale Mischtumoren enthalten größere Ansammlungen myxosarkomatösen Gewebes (Abb. 252), wieder andere eine leiomyosarkomatöse Komponente (Abb. 253), welche von einem reinen Myxosarkom oder Leiomyosarkom differenziert werden müssen.

Morphologische Differentialdiagnose: Eine Abgrenzung kann schwierig sein, wenn ungenügend zahlreiche Gewebsschnitte zur Untersuchung gelangen. Gewebsscheiben sollten daher aus allen unterschiedlichen Bezirken des Tumors entnommen werden. Die Abgrenzung von anderen Tumoren wird dann unproblematisch.

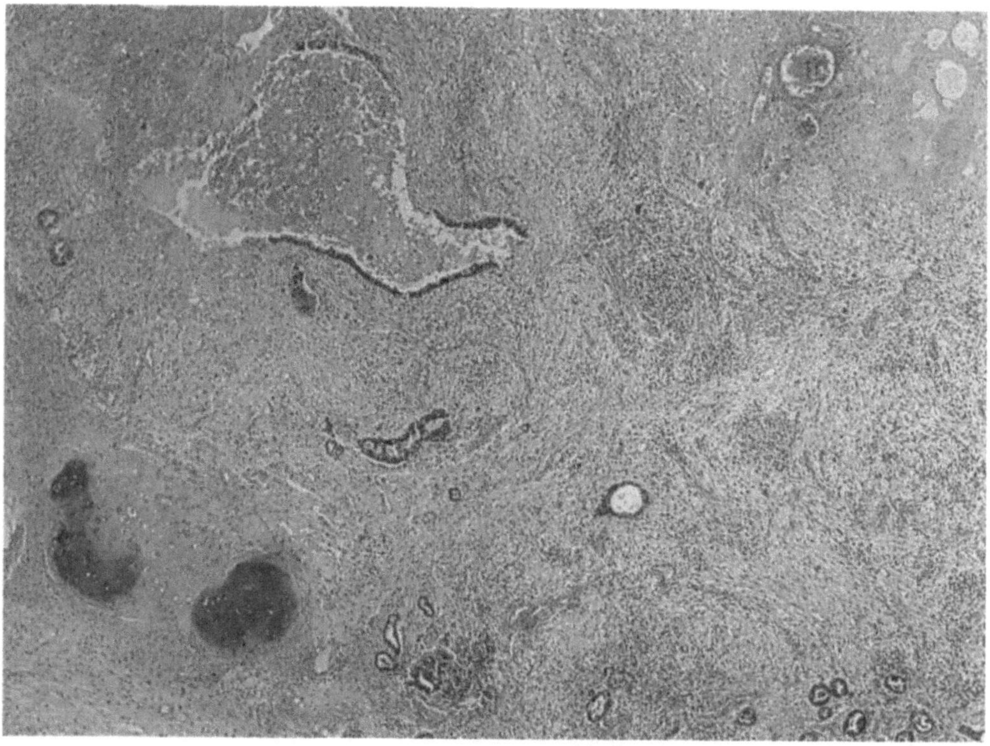

Abb. 247. *Maligner Müller-Mischtumor mit Chondroblasten* (HE, ×25)

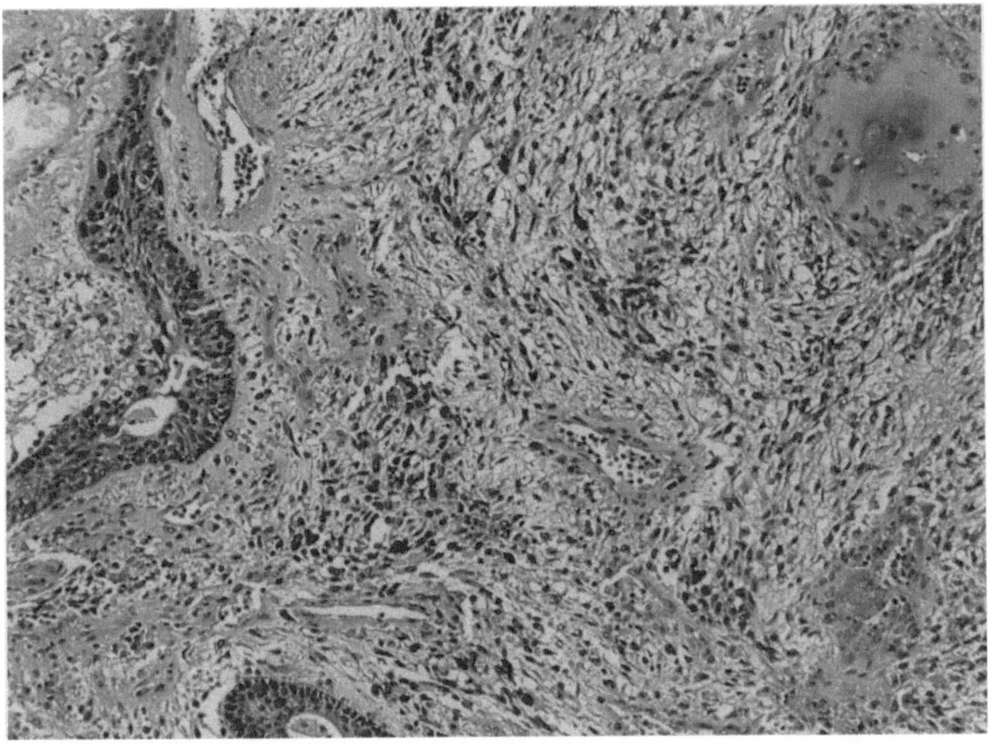

Abb. 248. *Maligner Müller-Mischtumor mit Chondroblasten* (HE, ×100)

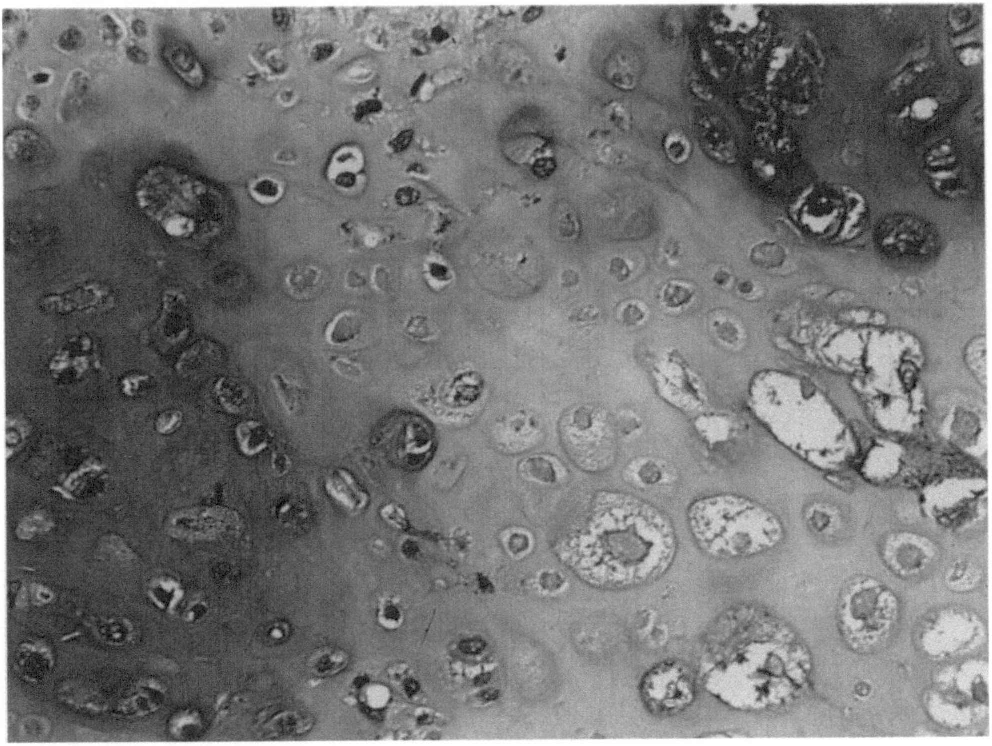

Abb. 249. *Maligner Müller-Mischtumor mit Chondroblasten* (HE, ×250)

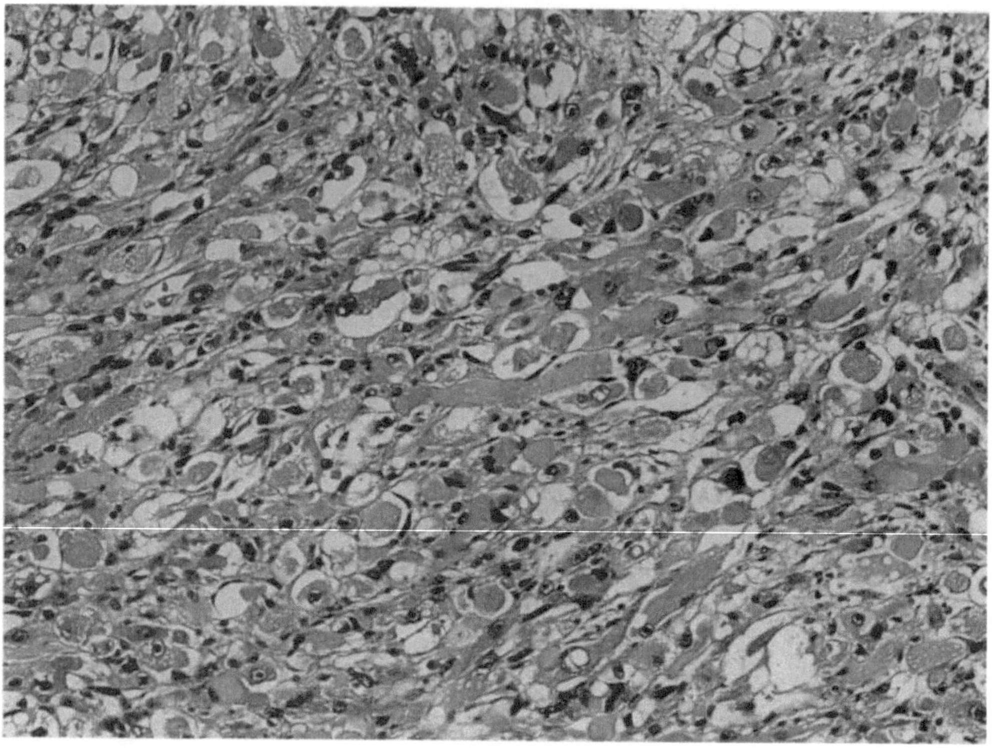

Abb. 250. *Maligner Müller-Mischtumor mit Rhabdomyoblasten* (HE, ×100)

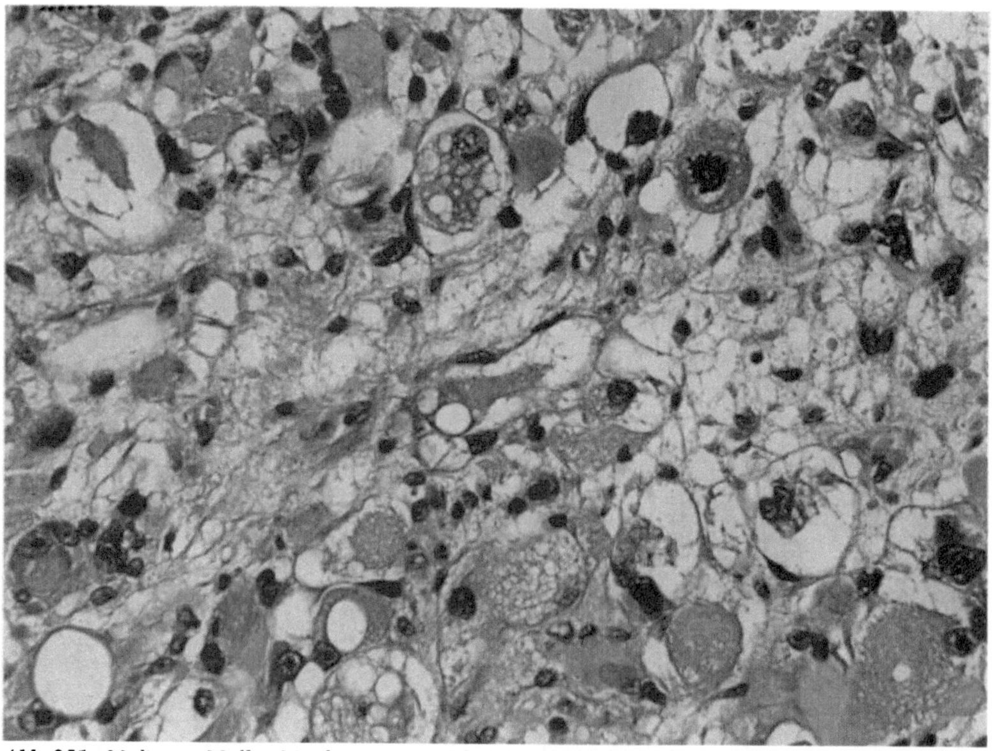

Abb. 251. *Maligner Müller-Mischtumor mit Rhabdomyoblasten und einer liposarkomatösen Komponente* (HE, ×250)

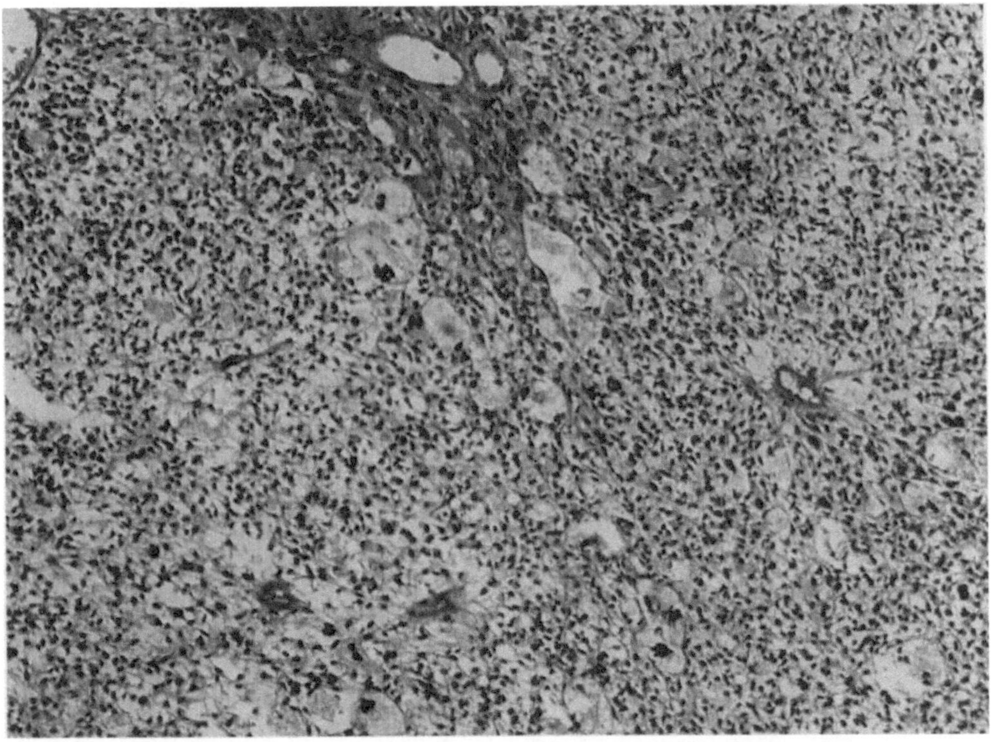

Abb. 252. *Maligner Müller-Mischtumor mit myxosarkomatösen Anteilen* (HE, ×100)

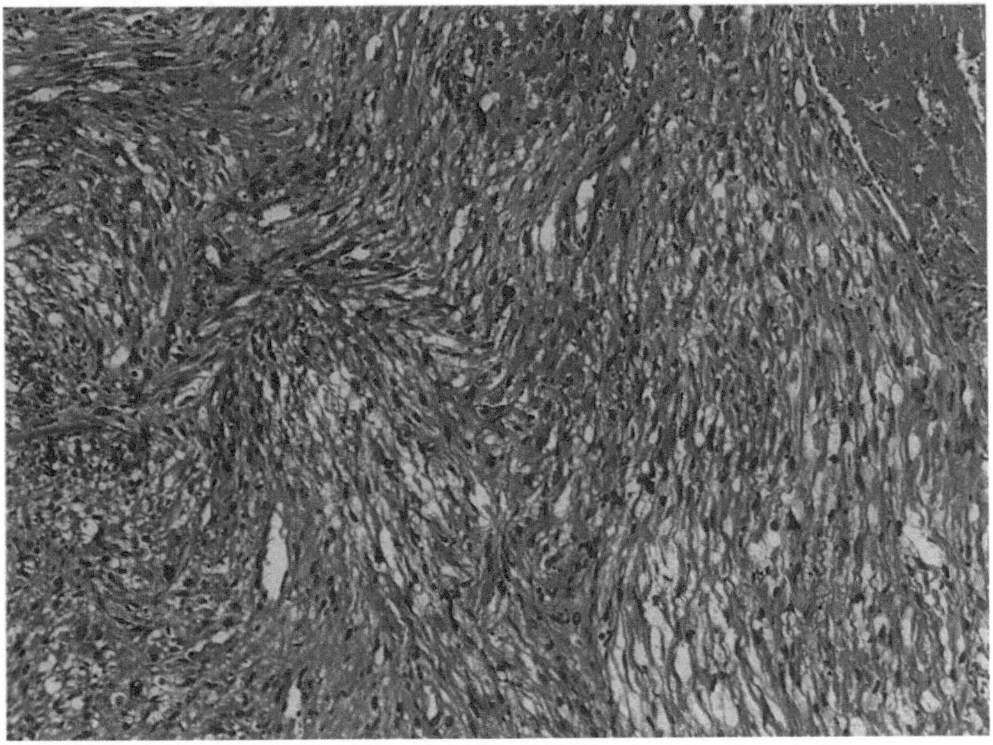

Abb. 253. *Maligner Müller-Mischtumor mit leiomyosarkösen Anteilen* (HE, ×100)

Metastatische Tumoren

Die das Endometrium sekundär befallenden Tumoren haben ihren Primärsitz meist in der Zervix oder in den Ovarien, seltener in der Tube, Mamma oder im Magen-Darm-Trakt, noch seltener in anderen Organen. Während die Abgrenzung der Metastase eines primären endometrioiden Ovarialkarzinoms von einem primären Endometriumkarzinom sehr schwierig sein kann, lassen sich strukturell unterschiedliche Metastasen von primären Endometriumkarzinomen leicht unterscheiden.

Metastasen eines primären Mammakarzinoms (Abb. 254 und 255)

Diese infiltrieren das endometriale Stroma diffus. Große Abschnitte sind von großen polymorphen Karzinomzellen ausgefüllt, welche die für primäre Karzinome der Mamma oder des Magen-Darm-Trakts charakteristische Siegelringform aufweisen. Nur vereinzelte endometriale Drüsen sind erhalten (Kjaer u. Holm-Jensen 1972).

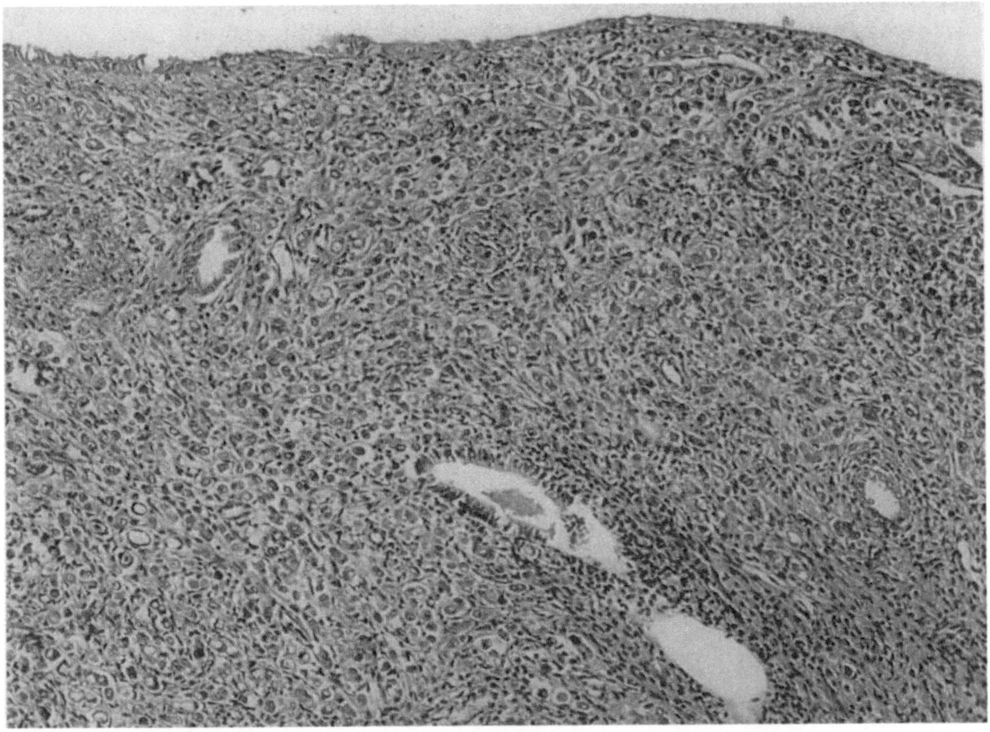

Abb. 254. *Endometriummetastasen bei primärem Mammakarzinom* (HE, ×100)

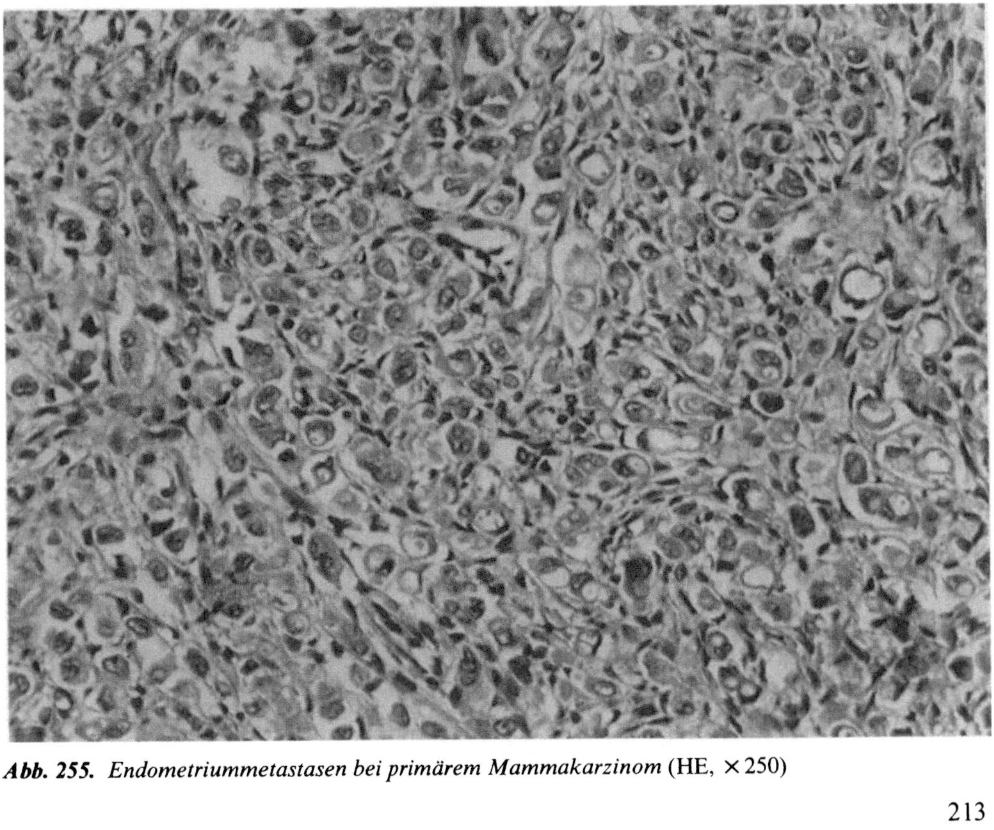

Abb. 255. *Endometriummetastasen bei primärem Mammakarzinom* (HE, ×250)

Endometriumbefall bei primärem Karzinom der Zervix (Abb. 256 und 257)

Die Ausbreitung auf das Endometrium kann lymphogen oder durch kontinuierliches Wachstum erfolgen (Mitani et al. 1964). Das endometriale Oberflächenepithel wird durch mehrschichtiges dysplastisches oder atypisches Plattenepithel ersetzt, welches das Endometrium plump oder netzig infiltriert. Das darunter liegende Stroma ist zelldicht und enthält chronisch entzündliche Infiltrate. Nur vereinzelt sind enge ruhende oder atrophische Endometriumdrüsen erhalten. Wenn das atypische Plattenepithel einen vollständigen Schichtungsverlust aufweist, aber nicht invasiv ist, stammt es wahrscheinlich aus einem hochgewachsenen Carcinoma in situ der Zervix (Kanbour u. Stock 1978; Wilkinson et al. 1980).

Morphologische Differentialdiagnose: Eine Abgrenzung ist erforderlich von der Ichthyosis uteri, welche ebenfalls dysplastisch sein kann, meist aber eine nicht invasive metaplastische Reaktion des Oberflächenepithels darstellt. Wenn die Ichthyosis ein invasives Karzinom überzieht, sollte sie nicht mehr als solche bezeichnet werden (vgl. Abb. 55).

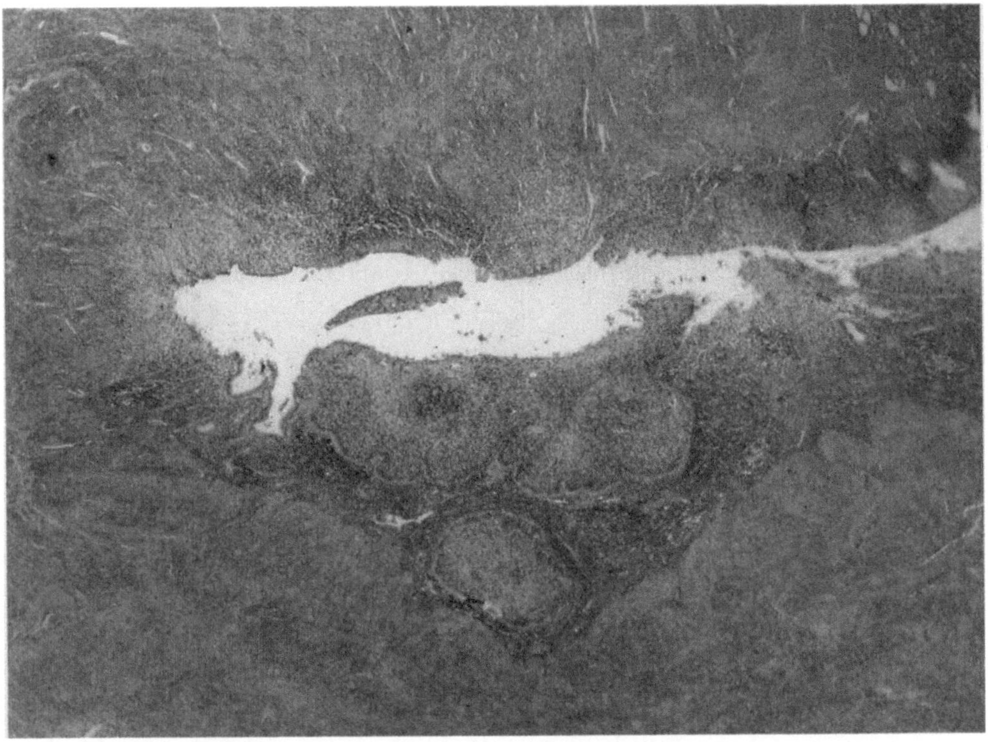

Abb. 256. *Befall des Endometriums bei primärem Plattenepithelkarzinom der Portio* (HE, ×25)

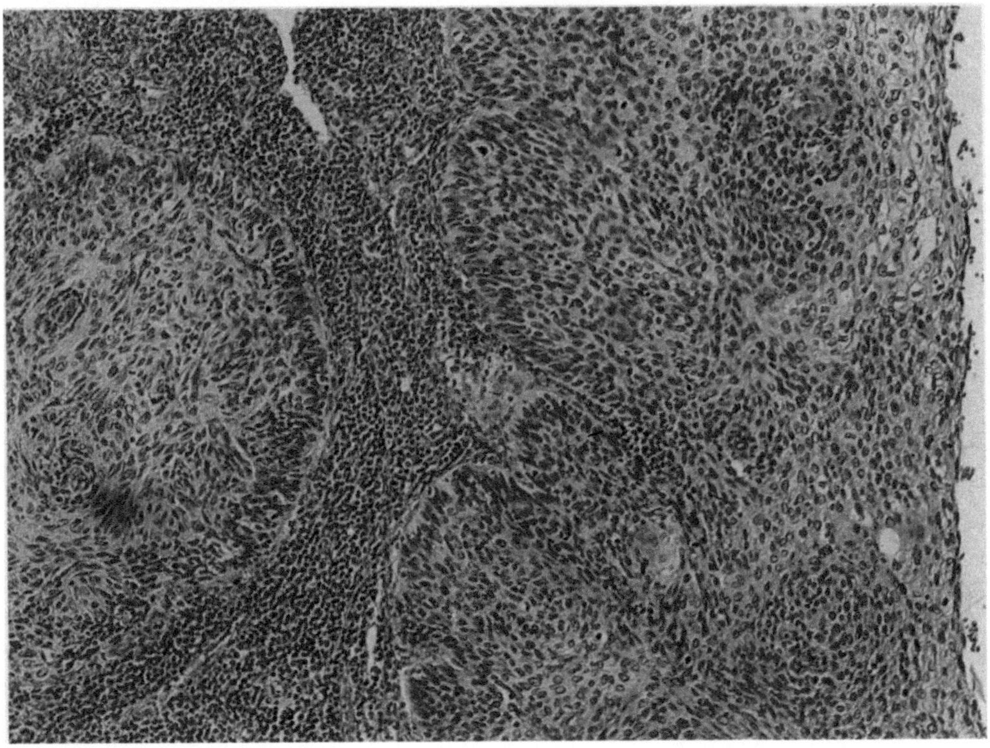

Abb. 257. *Befall des Endometriums bei primärem Plattenepithelkarzinom der Portio* (HE, × 100)

Leukämische Infiltrate (Abb. 258–260)

Bei diesen Infiltrationen bleibt die grobe Endometriumarchitektur erhalten, so daß die leukämischen Infiltrate bei schwacher Vergrößerung nur sehr schwer zu erkennen sind (Abb. 258). Bei stärkerer Vergrößerung (Abb. 259 und 260) läßt sich eine diffuse Infiltration des endometrialen Stromas durch leukämische Zellen ausmachen, welche oft zum Ersatz des Stromas durch diese Zellansammlungen führt. Zwischen diesen Infiltraten finden sich unregelmäßig begrenzte Blutungen (Abb. 259). Die endometrialen Drüsen sind großenteils erhalten und meist nicht befallen, nur vereinzelt zeigt auch das Drüsenepithel eine Infiltration mit Leukämiezellen.

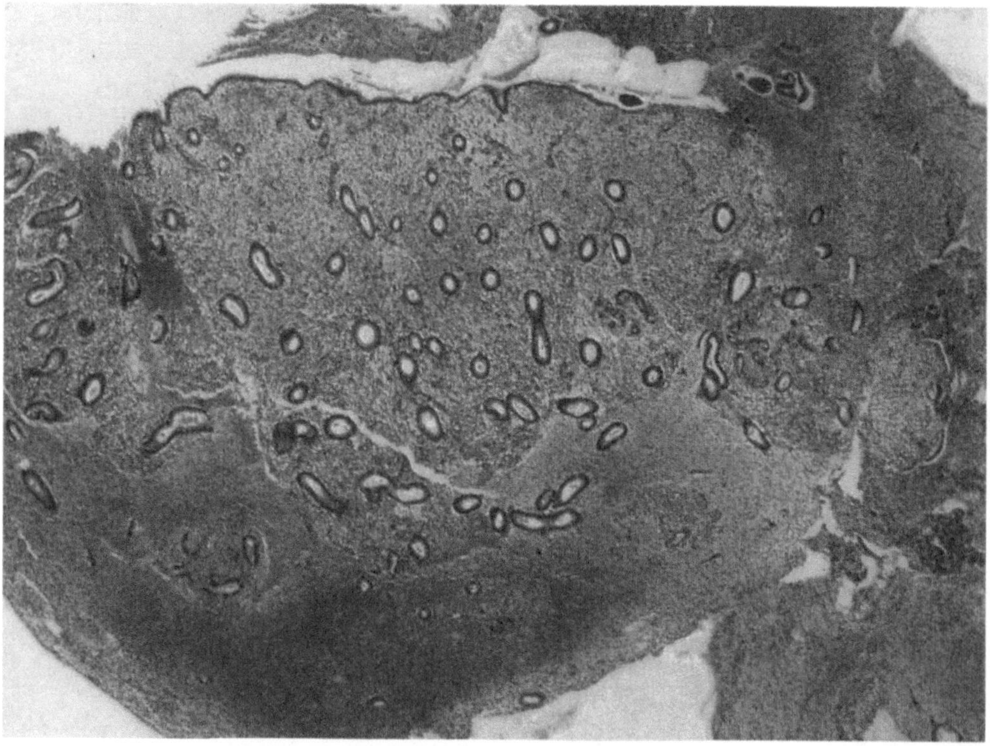

Abb. 258. *Leukämische Infiltration des Endometriums* (HE, ×25)

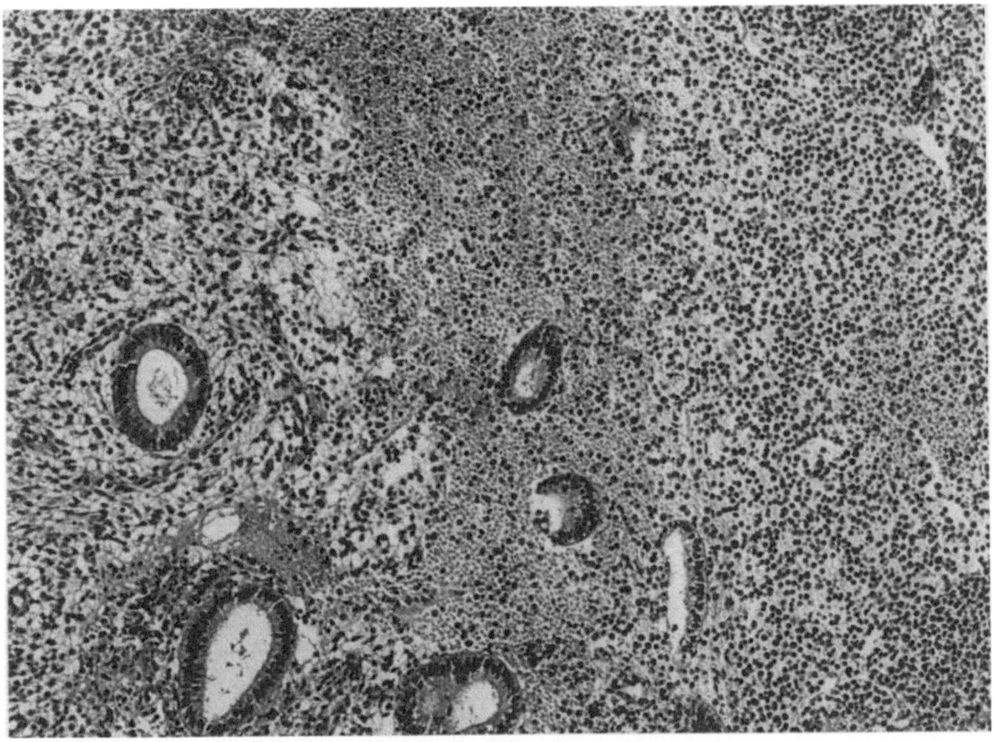

Abb. 259. *Leukämische Infiltration des Endometriums* (HE, ×100)

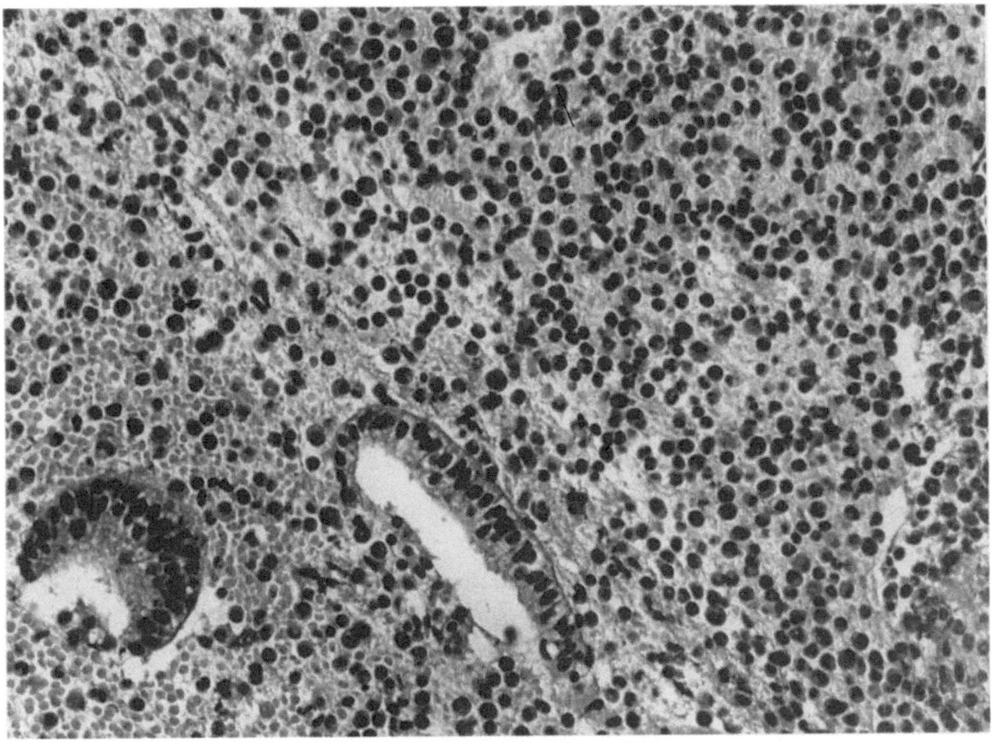

Abb. 260. *Leukämische Infiltration des Endometriums* (HE, ×250)

Literatur

Akhtar M, Kim PY, Young I (1975) Ultrastructure of endometrial stromal sarcoma. Cancer 35:406

Ancla M, de Brux J, Musset R, Bret JA (1967) Etude au microscope électronique de l'endomètre humain dans différentes conditions d'équilibre hormonal. Arch Pathol 15:136

Arias-Stella J (1954) Atypical endometrial changes associated with the presence of chorionic tissue. Arch Pathol 58:112

Böcker W, Stegner H-E (1975) Mixed müllerian tumors of the uterus. Ultrastructural studies on the differentiation of rhabdomyoblasts. Virchows Arch [Pathol Anat] 863:337

Charles D (1964) Iatrogenic endometrial patterns. J Clin Pathol 17:205

Christopherson WM, Alberhasky RC, Connelly PJ (1982a) Carcinoma of the endometrium: I. A clinicopathologic study of clear-cell carcinoma and secretory carcinoma. Cancer 49:1511

Christopherson WM, Alberhasky RC, Connelly PJ (1982b) Carcinoma of the endometrium. II. Papillary adenocarcinoma: A clinical pathological study of 46 cases. Am J Clin Pathol 77:534

Clement PB, Scully RE (1974) Müllerian adenosarcoma of the uterus. Cancer 34:1138

Clement PB, Scully RE (1976) Uterine tumors resembling ovarian sex-cord tumors. A clinicopathologic analysis of fourteen cases. Am J Clin Pathol 66:512

Connelly PJ, Alberhasky RC, Christopherson WM (1982) Carcinoma of the endometrium. III. Analysis of 865 cases of adenocarcinoma and adenoacanthoma. Obstet Gynecol 59:569

Czernobilsky B, Hohlweg-Majert P, Dallenbach-Hellweg G (1983) Uterine adenosarcoma: A clinicopathologic study of 11 cases with a re-evaluation of histologic criteria. Arch Gynecol 233:281

Dallenbach FD, Dallenbach-Hellweg G (1964) Immunohistologische Untersuchungen zur Lokalisation des Relaxins in menschlicher Plazenta und Dezidua. Virchows Arch [Pathol Anat] 337:301

Dallenbach FD, Dallenbach-Hellweg G (1968) Fluoreszenzmikroskopische Tagesdiagnostik des menstruellen Zyklus und erste Anzeichen der senilen Involution. Verh Dtsch Ges Pathol 52:342

Dallenbach FD, Rudolph E (1974) Foam cells and estrogen activity of the human endometrium. Arch Gynäkol 217:335

Dallenbach-Hellweg G (1964) Über die Schaumzellen im Stroma des Endometriums: Vorkommen und histochemische Befunde. Virchows Arch [Pathol Anat] 338:51

Dallenbach-Hellweg (1981) Histopathology of the endometrium. Springer, Berlin Heidelberg New York, p 1

Dallenbach-Hellweg G (1982) Vorkommen und histologische Struktur des Adenokarzinoms der Zervixschleimhaut nach langjähriger Einnahme von Ovulationshemmern. Geburtshilfe Frauenheilkd 42:249

Dallenbach-Hellweg G (1984) The endometrium of Infertility. Path. Res. Pract. 178:527

Dallenbach-Hellweg G, Bornebusch CG (1970) Histologische Untersuchungen über die Reaktion des Endometrium bei der verzögerten Abstoßung. Arch Gynäkol 208:235

Dallenbach-Hellweg G, Weber J, Stoll P, Velten CH (1971) Zur Differentialdiagnose adenomatöser Endometriumhyperplasien junger Frauen. Arch Gynäkol 210:303

Daly JJ, Balogh K (1968) Hemorrhagic necrosis of the senile endometrium ("Apoplexia uteri"). N Engl J Med 278:709

Eichner E, Abellera M (1971) Endometrial hyperplasia treated by progestins. Obstet Gynecol 38: 739

Fechner RE, Kaufman RH (1974) Endometrial adenocarcinoma in Stein-Leventhal syndrome. Cancer 34:444

Fechner RE, Bossart MI, Spjut HJ (1979) Ultrastructure of endometrial stromal foam cells. Am J Clin Pathol 72:628

Ferenczy A (1976) Studies of the cytodynamics of human endometrial regeneration. Am J Obstet Gynecol 124:64, 582

Fettig O (1965) ^{3}H-Index-Bestimmungen und Berechnungen der mittleren Generationszeit (Lebensdauer) der Einzelabschnitte des gesunden und krankhaften Endometriums nach autoradiographischen Untersuchungen mit ^{3}H-Thymidin. Arch Gynäkol 200:659

Filippe MI, Dawson IMP (1968) Qualitative and quantitative enzyme histochemistry of the human endometrium and cervix in normal and pathological conditions. J Pathol 95:243

Flowers CE, Wilborn WH (1978) New observations on the physiology of menstruation. Obstet Gynecol 51:16

Fuchs M (1959) Über die „hellen Zellen" im Epithel der menschlichem Uterusschleimhaut. Acta Anat (Basel) 39:244

Gigon U, Herzer H, Stamm O, Zarro D (1970) Endometriumveränderung und luteotrope Sekretionsanomalien bei Gelbkörperinsuffizienz. Z Geburtshilfe Gynäkol 173:304

Goldberg B, Jones HW (1956) Acid phosphatase of the endometrium. Histochemical demonstration in various normal and pathologic conditions. Obstet Gynecol 7:542

Gore BZ, Gordon M (1974) Fine structure of epithelial cell of secretory endometrium in unexplained primary infertility. Fertil Steril 25:103

Gross SJ (1964) Ribonucleoprotein, glucuronidase, and phosphamidase in normal and abnormal endometrium. Am J Obstet Gynecol 90:166

Gusberg SB, Hall RE (1961) Precursors of corpus cancer. III. The appearance of cancer of the endometrium in estrogenically conditioned patients. Obstet Gynecol 17:397

Hamperl H (1954) Über die endometrialen Granulozyten (endometriale Körnchenzellen). Klin Wochenschr 32:665

Hanson DJ (1959) Studies of the endometrial stroma in cystic glandular hyperplasia. Am J Clin Pathol 32:152

Hellweg G (1954) Über endometriale Körnchenzellen (endometriale Granulozyten). Arch Gynäkol 185:150

Hempel E, Böhm W, Carol W, Klinger G (1977) Zur Problematik von Bestimmung und Beurteilung der Östrogen-Aufbaudosis am menschlichen Endometrium. Zentralbl Gynäkol 99:1060

Hendrickson MR, Kempson RL (1983) Ciliated carcinoma – a variant of endometrial adenocarcinoma. A report of ten cases. Internat. J. Gyn. Pathol. 2:1

Henzl M, Jirasek J, Horsky J, Presl J (1964) Die Proliferationswirkung des 17-α-Äthinyl-19-Nor-Testosterone. Arch Gynäkol 199:335

Holmstrom EG, McLennan CE (1947) Menorrhagia associated with irregular shedding of the endometrium. Am J Obstet Gynecol 53:727

Horie A, Yasumoto K, Ueda H, Watanabe Y, Kotoo Y, Kurita Y (1977) Clear cell adenocarcinoma of the uterus-ultrastructural and hormonal study. Acta Pathol Jpn 27/6:907

Hughes EC, Jacobs RD, Rubulis A (1964) Effect of treatment for sterility and abortion upon the carbohydrate pathways of the endometrium. Am J Obstet Gynecol 89:69

Johannisson E., Landgren B-M, Hagenfeldt MD (1977) The effect of intrauterine progesterone on the DNA-content in isolated human endometrial cells. Acta Cytol (Baltimore) 21:441

John HA, Cornes JS, Jackson WD, Bye P (1974) Effect of a systemically administered progesterone on histopathology of endometrial carcinoma. J Obstet Gynecol 81:786

Kanbour A, Stock J (1978) Squamous cell carcinoma in situ of the endometrium and fallopian tube as superficial extension of invasive cervical carcinoma. Cancer 42:570

Kapadia SB, Krause JR, Kanbour AI, Hartstock RJ (1978) Granulocytic sarcoma of the uterus. Cancer 41:687

Kistner RW (1959) Histological effects of progestins on hyperplasia and carcinoma in situ of the endometrium. Cancer 12:1106

Kistner RW, Griffiths CT, Graig JM (1965) Use of progestional agents in the management of endometrial cancer. Cancer 18:1563

Kjaer W, Holm-Jensen S (1972) Metastases to the uterus. Acta Pathol Microbiol Scand [A] 80:835

Komorowski RA, Garancis JC, Clowry LJ (1970) Fine structure of endometrial stromal sarcoma. Cancer 26:1042

Kurman RJ, Norris HJ (1982) Evaluation of criteria for distinguishing atypical endometrial hyperplasia from well-differentiated carcinoma. Cancer 49:2547

Kurman J, Scully RE (1976) Clear cell carcinoma of the endometrium. An analysis of 21 cases. Cancer 37:872

Lewin E (1961) Histochemische Untersuchungen an Uterusschleimhäuten. Z Geburtshilfe Gynäkol 157:196

Lomax CW, Harbert GM, Thronton WN (1976) Actinomycosis of the female genital tract. Obstet Gynecol 48:341

McKay DG, Hertig AT, Bardawil W, Velardo JT (1956) Histochemical observations on the endometrium: I. Normal endometrium. II. Abnormal endometrium. Obstet Gynecol 8:22, 140

Mitani Y, Yukimari S, Jimi S, Jwasaki H (1964) Carcinomatous infiltration into the uterine body in carcinoma of the uterine cervix. Am J Obstet Gynecol 89:984

Moricard R (1954) Critères morphologiques utérines et vaginaux de l'exploration cytohormonale dans la phase lutéale. Colloques sur «La fonction lutéale». Masson, Paris

Mortel R, Nedwich A, Lewis GC, Brady LW (1970) Malignant mixed Müllerian tumors of the uterine corpus. Obstetr Gynecol 35:468

Moukhtar M, Aleem FA, Hung HC, Sommers SC, Klinger HP, Romney SL (1977) The reversible behavior of locally invasive endometrial carcinoma in a chromosomally mosaic. Cancer 40:2957

Nogales F, Martinez H, Parache J (1969) Abstoßung und Wiederaufbau des menschlichen Endometriums. Gynökol Rundsch 7:292

Nogales-Ortiz F, Puerta J, Nogales FF (1978) The normal menstrual cycle. Chronology and mechanism of endometrial desquamation. Obstet Gynecol 51:259

Nordqvist S (1964) Hormone effects on carcinoma of the human uterine body studied in organ culture. Acta Obstet Gynecol Scand 43:296

Norris HJ, Taylor HB (1966) Mesenchymal tumors of the uterus. I. A clinical and pathological study of 53 endometrial stromal tumors. Cancer 19:755

Noyes RW, Hertig AT, Rock J (1950) Dating the endometrial biopsy. Fertil Steril 1:3

Ober WB (1966) Synthetic progestagen-estrogen preparations and endometrial morphology. J Clin Pathol 19:138

Ober WB (1977) Effects of oral and intrauterine administration of contraceptives on the uterus. Human Pathol 8:513

Östör AG, Fortune DW (1980) Benign and low grade variants of mixed Müllerian tumor of the uterus. Histopathology 4:369

Pepler WJ, Fouche W (1968) Spontaneous polyovulation in the human and its effect on the endometrial pattern. S Afr J Obstet Gynaecol 6:50

Philippe E, Ritter J, Renaud R, Gandar R (1965) Le cycle endométrial normal biphasique. Rev Fr Gynécol 60:405

Philippe E, Ritter J, Gandar R (1966) L'endomêtre biphasique normal en période menstruelle. Gynécol Obstét 65:515

Poulsen, HE, Taylor CW, Sobin L (1975) Histological typing of female genital tract tumors. WHO, Genf

Robboy SJ, Bradley R (1979) Changing trends and prognostic features in endometrial cancer associated with exogenous estrogen therapy. Obstet Gynecol 54:269

Rock J, Hertig AT (1944) Information regarding the time of human ovulation derived from a study of 3 unfertilized and 11 fertilized ova. Am J Obstet Gynecol 47:343

Rorat E, Ferenczy A, Richart RM (1974) The ultrastructure of clear cell adenocarcinoma of endometrium. Cancer 33:880

Rosado A, Hernández O, Aznar R, Hicks JJ (1976) Comparative glycolytic metabolism in the normal and in the copper treated human endometrium. Contraception 13:17

Roth LM (1974) Clear cell adenocarcinoma of the female genital tract. Cancer 33:990

Ruffolo EH, Metts NB, Sanders HL (1969) Malignant mixed Müllerian tumors of the uterus: A clinicopathologic study of 9 patients. Obstet Gynecol 33:544

Schmidt-Matthiesen H (1965) Die dysfunktionelle uterine Blutung. Histochemie und Mechanismus. Gynaecologia (Basel) 160:197

Sengel A, Stoebner P (1970) Ultrastructure de l'endomètre humain normal. Z Zellforsch 109: 245, 260

Silverberg SG (1971) Malignant mixed mesodermal tumor of the uterus: An ultrastructural study. Am J Obstet Gynecol 110:702

Silverberg SG, De Giorgi LS (1973) Clear cell carcinoma of the endometrium. Cancer 31:1127

Spechter HJ (1953) Über die Deziduabildung ohne Schwangerschaft. MMW 982

Tang C, Toker C, Ances IG (1979) Stromomyoma of the uterus. Cancer 43:308

Tavassoli FA, Norris HJ (1981) Mesenchymal tumors of the uterus. VII. A clinicopathologic study of 60 endometrial stromal nodules. Histopathology 5:1

Toth F, Gimes R, Horn B, Kerenyi T (1972) Suche neuer Wege mit „low dose" Kontrazeptivmitteln. Z Ärztl Fortbild 66:957

Vellios F, Ng ABP, Reagan JW (1973) Papillary adenofibroma of the uterus. A benign mesodermal mixed tumor of Müllerian origin. Am J Clin Pathol 39:496

Verhagen A, Themann H (1970) Elektronenmikroskopische Untersuchungen am menschlichen Endometrium unter Einwirkung von Ovulationshemmern mit gleichzeitiger Oestrogen- und Gestagenwirkung. Arch Gynäkol 209:162

Wagner D, Richart RM, Terner JY (1967) Deoxyribonucleic acid content of precursors of endometrial carcinoma. Cancer 20:1067

Wan LS, Hsu Y-C, Ganguly M, Bigelow B (1977) Effects of the progestasert on the menstrual pattern, ovarian steroids and endometrium. Contraception 16:417

Wilkinson EJ, Andrasko KP, Stafl A (1980) Endometrial involvement by cervical intraepithelial neoplasia. Obstet Gynecol 55:378

Wilson EW (1977) The effect of copper on lactic dehydrogenase isoenzymes in human endometrium. Contraception 16:367

Wynn RM (1968) Fine structural effects of intrauterine contraceptives on the human endometrium. Fertil Steril 19:867

Zaloudek CJ, Norris HJ (1982) Mesenchymal tumors of the uterus. Prog Surg Pathol 3:1

Sachverzeichnis

GPSR Compliance

The European Union's (EU) General Product Safety Regulation (GPSR) is a set of rules that requires consumer products to be safe and our obligations to ensure this.

If you have any concerns about our products, you can contact us on ProductSafety@springernature.com

In case Publisher is established outside the EU, the EU authorized representative is:

Springer Nature Customer Service Center GmbH
Europaplatz 3
69115 Heidelberg, Germany

Batch number: 10620854

Printed by Printforce, the Netherlands